U0385090

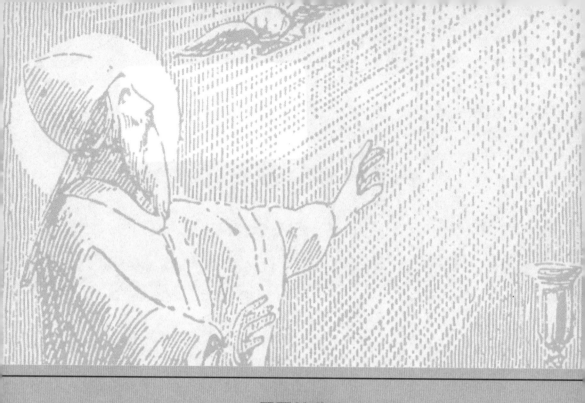

飘零的秋叶
肺结核的历史

PIAO LING DE QIU YE
FEI JIE HE DE LI SHI

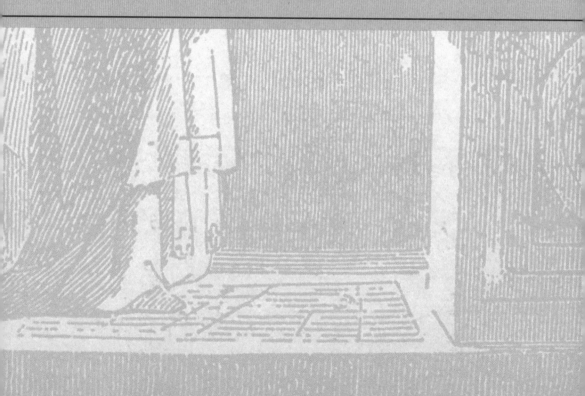

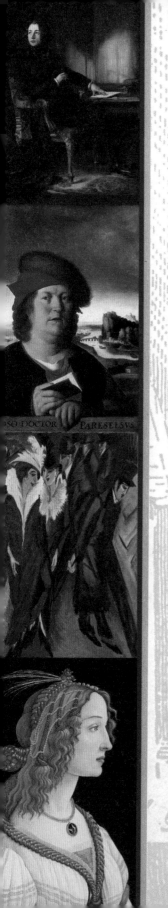

飘零的秋叶

肺结核的历史

余凤高　著

中国文史出版社

目　录

小　引 ………………………………………………………… 1

第一章　宿命 ………………………………………………… 3

　美的凋谢 ………………………………………………… 3

　英国本土 ………………………………………………… 15

　远游 ……………………………………………………… 25

第二章　认识（一） ………………………………………… 36

　体表的观察 ……………………………………………… 36

　胸腔的声音 ……………………………………………… 49

　深入肌里 ………………………………………………… 59

第三章　"触摸治疗" ……………………………………… 70

　"神授"国王 …………………………………………… 70

　抗衡教会 ………………………………………………… 84

第四章　业外眼光 …………………………………………… 98

　社会学家 ………………………………………………… 98

　小说家 …………………………………………………… 107

第五章　恩惠 ………………………………………………… 118

　才性：敏锐的感受 ……………………………………… 118

　风格：细腻和抑郁 ……………………………………… 128

第六章　浪漫主义 …………………………………………… 138

　偏爱：病态的美 ………………………………………… 138

　意象：蓝花和秋叶 ……………………………………… 149

主题：爱与死 ……………………………………… 158

经典：《茶花女》 ……………………………… 169

第七章　认识（二）……………………………… 180

维尔曼的动物实验 …………………………… 180

科赫的显微所见 ……………………………… 190

第八章　疗养 …………………………………… 200

从德国到瑞士 ………………………………… 200

英国和美国 …………………………………… 210

文化精英在达沃斯 …………………………… 219

第九章　防治 …………………………………… 229

新阶段 ………………………………………… 229

链霉素的发现 ………………………………… 237

第十章　遗补 …………………………………… 246

要事 …………………………………………… 246

逸事 …………………………………………… 255

后　记 …………………………………………… 267

小　引

  七十多年前，当特效药链霉素问世，对治疗肺结核产生神效的时候，医学史家法兰克·瑞安（Frank Ryan）在他的《被遗忘的瘟疫：抗结核病战役的成败》（*The forgotten plague：how the battle against tuberculosis was won and lost*）一书中追述说，人们普遍相信，"似乎抗结核病战役的最后一章就可以结束了"。随后，到了 20 世纪 60 年代，多种抗生素更加大显威力，许多专家就更是乐观异常，他们信心十足，认为不仅仅对结核病，医学已经一劳永逸地解决了各种传染病带来的问题。但是使他们意想不到的是，才过去三四十年，他们发现，原来问题并不那么简单。例如，被称为"黑死病"的鼠疫，在 20 世纪的人听来，总觉得只是在古代和中世纪曾经出现过的非常遥远的流行病，谁知专家指出，这种疾病，在旱獭和沙鼠的野生环境中，从来没有销声匿迹过，它至今还不时传给家鼠。因此，无论是战争、地震还是政治骚乱，只要是发生使生活环境满目疮痍、遍地垃圾的天灾人祸，老鼠就会大举进入，迟早会有一天，只要有一只带菌的老鼠混迹于人群之中，它体内每毫升血液中有一亿个耶氏鼠疫杆菌，就有可能使一个城市爆发鼠疫流行病。而结核病，那就更是蔓延得相当广泛了。英国《卫报》1994 年 10 月 1 日的文章指出：

  结核病曾使 1/4 的成年人死亡，这种有"白色鼠疫"（The White Death）之称的杀手一直使人闻风丧胆。去年，全世界有 2700 万人死于结核病，另有 800 万人新染上此疾。据统计，全世界没有出现结核病症状的带菌者有 17 亿，占总人口的 1/3。

事实上，一份由世界银行委托、在世界卫生组织协助下完成的研究报告，举出 1990 年世界人口主要死因的 30 种疾病时，使人谈之色变的艾滋病倒是被排在最末位，这年的死亡人数为 31.2 万；而结核病则排在第 11 位，这年死于此病的人数竟高达 196 万。

结核病一次又一次传染和发生，以及治疗对它到底能产生多大的效果，问题还不仅在于疾病的致病菌上，除了它对原来有效的药物产生抗药性的问题外，还有其他许多复杂甚至可以说是更重要的因素。或许可以找出一两本社会史著作，书中不提结核病的流行给社会造成的危害，以及社会如何影响结核病的发生和发展，但是反过来，若是写一部结核病史或肺结核史而不提政治、经济、社会、宗教、文化等方面的原因，那就成为一件不可思议的事了。实际情况是，正如苏珊·桑塔格所指出的：肺结核是一种"时间病，它加速了生命，照亮了生命，使生命超凡脱俗"，"一百多年来……它被认为是一种有启迪作用的、优雅的病"。因此，一部结核病或肺结核的历史，从疾病的产生、传播到治疗方式的进展和演变，除生理学、病理学、治疗学之外，还会涉及考古学、人类学、宗教学等领域，特别是政治、经济、社会、文化等各方面的因素。更有趣的是，没有一种疾病像结核病那样受到如此多各色人等的注意。这是穷人的疾病，又是富人的疾病；它受到君主制王族的青睐，让他们不止一次地亲临现场，又为经济学家和社会学家所重视，深入调查研究。它是普通的传染性疾病，又是一种具有神秘色彩的"国王病"；除了以治病为职业的内外科医生天天与它接触之外，还有一代代的国王希图借助"医治"此病来显示自己的"天授神权"。特别有意思的还有，它甚至作为一种特殊的审美对象，被载入各种史籍里，在那里，人们读到，现实主义作家通过对它的描写，来揭示和诅咒造成穷困的社会制度，浪漫主义艺术家通过对它的描绘来歌唱波希米亚的生活方式；在那里，人们还读到，有的人视它为"丑"及与死的结缘而避之唯恐不及，有的人则奉它为"美"而渴望获得凄美死亡的愉悦归宿。

由此看来，相比别的疾病，结核病确有其更为丰富的文化背景。这就不能不使人想到，回顾一下肺结核病的历史，定会是一个有趣的话题。

第一章 宿 命

美的凋谢

在 1943 年特效药链霉素发明之前，结核病最多的一种——肺结核，都被认为是"不治之症"，甚至在此之后的数十年间，情况仍然很少有变化。在这个漫长的时期里，所有患有这一疾病的人，不论地位高低、年龄大小、财富多寡、条件优劣，绝大多数除了等待死亡，就很难有更好的结果。

说是"等待死亡"，那是因为，一般说来，肺结核属于慢性疾病，不同于那些恶性、急性的流行病、传染病，患者在几天甚至几个小时之内就会结束生命。在青春期患上此病的人，多数都是在疾病的摧残之下，渐渐地损耗了形体，像一枝鲜嫩娇艳的花朵，慢慢地一天天枯萎下去，最后掉落到泥土里。

从 15 世纪的模特西蒙内塔·韦斯普奇，到 20 世纪的作家凯瑟琳·曼斯菲尔德和著名电影明星费雯·丽，可以看到有多少美的寄寓者和美的创造者遭到此病的袭击，像花朵一样枯萎、凋谢，令人不胜叹息，使人无比怀念。

西蒙内塔·韦斯普奇（Simonetta Vespucci，1454—1476）的出生地，一直是一个谜，有的学者认为她生于传说是维纳斯女神的诞生地波多维内尔，有的则说是热那亚。她是在十五岁那年来到意大利的佛罗伦萨的，不久嫁给了著名的商人和航海探险家阿美利哥·韦斯普奇（Amerige Vespucci）的堂兄弟马可·韦斯普奇（Marco Vespucci）。

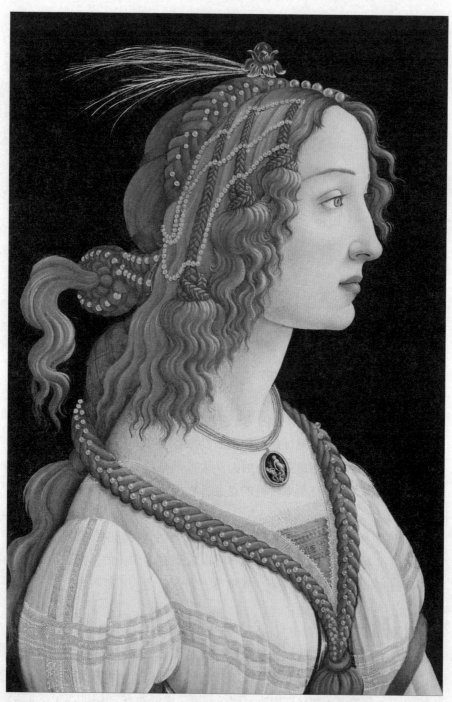

波提切利的美女西蒙内塔像，倾注了他对西蒙内塔的感情

阿美利哥年轻时曾为产生过四位教皇和两位法国王后的意大利美第奇家族服务，1479 年受委派为该家族对法国国王的代言人；后又在 1501 年到 1502 年的探险航行中确认克里斯托夫·哥伦布发现的大西洋以西土地并非亚洲的一部分，而是单独的新大陆，使他的名字"阿美利哥"成为新大陆的名称。

西蒙内塔·韦斯普奇皮肤白皙洁净，近于棕色或淡黄色的头发，一对乌黑的大眼睛，不但在当时，而且在以后数百年中，都被认为是整个文艺复兴时期最美丽的女子，征服了全佛罗伦萨人的心。特别是，1469 年父亲去世时共同继位统治佛罗伦萨的罗伦佐·美第奇和朱利亚诺·美第奇（Lorenzo & Giuliano de Medici）兄弟，都爱上了她。据说她曾一度是罗伦佐的情妇，但由于罗伦佐比较注重实际，终日忙于政务，在两人都力求表现对她的爱超过对方的暗斗中败给了他的更具浪漫主义气质的弟弟。决定性的争夺是在 1476 年兄弟两人的一次 La Giostra（马术比赛）中，朱利亚诺取得了胜利，因而也就赢得了西蒙内塔。从这时起，西蒙内塔又多了一个"美的皇后"的称号。

当时的桑德罗·波提切利（Sandro Botticelli, 1445—1510），主要是"作为一位女性的画家"而享有意大利文艺复兴时期最著名画家之一的名声。从波提切利众多的作品中，可以看到他创作的一个显著特点，便是对女性的倾注。他画有多幅圣母像，一幅描绘美丽犹太寡妇犹滴的画，还有表现雅典娜女神、美惠三女神的画作等，都属世界名画。其中最为人所知的是他的《维纳斯的诞生》。尤其是他在描绘女性的时候，总是怀有热烈的情感，使这些女性形象以修长的身躯、细软的双手、柔和的脸庞、梦幻的眼睛带着沉思渴求的表情，具有深刻的女性美。这在《维纳斯的诞生》（The Birth of Venus）的创作中体现得尤其突出。

波提切利生活的文艺复兴时期是紧随黑暗的中世纪之后的一个新时期，这个时期的时代精神是人文主义的思想文化，它陶冶了许多具有这种新兴时代精神的思想家和艺术家。据学者研究，波提切利就是从当时著名的人文主义者、诗人、古典学者安杰洛·波利齐亚诺（Angelo Poliziano, 1454—1494）和新柏拉图学派的著名哲学家马希里奥·菲奇诺（Marsilio Ficino, 1433—1499）那里受到启示，才在再现维纳斯的时候，以她这一美的女性形象来表现人道、博爱和情爱的理想。在波利齐亚诺《诗篇》

（*Stanzas*）中，曾这样写到维纳斯："在和煦的微风吹拂下／她随着贝壳的漂荡／徐徐来到汀线。……女神用右手轻抚秀发／而用另一只手捂着酥胸。"这几行诗赋予波提切利灵感，为他提供了一种理想的意境来描绘神话人物维纳斯。但画家笔下的维纳斯应该是怎样的呢？

在文艺复兴这一以人为本的新时代，当时已经有不少不同于中世纪时的作品，而如美国艺术史家锡德尼·芬克斯坦在《艺术中的现实主义》中所指出的："不再受到宗教意义的束缚，可以自由地按照其本来面目处理现实生活。"（赵澧译文）深受这一人本主义精神的启示，敏感的波提切利也感到需要为他的维纳斯找一个现实生活中的模特。最后他终于发现，西蒙内塔·韦斯普奇正是他心目中理想的"维纳斯"。

从第一次见到西蒙内塔·韦斯普奇时起，波提切利便把她看成自己心中的偶像，并以她作为自己创作《春》等的模特。在此之后，他便再也没有以另一个模特为自己作画了。著名的意大利画家和传记作家乔尔乔·瓦萨里在《意大利杰出建筑师、画家和雕刻家传》中说到，波提切利的这幅《维纳斯的诞生》是他 1485 年在佛罗伦萨附近的卡斯特洛（Castello）属于美第奇家族的祖先科西莫·德·美第奇的一幢小别墅里完成的，"再现了维纳斯在西风神把她吹到岸边之时诞生"的情景。这是波提切利艺术最成熟时期的作品。在这里，西风神使劲地吹动着灰暗的水面，将乘在硕大的嘴形贝壳上从地中海的海水泡沫中冉冉升起的爱和美的女神维纳斯推向前行。时序女神正在迎候她，准备为她披上花衣。维纳斯琥珀色的梦幻般的眼睛凝视着前方，红色的长发像瀑布似的散落在她的背后，随风飘拂，却掩盖不住她那性感的形体，显示出了长期失落的希腊精神的回归，被誉为文艺复兴精神的典范。

只是现实中的西蒙内塔·韦斯普奇，她的生活却并不如画面上的这位女神那样悠闲、平静。在成为朱利亚诺的妻子不久，西蒙内塔就病了。她患的是肺结核，而且发现时便已晚期，于是不久就像美的花朵一样凋谢，于 1476 年 4 月 26 日病逝。

有传闻说，看到西蒙内塔就将死去，朱利亚诺痛苦得发了疯。他太不愿失去他这可爱的妻子了，他像那个时代中的许多迷信的人一样，认为与其听凭她死去的形体永远消失，还不如让她作为千年不死的吸血鬼重新存活下来。于是他召来全城最著名的术士多米尼克·萨尔塞多，据说他能抓

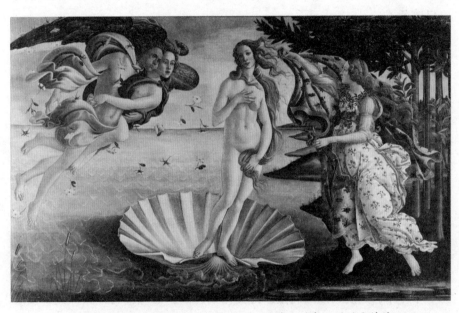

波提切利创作的《维纳斯的诞生》，显示出文艺复兴的时代精神

获吸血鬼。萨尔塞多不敢违拗这位全城最有权势的人的秘密使命,便将一个吸血鬼抓到垂死的西蒙内塔房内。吸血鬼咬了西蒙内塔两天后,西蒙内塔也就变成为吸血鬼。

当朱利亚诺再次看到西蒙内塔时,她已经是一个像传说中的魔鬼那样的怪物,她那黑色的眼睛和鬼怪似的脸面着实使他大吃了一惊。但朱利亚诺觉得,她好像依然认得出他——她的丈夫,甚至还记得他们两人一起生活的情景,而且仍旧具有人的感情。于是,这个富有浪漫情调的人就以为,西蒙内塔对人间的他的爱情,大概会改变她吸血鬼嗜血的本性吧,何况她还跟他说了不少绵绵情话。谁知当他亲近她的时候,就被她在脖颈上一口咬死了。

这自然是一个传说。历史记载,朱利亚诺·美第奇是在 1478 年 4 月 6 日复活节弥撒这天的一次政变中被人刺死在祭坛前的。按照他生前的意愿,他与西蒙内塔葬在一起。

西蒙内塔的死使波提切利的心都破碎了,他根据她死后留下的面模,不但画了一幅西蒙内塔·韦斯普奇和朱利亚诺·美第奇在一起的画,还画过她的肖像《美女西蒙内塔》(*La Bella Simonetta*)。是西蒙内塔·韦斯普奇的美激励了大画家波提切利,波提切利又以自己的艺术使她获得了永生。

人们常说,上帝总是不愿将美貌和才华同时赋予一个人,只有极少数的例外。大概凯瑟琳·曼斯菲尔德是这例外中的一个。

新西兰的凯瑟琳·曼斯菲尔德(Katherine Mansfield, 1888—1923)作为一个作家,她观察烛幽洞微,行文扑朔迷离,心理描写细致深刻,发展了具有诗的特色的散文风格,被认为是一位可与俄国的安东·契诃夫媲美的小说大师。作为一个女性,曼斯菲尔德的美受到很多人的赞美,且不说1912 年与她结婚的丈夫——新闻记者和评论家约翰·米德尔顿·默里,曾赞赏她“一举一动都很可爱,自始至终凯瑟琳在我眼里都是极其优雅的人物”,是“完美的花朵”。其他人也一直认为她“外貌秀丽……女性味十足,非常迷人”,而且“举止优雅,打扮得体”。中国作家徐志摩虽然与曼斯菲尔德的见面,据他自己说只有二十分钟,但仍留下非常深刻的印象。他可以说是搜尽了最动人的词语来描摹曼斯菲尔德的美:

曼斯菲尔德眉目口鼻之清秀之明净，我其实不能传神于万一，仿佛你对着自然界的杰作，不论是秋月洗净的湖山，彩霞纷披的夕照，南洋里莹澈的星空，或是艺术界的杰作，贝多芬的交响乐，瓦格纳的歌剧，米开朗琪罗的雕像，惠斯勒或是柯罗的画；你只觉得他们，整体的美，纯粹的美，完全的美，不能分析的美，可感不可说的美；你仿佛直接无碍地领会了造作最高明的意志，你在最伟大深刻的载刺中经验了无限的欢喜，在更大的人格中解化了你的性灵，我看了曼斯菲尔德像印度最纯澈的碧玉似的容貌，受着她充满了灵魂的电流的凝视，感着她最和软的春风似的神态，所得的总量我只能称之为一整个的美感。她仿佛是个透明体，你只惊讶她粹极的灵澈性，却看不见一些杂质，就是她一身的艳服，如其别人穿着也许会引起琐碎的批评，但在她身上，你只是觉得妥帖，像牡丹的绿叶，只是不可少的衬托……

曼斯菲尔德的音声之美，又是一个 Miracle（奇迹），一个个音符从她脆弱的声带里颤动出来，都在我习于尘俗的耳中，启示一种神奇的意境。仿佛蔚蓝的天空中一颗一颗的明星先后涌现。像听音乐似的，虽则明明你一生从不曾听过，但你总觉得好像曾经闻到过的，也许在梦里，也许在前生。她的，不仅引起你听觉的美感，而竟似直达你的心灵底里，抚摸你蕴而不宣的苦痛，温和你半僵的希望，洗涤你室碍性灵的俗累，增添你精神快乐的情调；仿佛凑住你灵魂的耳畔私语你平日所冥想不得的仙界消息……

但这样完美的人，与肮脏的现实生活是不相宜的：她三十五岁时便离开了人世，是死于肺结核病。实际上，凯瑟琳·曼斯菲尔德的肺结核病，早在 1909 年与音乐教师乔治·波登只有一夜的婚姻之时便已经发生了。两年后，1911 年夏，此病又曾严重发作过一次。但她一直没有在意。甚至 1913 年再次复发时，虽然找了医生，连医生也忽视了此病的危险性，因为她的脸色看起来仍是非常的完美。1915 年 12 月，凯瑟琳第三次疾病发作，"几乎不敢呼吸"，她说，"呼吸都感到心疼"，"甚至连我的心都不再跳动了，只有血管里的血的流动声才使我感到自己还活着"。但仍没有人怀疑

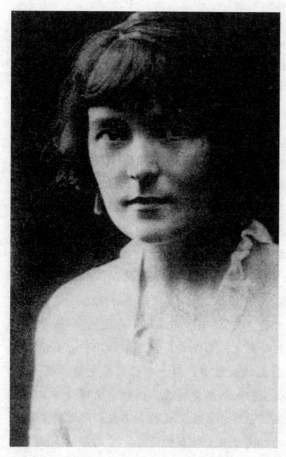

凯瑟琳·曼斯菲尔德，秀丽得有如"完美的花朵"

竟会是危及生命的肺结核。一直等到 1917 年，她开始发寒热了，才被诊断出是患了这一可怕的疾病。

这年的 11 月 24 日，凯瑟琳从伦敦切尔西住家去乡下度周末，在乘马车去车站的路上，由于天气寒冷，受了凉，只好回家休息，不久她就病倒了。邻居为她请来一位医生。医生告诉她，她必须卧床休息，最好是去气候温和的法国南方休养，而不能在英国过圣诞节。不久后，医生还发现她的右肺有一个显示肺结核病特征的斑点，就更主张要她去晒太阳，认为这对她来说是当务之急，而绝不能继续在伦敦待下去，说如果她自己能够重视的话，也许有可能得救。

1918 年 1 月 7 日，凯瑟琳从伦敦的滑铁卢火车站出发，前去法国南方，希冀在那里会有助于自己病体的康复。但是过了一个多月之后，病情仍旧没有怎么好转。她在日记中写道：

2 月 19 日，今天我很早就醒了，打开百叶窗，看见太阳已经升起，我开始背诵莎士比亚的诗句："这温柔的云雀厌倦了休息"，然后一头倒在床上，我开始咳起来——吐了一口痰，有点异样的味道——原来是鲜血，就这样我每咳一下都会吐一点血。噢，当然我吓坏了……我不愿意发现这是真正患了肺结核，也许

会大发作——谁知道呢？——我完不成我的作品了，这是至关重要的，就这样死去多么可怕啊……（冯洁音译文）

为了跟默里结婚，她于这年的 4 月回到英国。但这时，她的病已经十分严重了，她认为医生也救不了她，而"只会让我死得更快"。因此，她只好准备"居家治疗"。

凯瑟琳可谓是美的化身。疾病在带给她失望，使她沮丧、哭泣的同时，也激励她美的灵感，她竟然能在叹息的呻吟中，也迸射出美的闪光。她凝视着地毯，想："我的烛光能燃到尽头吗？"当看到一只苍蝇在天花板上爬动，或爬到闪亮的窗玻璃上，或在灯光中飞翔，穿过一束光时，想象的翅膀载着她这样写道："上帝眼看着这只苍蝇掉进一罐牛奶，觉得这样很好，小天使们幸灾乐祸地弹起竖琴，欢呼着'苍蝇掉下去了，掉下去了!'"她甚至对于疾病的恐怖都能赋予美感："在远处慢慢地行驶着一只小船，似乎不可避免，带来死一般的沉寂——一个小小的黑色斑点，就像肺上的斑点。"

凯瑟琳为康复尽了一切努力。她不但去了法国东南部避暑胜地芒通，还专门请法国尼斯的一位医学气候学教授莫里斯·德莱尔医生来诊疗。医生建议她去意大利濒临地中海、阳光充沛的里维埃拉，说呼吸山间的空气有利于她过于衰弱的身体。随后，她又在瑞士蒙大拿海拔 5000 米的小疗养院"冷杉山庄"度过六个月。她又找原来为大作家马克西姆·高尔基看病、当时流亡在巴黎的马努金医生。马努金宣称"用 X 光"，虽然费用高昂，但可以"保证让你痊愈"。最后，凯瑟琳甚至求助于亚美尼亚的宗教哲学家格列高利·伊万诺维奇·古尔捷耶夫，希望能够创造一个奇迹。这个神秘主义者创立的"和谐启智会"在巴黎枫丹白露设立一个据点，提倡通过修行方法改变人性、治疗疾病。但什么方法都不能使凯瑟琳逃脱死的宿命。最后，好幻想的凯瑟琳也正视现实，写下了遗嘱，交代分送纪念物，说在她死后不要墓碑之类的东西，只求她那"美的尸体"能在"一个安静的地方"长眠。于是，就在古尔捷耶夫的这个会所，一天，新西兰作家安东尼·阿尔伯斯在《凯瑟琳·曼斯菲尔德传》中写道：

凯瑟琳同默里一起回自己房间，忘了所有的告诫，像一个健康人一样跑在前面，不知怎么一来，在楼梯顶上时，她开始咳嗽，转身面对默里，鲜血从她嘴里涌出来，可怜的凯瑟琳还没见过这种事，她勉强对默里说："我想——我要死了。"他扶她上床，跑下楼梯找医生……

……凯瑟琳坐在床上，完全清楚自己的状况，鲜血从她嘴里喷涌出来……

……等医生们正"用热水袋做些无望的措施"，但凯瑟琳已经死了。（冯洁音译文）

新西兰的凯瑟琳·曼斯菲尔德是一位才貌双全的女作家，英国的费雯·丽（Vivien Leigh，1913—1967）则是一位色、艺、德俱佳的女明星。

多年来，普遍有一种看法，认为一个优秀的女演员，最好是只有极为普通的外表，而应该靠演技来表达感情，因为美貌会转移观众的视线，如果演员的脸孔过于漂亮，所表达的感情会失去原来的含义。费雯·丽则打破了这一看法。当根据小说《飘》改编的电影《乱世佳人》放映后，影响很大的《纽约时报》这样写道："费雯·丽所扮演的郝思佳如此美艳动人，使人不再要求演员有什么天才；可她又演得如此才华横溢，使人不再要求演员必须具备这样的美貌了。还从来没有一个女演员这样符合她所扮演的角色。"该片和后来的《欲望号街车》为费雯·丽两次夺得奥斯卡最佳女主角奖。更难能可贵的是她没有名角的架子，而且对人都怀有深沉的爱，这更使她博得人们普遍的尊重，连女性都不对她产生妒忌："难道我们会嫉妒一位女神吗？"但是她自己的一生，却久久沉溺在疾病的痛苦中，她与劳伦斯·奥利弗那曾被赞美是"世纪之爱"的婚姻，最后也以离异而告终。

费雯·丽的肺一直很弱，容易感冒。事实上，结核的隐患早就存在。她形体消瘦，经常咳嗽，总是觉得疲软无力。但她都完全以自信和坚毅去抵挡疾病的进攻，拒绝看医生，至多卧床一两天，而不肯离开舞台和拍摄现场："我知道自己会生病的，可我无法休息"，"当我在剧场工作时，我的生命才具有意义和目的"。

1945年4月，费雯·丽去外省演出舞台剧《死里逃生》期间，一次着了凉，咳嗽不止，声音、表情、动作都与平时不同了，身体也一天天瘦了下去。在同事们的催促下，她才去找医生。医生在询问了她的症状之后，马上为她拍透视片。胸片显示，她的肺部有严重的结核点，诊断是肺结核急性发作，必须立即停止演出，住院治疗，或者到苏格兰或瑞士的疗养院去疗养。费雯·丽不同意住院，甚至不想把病情告诉丈夫奥利弗，当天晚上就回剧院坚持演出。第二天，她去拜望一位专家，诊断的结果也基本相同，只是认为不是急性病，同意她所提出的完成7月的演出任务后再进医院，但告诫她绝对停止她饮酒和吸烟的习惯，尽量争取多休息。

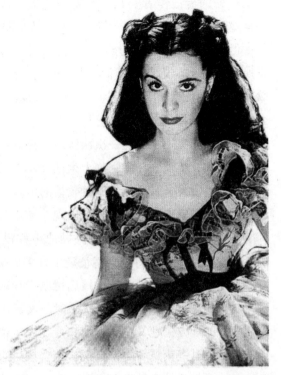

色艺德俱佳的费雯·丽

　　奥利弗是从别人那儿得知费雯·丽患有肺结核的。不过他想，既然医生允许演出结束后再住院，当不至于非常严重。于是直等到她演完最后一场戏，才从剧院直接送她去医院。

　　虽然费雯·丽在医院里经过六个月的治疗后肺部的斑点基本消除，但医生还是建议她转疗养院休息半年至一年，以求彻底痊愈。费雯·丽坚决不肯，奥利弗竭力说服，她也只得同意在诺特利修道院休息一年。这是五个世纪前亨利五世国王捐资修建的一座古建筑，位于白金汉郡，离伦敦四十八里车程，他们刚于前年冬天高价购下。费雯·丽由一班护士照看着，在那里比较愉快地待了九个月，体重增加了十五磅，也不那么感到疲劳了。

　　费雯·丽是这么一个人：每当健康状况有所好转，她就重新对自己充满信心，听不进任何人的劝告，不但只望多工作，生活上也不再检点了。

13

费雯·丽的传记作者安妮·爱德华兹批评说："她不顾自己的肺结核病，不住地吸烟，很少睡眠，而且总是搞得宾朋满座。她的酒量比以前更大了，但酒精和治疗肺病的药物产生的对抗作用，又引起她经常犯病。"这里所指的病，不仅是她的肺结核，还包括她原来潜藏的神经质诱发出来的歇斯底里和狂躁抑郁性精神病。爱德华兹并转引医生的话说："肺结核病会加剧她的精神病。"

在这种状态下，虽然一次次医治、疗养，但好转之后，费雯·丽仍旧不停地演出，不注意休息；加上生活又不够节制，使她在多年中肺结核和精神病交替复发，最后到了不可收拾的地步。如1965年秋，她的病情已经恶化了，她咳嗽得厉害，嘴唇上出现一道不肯愈合的裂口。医生诊断说是肺结核又复发了。但费雯·丽执拗地声称没有那么严重，坚持要参加演出。1967年5月，她好像突然消瘦了许多，瘦削、苍白的脸让见到她的人都怔住了。医生说，她的肺结核病情已经很棘手了，非住院治疗不可，但她仍然拒绝。第二天，医生再次来时，又提出要她立即到一个可以得到照料和医疗的地方，她又是同样的态度。医生说，那么，她至少应该绝对卧床休息三个月。费雯·丽答应说，她会按时服药、停止吸烟和喝酒，并静卧休息。可是7月7日晚11时过后，人们意外发现她脸朝下趴在地上。她被扶起时身体还是温暖的，可已经停止呼吸。爱德华兹说，虽然医生曾警告过，不要在单独一个人的时候下床，相信"费雯·丽一定是在咳嗽醒来之后，想拿暖瓶倒一杯水，结果却碰倒了它，于是挣扎起床，开门叫人收拾，就在这时发生了一阵恐怖的痉挛。费雯·丽当时不可能了解自己的肺部已积满了水，没有任何人对她讲过患这种疾病的结局，肺病经常就这样夺去患者的性命的"。

凯瑟琳·曼斯菲尔德在一篇小说中写道："我们在生活中看见死亡，就像在盛开的花朵中看见死亡一样。我们歌颂花朵的美丽，我们将使这种美永垂不朽。"当时的《戏剧与演员》报上刊登的文章写道："费雯·丽在风华正茂、美艳动人、创作鼎盛的时候溘然长逝了。'美会消逝，美会一去不返，哪怕是举世无双的美……'不！我认为，费雯·丽的美，她外貌和心灵的美永不会消逝。"这也就像同时在说西蒙内塔·韦斯普奇和凯瑟琳·曼斯菲尔德，她们虽然被肺结核夺去了生命，但她们的美在人们的心里"永不会消逝"。

英国本土

肺结核也像其他疾病一样，无论在哪个国家、哪个地区，一定都可以找出许多肺结核病的罹难者。但是对英国来说，情况则有所不同：在那里，确实有产生和传播肺结核病的特殊性。

英国是一个岛国。它的主要部分英格兰到处是低丘和高原，各地的气候相差很大。泰晤士河流域一带，1月里的气温一般是摄氏两度左右，七八月也只有二十一二度。但是最低和最高温度分别可达到零下十八度和零上三十二度。另外，岛上的气候处于极度潮湿的状态。这种环境和天气的变化很容易使人受凉、患病。更重要的是，作为工业化的先驱，英国城市的兴起和人口的剧增都相当快，而在这个传统保守的国家里，公共卫生条件却长期跟随不上去，这也使生活在英国本土的人比起别的国家更容易患包括肺结核在内的传染性疾病。

爱尔兰出生的英国小说家劳伦斯·斯特恩（Laurence Sterne，1713—1768）被约翰·沃尔夫冈·歌德称为人类高尚心灵中少有的一个。他青年时入剑桥大学耶稣学院时，染上严重的肺结核病，有过一次大出血，此后就再也没有痊愈过。1761年待在巴黎时，在另一次出血后，曾被宣告必死无疑，但终于恢复过来了。随后，他与他的也是患肺结核病的女儿一起去南方——法国的尼斯、波尔多以及意大利的蒙彼利埃，最后到达罗马，病情确有好转，居然写出了他的著名小说《在法国和意大利的伤感旅行》。在罗马，斯特恩颇有信心地想，他至少还可以再活十年。于是他就回到了祖国伦敦。但是他的估计错了，就在他回伦敦、《在法国和意大利的伤感旅行》出版的1768年，他就死了，死于肺结核病。

在英格兰西约克郡布雷德福都会区的一个叫霍沃思的市区，高高的教堂里，圣餐桌右边的墙上有一块石碑，上面刻有这样几行字：

纪　念

霍沃思教区牧师、文学士巴·勃朗特牧师的妻子玛丽亚，她于1821年9月15日去世，在出生后的第39年。

以及他们的女儿玛丽亚，她于1825年5月6日去世，在她出

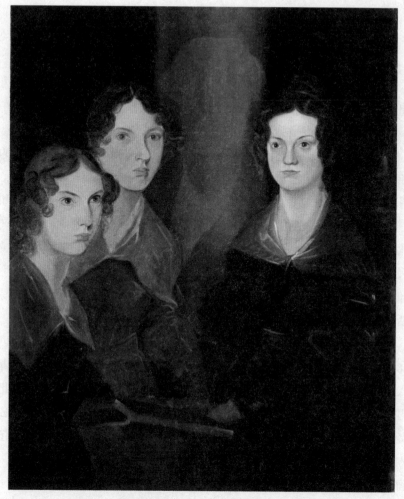

勃朗特姐妹，左起为安妮、艾米莉和夏洛蒂，三人都患有肺结核

生后的第 12 年。

以及他们的女儿伊丽莎白，她于 1825 年 6 月 15 日去世，在她出生后的第 11 年。

以及他们的儿子巴特里克·勃兰威尔，他于 1848 年 9 月 24 日去世，享年 31 岁。

以及他们的女儿艾米莉·简，她于 1848 年 12 月 19 日去世，享年 30 岁。

以及他们的女儿安妮，她于 1849 年 5 月 28 日去世，享年 29

岁。安葬于斯卡巴勒的老教堂。

以及他们的女儿，亚瑟·贝尔·尼科尔斯的妻子，夏洛蒂，她于 1855 年 3 月 31 日去世，在她出生后的第 39 年。

"死的毒钩就是罪，罪的权势就是律法，感谢上帝，使我们借着我们的主耶稣基督得胜。"（《哥林多前书》第 15 章第 56、57 节）

这指的是著名的英国女作家夏洛蒂·勃朗特和她的父母亲及五个兄弟姐妹。

勃朗特三姐妹都是富有非凡才华的女性。夏洛蒂·勃朗特（Charlotte Bronte，1816—1855）以她在《简·爱》中成功塑造了一个敢于争取自由平等地位的女性形象而在英国文学史上获得重要地位；另外，她还写有《雪莉》《维莱特》等著名小说。她的妹妹安妮（Anne Bronte）不但写过《艾格尼丝·格雷》和《怀佛庄的房客》等小说，还是一位诗人。小她两岁的艾米莉（Emily Bronte）虽然因为早逝只写了一部《呼啸山庄》，仍不失为三姐妹中最伟大的一位。但是，这些人的过早死亡绝不是由于被什么"罪"的"毒钩"钩去她们年轻的生命，而完全是由于疾病，是被结核病菌所吞噬。

西方的很多作家，无论是男作家还是女作家，如法国的维克多·雨果、居伊·德·莫泊桑、乔治·桑，英国的乔治·拜伦、威廉·萨默塞特·毛姆，德国的约翰·沃尔夫冈·歌德，美国的厄内斯特·海明威，他们的生活史，其中的很大一部分就属于爱情史，他们的创作也常常自然而然地就与他们自己感受得最多的爱情生活紧密地联系在一起。勃朗特三姐妹在文学史上是少有的例外，读她们的传记就可以看到，她们的生活，都较少甚至很少有浪漫情史的痕迹，更多的是一段段详详细细的病历记录。

1820 年 2 月 25 日，帕特里克·勃朗特牧师带着他的妻子玛丽亚·勃兰威尔和他们的六个孩子从英格兰约克郡的桑顿迁居到霍沃思。牧师的住宅是大约一百年前造的，"住宅的两侧"，三姐妹的传记作者玛格丽特·莱恩写道："被坟地所包围，坟墓比任何地方都多。"为夏洛蒂作传的著名女作家盖斯凯尔夫人在她写的书中一次又一次地强调不良环境对人体健康的负面影响：

霍沃思在建造时完全没有考虑卫生条件：那个大坟场地势比所有的房子都高，想一想下面水泵里打出来的水一定受到污染，真是可怕。但是从 1833 年到 1834 年的这个冬季特别阴湿多雨，村里死的人特别多。

毫无疑问，由于靠近那坟墓拥挤的教堂墓地，牧师住宅对健康不利，住在那儿的人常常因此生病。

霍沃思的冬天是一个使人容易生病的季节。……形形色色的热病令人悲哀地频频侵袭这个地方。

1850 年春天的头两个月，霍沃思很不利于健康。天气潮湿，低热流行，牧师住宅里的人和他们的邻居们都在生病。

还没有到深秋，……霍沃思牧师住宅的对健康不利的环境就已经像往常那样产生了影响。那是以难以忍受的头痛和痛苦的、惊醒的不眠之夜的形式出现的……（祝庆英等译文）

三姐妹的母亲就在这样的环境中，在"刁钻古怪、自私自利、盛气凌人、脾气暴躁"的丈夫身边，"忍受着极大的痛苦"，生活了十八个月之后死于肺结核的。

孩子们也都在沉默、忧郁和克制中生活。

勃朗特牧师每年收入二百镑，只有设法以最低的花费去培养孩子。

1824 年 7 月和 9 月，玛丽亚、伊丽莎白和夏洛蒂、艾米莉先后被送往兰开夏柯比朗斯代尔的科恩桥，进牧师女子学校就读。

这是一个为各贫困的牧师的女儿们仓促改造出来的一所小屋：天花板很低，石头地还是一百年前的；窗子很难开启，也开不大；楼上那条通到几间卧室去的狭窄的过道弯弯曲曲，整座房子都弥漫着一种气味，潮气也不肯散去。曾经亲自去过这里考察的盖斯凯尔夫人叹说："我简直不明白，这所学校怎么会这样对健康有害。"

而且这些女孩子的伙食又是这样的简陋：

在科恩桥的学校，端上来的麦片粥，往往不仅烧焦了，而且里面还可以看到一些令人厌恶的其他碎片。应该先用盐好好腌过再做成菜的牛肉，又往往由于疏忽而腐败变质。……与勃朗特姐妹是同学的姑娘告诉我，为她们烧许多饭菜的那只炉子蒸发出臭肥肉的气味，早、中、晚弄得似乎整幢房子里都是。布丁也同样是粗制滥造的。有一种布丁是米煮成的，吃时加糖蜜和蔗糖，但往往叫人无法下咽，因为水是从积雨水的桶里取出来的，里面有很多从屋顶上冲下来的灰尘。雨水从屋顶上冲到旧木桶里，原来的雨水中又加上旧木桶的气味。牛奶也常常"馊坏"。"乡下"这个词的意思是，比变酸还要糟得多的一种变质，它叫你想起，那不是由于天气热，而是由于牛奶锅太脏而引起的。星期六，吃一种饼，或者叫土豆和肉的混合物，是用一星期里剩下的乱七八糟的东西做成的。肮脏邋遢的食品，储藏室里的碎肉，绝不可能引起多大的食欲……吃饭的时候，年幼的勃朗特姐妹们虽然饿得发慌，却只好不吃……

每个星期天，年幼的女学生们还得去两英里外的教堂听讲道。冬天里，本来就处于半饥饿状态的娇弱的身体，走在毫无遮蔽的野外，什么样的滋味可想而知。教堂里又没有生火设备，反而要忍受外面凝结在墙上的冷气的侵袭。过了两次礼拜，她们吃的是自己带来的冰冷的午餐，这就更容易损害她们的健康。于是就出现了夏洛蒂·勃朗特在自叙性小说《简·爱》里写到的劳渥德学校的那场"热病"：

> 半饥半饱，感冒又没有及时治疗，这就注定了大部分学生要受到传染；八十个姑娘中，一下子就病倒了四十五个。……许多人已经传染上了，回家去也只是等死。有些人死在学校里，给悄悄地马上埋掉……"（黄源深译文）

女作家在书中写到一个"脸孔瘦削，眼睛凹陷"的女孩子海伦·彭斯。"她生的是肺病"，不知被搬到哪里去了，主人公简几个星期都见不到她，最后才知道是死了。研究者指出，夏洛蒂这里是以自己的妹妹玛丽亚为原型来写的，只不过玛丽亚是在发病之后被送回家几天再死的。

"伊丽莎白患的也是肺病。"盖斯凯尔夫人说，"学校里派了一个可靠的用人照料她，把她送回家。在那年夏初，她也去世了。"

余下的四个孩子，最有绘画天赋的勃兰威尔，玛格丽特·莱恩说也是由于"老病肺结核在他那因长期消耗而削弱了的身体里开始活跃，并急剧地明显地加重"，最后"经过短暂痛苦的挣扎后死去的"。

勃朗特姐妹三人在童年和青年时期，虽然在创作、出版她们写的诗和小说的一个短时期里有过一段时间的快乐，但大部分时间一直都在经受一次次疾病的折磨。

先是艾米莉。

本来，经常地，"由于天气的关系"，夏洛蒂在一封信里说，"我们都患了重感冒和咳嗽"。如1846年底，安妮两夜连续咳嗽，呼吸困难，气喘得厉害。这实际上是肺结核的先兆。

是艾米莉第一个垮了下来。到了1848年11月，艾米莉就病得很重了。夏洛蒂告诉朋友说："我从来没有看见过比她更瘦、更憔悴、更苍白的脸。那一声声艰难深沉的咳嗽还在继续着，稍微动一下，呼吸就变成急促的喘气，伴随着这些症状的是胸口和胁部疼痛……脉搏次数是一分钟一百五十跳……"但她不肯找医生看，也不肯吃

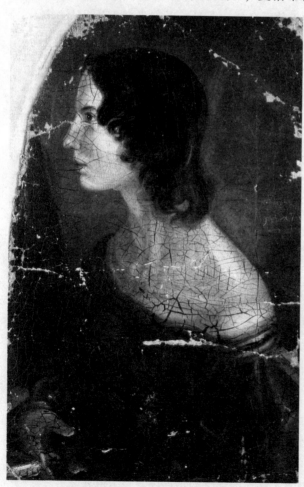

人们认为这是艾米莉·勃朗特的画像

20

药。拖了一个月，病情开始恶化，她只能"喘喘停停地用低微的声音说话"。到这时，她才愿意让医生来给她诊治，可是已经太晚了。12 月 19 日，艾米莉经过一阵艰难的、短暂的搏斗，在极端的虚弱中被肺结核夺去了生命。

在这之后，安妮的精神也萎靡下来了，用夏洛蒂的话来说，"几乎是艾米莉刚刚安葬，安妮就紧接着病倒了"。

安妮平时身体就虚弱，终年脸色苍白。也许正因为这样，没有引起父亲和姐姐夏洛蒂的注意。像艾米莉一样，安妮的肺结核也是在冬春时分发作的。1849 年 1 月，她的脸显得更惨白，而且觉得非常倦怠，早晨虽然没有什么特别的不好感觉，可一到下午和傍晚，热度就高了，尤其是晚上，老是咳嗽，虽然开始时咳得还不很厉害。请当地的克劳纳医生诊治，听诊器检查"宣布了可怕的事实：她的肺部受到感染，结核病已经发展得很严重了"。拟订了一个治疗方案：服用鱼肝油；设法搬到气候较好的地方去住一段时间。焦虑万分的夏洛蒂一边又去找福布斯医生，同时又计划让安妮"到海边或者内地的矿泉地去"，"换换空气和环境来恢复健康"。福布斯医生是伦敦著名的内科医生，二十年前曾将法国医师、听诊器的发明者勒内-拉埃内克论述应用听诊器来探察病情的经典著作《论间接听诊》翻译成英语出版，对肺结核颇有研究。他听了夏洛蒂对安妮及其病况的详细介绍之后说，安妮是个温和的人，是她"异常虔诚而切实的基督教徒的宗教忧郁症情绪，给她短暂的一生投下了一道疾病的阴影"，并肯定她患的是进行性肺结核。对于转换环境的事，夏洛蒂想到的地点是斯卡伯勒，并写信与朋友联系。斯卡伯勒位于英格兰北部约克郡北海沿岸的一个区，这里原来是一个渔村，1626 年后建起了矿泉浴场，后又建起海滨浴场；18 世纪以来，就成为著名的旅游胜地。福布斯医师同意克劳纳医生的治疗方案，说鱼肝油对肺结核确是一种特别灵验的药物，但告诫她不要对病人的康复抱过于乐观的企望。另外，他说，一个肺结核病人，要在冬春寒冷的天气尚未过去之前外出旅行，那是非常危险的，因此，认为想在现在换个地方，并不十分妥当。

安妮的身体仍然一天比一天虚弱。她一直咳嗽得很厉害，特别是在夜间，她感到非常难受，而且体力是那么的差，不论上楼梯，即使稍一用力，也会喘不过气来。到了 1849 年 5 月 22 日，就病得很严重了。她整天觉得呼吸困难，甚至一动也不动地坐着的时候也一样。但是求生的渴望还是让安妮同意由夏洛蒂和她的两位朋友陪同，于 24 日动身去斯卡伯勒。安妮确实是一位虔诚的基督教徒，去斯卡伯勒的途中，她只要有机会，不管身体多么虚弱，都仍要在教堂和其他场合，以跪祷、礼拜和双手合十参加奉献和赞美，表现出她对耶稣基督真诚的爱。可是到了 28 日，上午 11 时，她说自己感到出现变化了，"相信自己活不多久了"。并想如果立即回家，是否可能活着到家。病情确实十分危急：虽然请来了医生，医生也无能为力。基督徒安妮临终前竭力安慰姐姐："勇敢些，夏洛蒂，勇敢些。"到了下午 2 点钟左右，便"连一声叹息也没有就平静地离开了人世，进入永生"。死在斯卡伯勒。

夏洛蒂自己也不好。头痛、胸痛、喉咙痛、两肩中间疼痛，加上咳嗽。应该说，夏洛蒂对这种家族性的病变还是很警惕的，也是比较注意的。她在给一位友人的信中写道："经常出现一种感觉，好像微微有点感冒，喉咙和胸口都有点痛，不管我用什么办法，都没法消除。"这完全是典型的肺结核体征。与她的几个同胞兄妹不同的只是她拖的时间比他们长，但发病的情况是相同的，这就是盖斯凯尔夫人所描述的："她的健康状况常常使她在那严寒或者冬季的气温下不能出门一步。只要稍一暴露在寒冷的空气里，她就会喉咙痛，胸口发闷、发痛，呼吸困难。"

但是注意也没有用，拖到 1851 年底，夏洛蒂就明显垮下来了。她病得很重，身体虚弱不堪，一个多星期吃不下东西，每天唯一的进食就是用茶匙一匙一匙地喝半杯流汁。1852 年 2 月，她告诉盖斯凯尔夫人说，出现了"内出血，然后是发炎，右半边的身子痛得厉害，胸口经常火烧火燎似的疼痛……低热是经常陪伴着我的伴侣……人瘦了很多……"总算又勉强熬过了一阵，甚至经父亲同意，于 1854 年与第四位求婚者、他父亲的助理牧师亚瑟·贝尔·尼科尔斯结了婚。怀孕后，虽然在她看来，她丈夫算得上是"女人有过的最温和的护士"，也无助于她的这种肺结核病的身体。1855 年寒冷的 1 月，她又病倒了，而且一直卧床不起。大约到了 3 月下旬，盖斯凯尔夫人写道：

出现了一种轻微的恍恍惚惚的谵妄，在这种状况下，她不断地要求刺激。她现在狼吞虎咽了，但为时已晚。在神志昏迷中，她苏醒片刻，看见丈夫悲伤得憔悴的脸，听到他喃喃地祈求上帝让她活下去的祷告声。"哦！"她用微弱的声音说，"我不会死，对吗？我们这样幸福，他不会把我们分开的。"（黄源深译文）

但是到了"3月31日，星期六清晨，霍沃思教堂的钟声敲响了，向村民宣告她（夏洛蒂）的逝世……"

英国是如此，大洋对面的美国，情况也差不多：美国侦探小说和恐怖小说家爱德加·爱伦·坡就经历过一次亲人死于肺结核病的巨大伤痛。

爱伦·坡（Edgar Allan Poe，1809—1949）两岁时母亲死后，由教父、商人约翰·爱伦收养。1827年入弗吉尼亚大学，于第二年开始他的文学生涯，同年入伍当兵，并出版了一本诗集。可是由于养父在经济上的吝啬，在1829年养母去世后，他与养父的感情便彻底破裂了，于是离开了养父，去与善良的姨母玛丽亚·克里姆和表妹共同生活。这次共同生活的时间虽然不长，因为他不久就进了西点军校，但在1831年离开军校之后，他就长期与她们一起了。

表妹弗吉尼亚·克里姆（Virginia Clemm，1823—1847），爱伦·坡第一次见到时，她才刚七岁，没有留下太深的印象，现在与她一段时间生活下来，爱伦·坡对她产生了深厚的恋情。因此，当姨母写信告诉

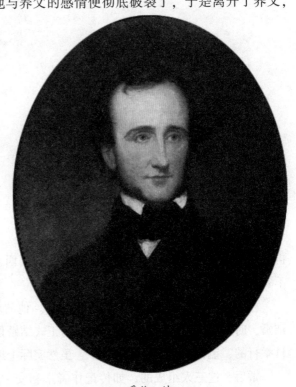

爱伦·坡

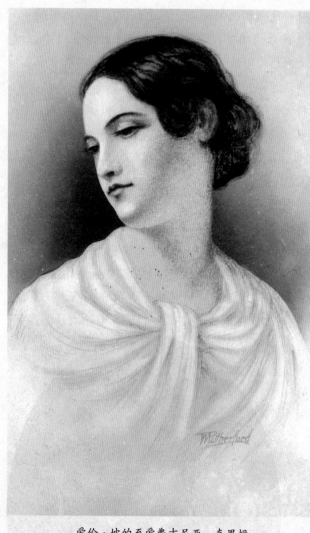

爱伦·坡的至爱弗吉尼亚·克里姆

他，说他的堂兄弟、已经成为著名新闻记者的尼尔森·坡表示要为弗吉尼亚负担一切教育费用，还要给她一所住宅时，一下子就使爱伦·坡陷入绝望和狂乱之中。他立即给姨母写了一封三页的长信，告诉姨母："我深情地挚爱着弗吉尼亚。我无法用言语表达出对我亲爱的小表妹——我钟爱的人炽热的爱……"他几乎绝望地呼叫："弗吉尼亚！不能去！不能到你认为可能舒适、也许幸福的地方去……"在信的结尾，他还以爱称再三附言弗吉尼亚："亲爱的，我最可爱的西西，我钟爱的妻子，……可不要刺伤你表哥的心。"（文刚等译文）

弗吉尼亚对爱伦·坡无疑也怀有感情。他的求爱起了作用，两人秘密结婚，时间大概是1835年9月22日，正式结婚仪式是在第二年的5月16日举行的，谎称新娘已是二十一岁，虽然实际上还未满十四岁。

婚后，这三人组成的，如传记作者朱利安·西蒙斯说的，"无疑是一个幸福的家庭"。弗吉尼亚头发乌黑，脸色苍白，两眼聪慧明亮，相貌非常年轻，而且个性上，爱伦·坡的一位朋友写道，也是"忍让、美丽、高雅的化身，俊美的面庞总是带着温顺的笑容，她永远用热情、愉快的神态欢迎来访的友人"。

但是，任何美好的东西仿佛都是不能持久似的。爱伦·坡与弗吉尼亚这幸福的日子大概只持续了六年。1842年1月，弗吉尼亚在唱歌时咽喉血管破裂，两个星期中都处于死亡的边缘。5月里虽然好了一些，6月又再一次吐血。她患的是肺结核，此后就一次次吐血、咳嗽，而且再也没有完全康复过，虽然精神尚可，受到丈夫细致的关怀和照看，衰弱得有时需要从卧室背着她去就餐。这极大地影响了爱伦·坡的情绪。玛丽亚·克里姆写道：

> 哦，我可怜的弗吉尼亚！她活不了多久了！她正一天天消瘦下去——因为医生们对她束手无策。如果他们果能救活她，就像在可怜的爱迪（爱伦·坡）的作品中所常见的起死回生那样，那会使她乐死了——因为她太喜欢坡了……坡在床上躺了整整一个星期，他终究也没有什么毛病……（文刚等译文）

1847年1月29日，弗吉尼亚病情恶化，第二天就去世了。

爱妻的死，给爱伦·坡的打击实在太大了。他先是发了高烧，由于"极度的身心痛苦"，睡梦中经常呓语，随后几个月里，他更是精神瘫痪，有人来访时，勉强应付一会儿，但他们一走，他自己说"就是长夜来临"。据说一天夜里他从床上起来，到处游逛，最后来到弗吉尼亚的墓前，坐了好几个钟头。

设法让肺结核病人远离本土，如医生们建议的，去外地，特别是去环境优雅、空气清新的疗养地，情况是否会好一点呢？

可能会稍稍好一些，却不能解决根本问题：多年里死亡仍旧是肺结核患者的宿命。

远　游

勃朗特姐妹，以及她们的母亲、兄弟，还有父亲，都患了肺结核，证明了盖斯凯尔夫人说的霍沃思牧师住宅的环境对健康不利。那么是否只有霍沃思是这样，离得远一些，情况就不同了？在当时的《每日新闻》上曾经刊载过一篇谈夏洛蒂之死的文章，题目《柯勒·贝尔的死》中的"柯勒·贝尔"，是夏洛蒂出版小说时用的男性笔名。文章强调说：

> 他们搞错了，说她身体太弱，再也没法到小山上去漫游，呼吸新鲜空气了。我想，在这个地区里，没有一个人，当然没有一个女人会像她这样经常地在天气许可的情况下到荒原去。她确实习惯于这样做，甚至连住在很远的公地边上的人们都很熟悉她。
> （祝庆英译文）

意思是夏洛蒂也是常常外出漫游、呼吸新鲜空气的。

霍沃思牧师住宅的环境对健康不利当然是患肺结核的一个原因，而且无疑是相当重要的一个原因。但还有更重要的原因，即在当时，肺结核还是一个难以治愈的疾病，这使患者注定必死无疑。因此，像夏洛蒂那样"到小山上去漫游，呼吸新鲜空气"，果然未能挽救她的生命，那么离得更远一些，甚至离开英国，情况是否会好一些呢？

意大利有十分优越的自然环境：它境内多山和高地，世界最高和最险峻的山脉之一阿尔卑斯山脉从东到西环绕它的北界，在西北与亚平宁山脉相衔接；亚平宁山脉又向南贯穿全国，一直到达中部的罗马附近，再继续向西深入西西里岛。意大利的主要河流波河向东流动，与北部几个主要支流汇合，形成的汇水面积达七万平方千米。这样的自然条件，使意大利全国，尤其在它的南部，气候温和宜人，冬季里一般在摄氏5—8度之间，7月里也只有摄氏20—24度。意大利被认为是最适宜结核病人疗养的地方，医生们想不出什么有效药物治疗时，便都喜欢推荐肺结核病人去那里休养半年至一年。

古罗马最大的演说家、后来曾当选执政官的马尔库斯·西塞罗（Marcus Tulips Cicero，前106—前43）二十岁那年生了"痨病"，咳嗽得很厉害，还不时地吐血，传记作家描写他"细瘦得像一根竹竿"。医学史家相信他患的即是肺结核。于是他听从医嘱，去希腊和埃及做了一次较长时间的海上漫游。回来后，病就好了，说明更换环境的确有利于肺结核病的痊愈。但是一千多年以后，尤其是工业革命时代以后的病人就没有这样的幸运了。漫游就未能使伟大的波兰钢琴家弗里德里克·肖邦（Frédéric François Chopin，1810—1849）的肺结核有所好转。

肖邦一家好几个人都患有肺部疾病。他的父亲尼古拉斯最初虽然只是偶尔患有呼吸道感染，但后来就变成为呼吸器官的疾病。钢琴家的三个姐妹中，最大的路德薇卡也像她父亲一样，经常胸腔受感染，最后在四十七岁那年死于呼吸道疾病。他的小妹妹、生于1813年的艾米莉娅，一直体质十分虚弱，后来也患上了肺结核，有周期性咳嗽，天天都是气喘吁吁的，十一岁那年开始吐血，三年后也死了。

肖邦也像艾米莉娅一样，从小身体衰弱。他不爱体力活动，稍一用力就感到疲劳，早年起即常常要找医生。成年后，他的身高大约170公分，但体重只有45公斤，显然属于病态的偏瘦。在生活习惯上，他不能容忍会引发他腹泻和体重减轻的"油腻食物"，只是偶尔喝点酒，但讨厌招致他咳嗽的烟草。可是肖邦经常与抽烟成瘾的父亲在一起，后来他到了法国首都巴黎，与长期吸烟的弗兰茨·李斯特为友，尤其是与像男人一样终日烟不离嘴的乔治·桑（George Sand）同居之后，他也就成为一个被动吸烟者了。这些先天和后天的条件，使肖邦患上了呼吸道疾病，主要表现是阵阵咳嗽，常常痰咳，稍一用力也气喘吁吁，最后严

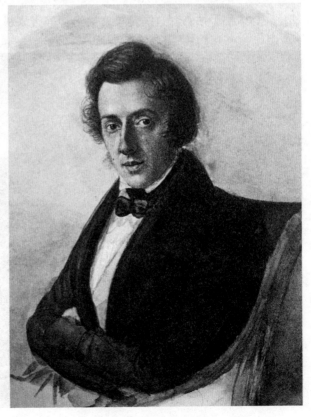

患了肺结核的肖邦，这年二十五岁

27

重到咳血。

1836年冬，流行性感冒席卷巴黎，肖邦受了感染，呼吸道疾病再次发作，又一次咳血。朋友们都相信是他肺结核复发了。乔治·桑请了她的朋友阿尔方斯·戈贝尔医生来诊治。戈贝尔医生检查后不认为是肺结核病，但对乔治·桑说："如果您能让他呼吸呼吸新鲜空气，经常让他散散步、休息休息的话，那么您就等于救了他的命。"于是，两年后，两位情人选择了地中海西部隶属西班牙的马霍卡岛。这里阳光灿烂、空气清新，是著名的旅游疗养胜地，女作家还带了她十五岁的儿子莫里斯和八岁的女儿索朗卡同去。

租了一家居民房住下之后，最初给肖邦留下的印象是美好的。但是时间不长，随着雨季的开始，肖邦的咳嗽又发作了，乔治·桑觉得"肺病的各种症状一夜之间也在肖邦的身上表现出来了"，而且病情还一天天地在加重。村人们害怕肖邦这病传染，会给他们带来极大的麻烦。乔治·桑后

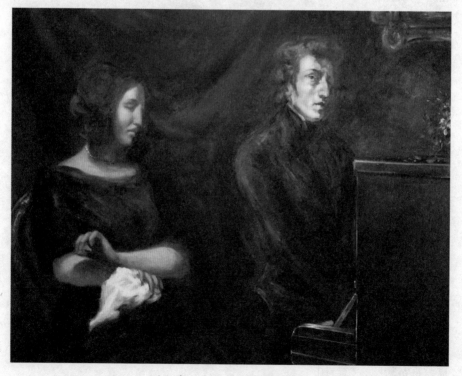

旅行中，乔治·桑为肖邦缝纫

28

来在她的自传旅游记《马霍卡之冬》中叙述说：

　　在这种气候下痨病是很少的，被认为有传染性！……我们的房主立即把我们赶了出来，并强迫我们把被我们污染过的肮脏房子重新涂上灰泥。于是我们只好到无人居住的瓦尔德摩萨隐修院去住……但从当地农民中，既找不到一个仆人，也得不到任何的帮助，因为连最穷的人也不愿意为一个痨病病人干活……我们最后一次恳求给一辆马车，让我们回帕尔马，但也遭到了拒绝……于是，我们不得不靠一辆 birlocho，也就是独轮车，在未加修理、被遗弃了的小道上走了三个小时。等我们到达帕尔马时，肖邦又可怕地咳血了。我们只好立刻离开，但是只有运猪的轮船可以送我们去巴塞罗那。（王聿蔚译文）

肖邦在船上又咳出许多血，到达巴塞罗那时差一点死去。三位医生来给他会诊，肖邦向他巴黎的经纪人朱利乌斯·丰塔纳诉说："一个嗅我咳出的东西，一个叩击我咳的部位，一个听我是怎么咳的。一个说我就要死了，第二个说我正在死去，第三个说我已经死了。我好不容易拒绝了为我放血……"

从巴塞罗那回到马赛，再到巴黎，一位小有名气的科维埃医生为肖邦诊视后，不准他喝酒和咖啡，要他多休息，饮点山羊奶。1839 年夏天，肖邦搬进了乔

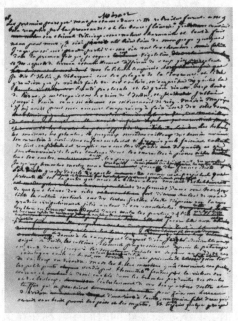

乔治·桑的旅行记《马霍卡之冬》手稿

治·桑的出生地、贝里省环境良好的诺昂，受到居斯塔夫·卡佩尔医生的诊疗。从此时起，直到两人九年同居生活结束，女作家差不多每年都要带他来这里呼吸新鲜空气和疗养。但肖邦依然身体虚弱、瘦削，他脸色苍

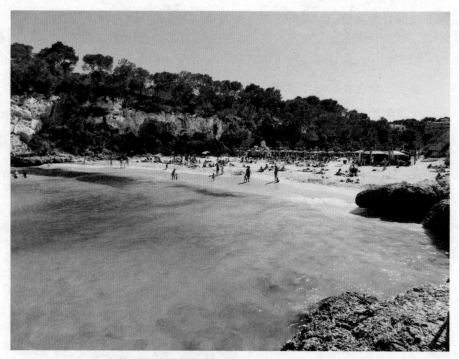

马霍卡东南部海滩

白，时有咳血，甚至鸦片也止不住他的咳嗽。1849 年 10 月 17 日晨，天才的作曲家离开了人世，陪在他身边的有克律韦耶医生、他的姐姐路德薇卡，还有其他朋友。三天后的尸解表明，他的死，除了肺结核，还有心脏方面的疾病。

漫游无助于肖邦的疾病，拖了几年，最终死在巴黎。而 19 世纪的英国伟大诗人约翰·济慈（John Kests，1795—1821）甚至就在漫游中死于异乡——意大利的罗马。

济慈的母亲患有肺结核，在 1810 年，就是未来诗人十五岁的那年病逝，并将自己这一疾病传给了她那生于 1799 年的小儿子汤姆。汤姆病重时，诗人足有一年的时间一直都守在他的病榻旁陪同侍候，直至他 1818 年12 月 1 日去世。济慈肯定早就从他母亲和弟弟那里传染上了肺结核，他本人凭着自己的专业医学知识，无疑也认识到了这一点。

济慈先前曾在外科医生兼药剂师托马斯·哈蒙德手下做过学徒，还曾进伦敦著名的盖伊医院学习，取得内科医生的资格。只是无论做一名药剂师还是做一位医生，都不是他的意愿。诗人的本性使他放弃了已经取得的行医执照，从1817年开始完全致力于诗的创作，随后即完成了后来被公认为名作的第一部长诗《恩底弥翁》，于1818年5月发表。尽管济慈在他写于1816年的《睡与诗》中满怀信心地声言："给我十年吧！我可以在诗里／征服自己；我可以大有作为……"（屠岸译诗）但一年多后他便预见到

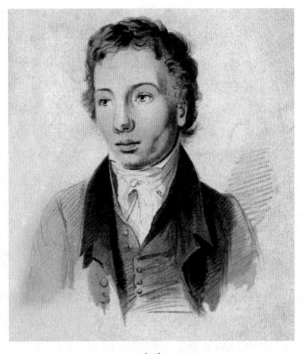

济慈

自己的这一愿望不可能实现。在1818年初给一位朋友的信中，他以莎士比亚韵式在一首十四行诗中写道：

> 我恐惧，我可能就要停止呼吸／而我还没录下我的丰富的思想，还没能像谷仓那样，使稿本山积／在文字当中把成熟的谷粒收藏……（屠岸译诗）

不过评论家一致认为，仅凭济慈在短短几年中写就的六十多首十四行诗和《恩底弥翁》《海披里安》《拉米亚》等几部长诗，也足以使他与华兹华斯、柯尔律治、拜伦、雪莱等四位浪漫主义诗人并列，成为19世纪最伟大的诗人之一。

大约在1818年的11月，济慈第一次见到、随后并爱上了孀妇弗朗西斯·布劳尼的大女儿，年仅十八岁、苗条秀丽的芳妮·布劳尼（Fanny Brawne，1800—1865），两人于次年订婚。这使诗人有一个短时期的愉快生活。爱情赋予他灵感，激发他创作出不少非常优美的诗篇，如《圣尼亚节

的前夕》《心灵》《哀感》《希腊古瓷》《梦》《无情的美人》等，都是他与芳妮一起漫步时产生灵感创作出来的；著名的诗作《夜莺颂》甚至就是他坐在布劳尼家花园里的一株梅树下写出来的。可是，没有固定的职业，收入很是有限；他的诗最初又很少被人理解；加上他忧郁、多疑的个性，使他的疾病一天天加剧。当时和后来都有人认为，1818 年秋《每季评论》《英国评论家》和《爱丁堡布拉克伍德杂志》载文批判、诋毁他的《恩底弥翁》，是对他恶意的人身攻击，直接导致了诗人的病和死。诗人珀西·比希·雪莱在"为哀悼约翰·济慈之死"的诗篇《阿童尼》的"前言"中就明确地说，《每季评论》的粗暴批评在济慈的"敏感的心灵上造成最强烈的印象，由此而生的激动使肺叶的血管崩裂了，肺病很快地发作起来，这种无理的损伤连此后较公正的批评家们对他的真实而伟大的才能所做的赞许也无法挽救了"。

1818 年一个冬日的夜晚，济慈从城区乘马车回到与他"最好的朋友"约翰·布朗合住的寓所，进门后像一个醉酒的人那样摇摇晃晃地上床，一头扎进冰冷的被窝里。布朗后来回忆说：

> 他头还没有往枕上搁好，就咳嗽起来，我听到他跟我说——"这是血。"我来到他跟前，看到他正在查看被单上的血迹。"给我拿蜡烛来，布朗，让我看看这血。"我给他取来蜡烛，他看过血之后，以我永远无法忘记的平静表情看着我的脸说："这是动脉血，我不会被这颜色骗过的。它是我的死亡证书。"

他的专业知识又一次帮助他识别出自己咳出的血的性质。1820 年 2 月，济慈再度咯血，表明他的肺结核已经十分严重了；6 月又连续咯血。济慈深知这病象的危险性，再次说道："那血对我是死亡的警告，我必死无疑。"朋友和芳妮都忧心忡忡，让他搬到芳妮家去，让芳妮和她母亲照顾他。医生提醒说，济慈这种肺结核病，若是始终待在英国居家治疗，肯定无法获得痊愈，只有去意大利南方也许才有这个可能。于是，决定由他年轻的画家朋友约瑟夫·塞文陪同前往。

9 月 18 日星期天，济慈和塞文乘"玛丽亚·克劳塞"号双桅船启程，同舱另外还有两位旅客，是和芳妮同龄的年轻小姐与她的陪伴者，她显然也患有肺结核病，抱着与济慈同样的目的外出远游。

旅途中因晕船以及城市发生瘟疫不让乘客上岸休息等波折，使济慈情绪很不好，而对芳妮的爱和不得不与芳妮离别的矛盾心理，更使他痛苦万分。一年前，济慈在《致芳妮》一诗中写道：

> ……啊！但愿你整个属于我，整个！／形体，美质，爱的细微的情趣／你的吻，你的手，你那迷人的秋波／温暖、莹白、令人销魂的胸脯——
>
> 身体，灵魂，为了疼我，全给我／不保留一丝一毫，否则，我就死……（屠岸译诗）

可是现在，在给一位朋友的信中，济慈说：

> 纵使我的肉体会自行恢复健康，这也会妨碍它（肺结核病）痊愈。这我最希望活下去的东西正是我死亡的主要原因。我毫无办法。……我每日每夜都盼望死去，以便使我得以从这痛苦中解脱；但我又希望死神离开，因为死会使这比虚无总要好些的痛苦消除……

他还说道，他能够忍受死亡，但不能忍受与芳妮的离别；而一想到这离别，他就像掉入一个漆黑的深渊，感到无比的可怕。

长途航行对济慈身体的打击实在太大了，有好几次，塞文都觉得他这位朋友还等不及到达意大利时就会死去。在过直布罗陀海峡时，他的病情似乎稍有一些改善，可随后就又咯血，穿越地中海时更是一直发烧、咳嗽和出血。他曾打算自杀。既然不可能康复，他的医学和护理知识让他认识到，漫漫无望的长夜，体质一天天虚弱，不能自立而必须依赖他人，唯存的只有持久的痛苦，这些都使他害怕："难道我生于人世就是为了来忍受这种痛苦的吗？"他想借自杀来逃避。绝望中，济慈远远向芳妮呼唤："永别了，芳妮！上帝保佑你！"

10月10日，看起来仿佛又有些好起来了，但济慈突然又咳出两大杯的血。三十二岁的苏格兰人詹姆斯·克拉克是一位皇家内科医生，喜欢音乐和文学，曾在《爱丁堡评论》上读到过一篇赞赏济慈诗篇的文章，他本人也购有《恩底弥翁》和济慈的另外一些诗作，后来成了济慈的朋友。现在他在罗马，尽了自己的一切努力，仍旧无法保持济慈健康，而不过在延续济慈的生命。诗人仍是吐血不已，一次还从床上猛地跌了下来，二十四小时昏迷谵语，直到另一次吐血，九天里竟连续吐血五次。1821 年 2 月 14 日，体温升高了，于是他开始考虑自己的死后事宜。他要求将芳妮给他的信放进他的坟墓，连同一绺塞文相信是芳妮的头发一起，还有他妹妹的一包信；他要求塞文说，他的墓碑上只需刻上简单的这么几个字：这里躺着一个姓名用水写成的人。23 日，塞文因为太累了，去睡一下，由一名护士待在济慈身边。但是午后四点钟，济慈叫唤塞文了："塞文——塞文——让我起来，我要死了——我会死得很平静——不要害怕——感谢上帝，它可来了。"

只是一段时间里他并不平静。整整七个小时他都躺在他这位朋友的臂上，握着他的手。他呼吸极为困难，不过似乎没有痛苦，也很安静。只有一次，全身盗汗。他低语说："不要对着我呼吸——我就要结成冰了。"深夜十一点，天才诗人平静地死去，就像睡着了一样。

苏格兰的托拜厄斯·斯摩莱特（Tobias Smollet，1721—1771）是以讽刺小说家而闻名的，写过《汉弗莱·克林克尔探险记》《罗德里克·兰登探险记》等作品，但又是一位外科医生。他十四岁时跟格拉斯哥的一位医生做学徒，后来进格拉斯哥大学研究医学，1740 年迁居伦敦。他曾在一艘去西印度群岛的探险船上担任医生，后来去牙买加生活，直到 1744 年才回到伦敦。

因为患病的关系，斯摩莱特最后几年就在远游中度过，希望能够借此来恢复健康。

1763 年，斯摩莱特和他妻子一起在法国的旅游胜地尼斯待了一年半时间。在这里，斯摩莱特见到有一个讲英语的痨病病人聚合地。他发现，那些痨病病人，多数是为了请蒙彼利埃大学一位叫菲泽的著名教授诊治而来这里的。尼斯那时原来只有一万二千人口，"有关疗养所本身"，斯摩莱特说，"也是没有什么可谈的"，不过周围郊外却"好似一个花园，有果树、橄榄树和各种各样的花，除了没有石竹，令人赏心悦目"。对远游至此的人们来说，唯一欠缺的只是鸟鸣，"没有一只麻雀、知更鸟或山雀能逃过贪婪的捕掠者的枪口和罗网"。

可是，斯摩莱特的健康并没有在这段远游时期里得到改善。"在离开两年之后，我回到英国，"他在 1765 年给英国病理解剖学的奠基者、著名的外科医生约翰·亨特的信中写道，"我带回来的还是我原来那副瘦削的骨架子，只是靠着合理的保养，这骨架子也许还能凑合几年。"可是这骨架子到后来只凑合了短短的六年。

斯摩莱特先是回到苏格兰，随后又去英格兰的巴斯。巴斯位于群山环绕的盆地，濒临埃文河，并以热矿泉闻名。可是在那

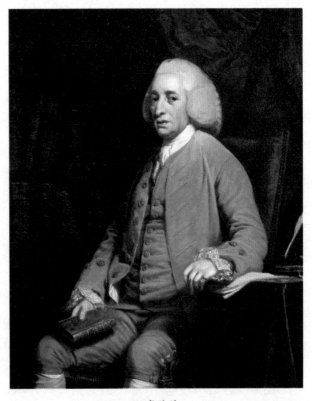

斯摩莱特

里，斯摩莱特得到了什么呢？"我一定已经濒临某种'昏迷状态'，只盼望死去。"他这样说也许有些夸大，但巴斯确实没有带给他健康，是肯定的。后来他又离开英格兰，前往意大利中部托斯卡纳区的里窝那。里窝那是一处滨海小城，并为群山所包围，是一个风景优美的游览胜地，大诗人乔治·拜伦和珀西·雪莱都在这里居住过。斯摩莱特在这里的蒙特尼罗山坡上找到一所小别墅，"过起了远眺大海的山居生活"。可是这么优雅的环境也未能使斯摩莱特的身体获益。他仍旧一天天虚弱下去，后来甚至衰弱得无力外出散步，最后于 1771 年 9 月 17 日病逝于此地。留在这里的，除了他的尸体之外，还有他写出的那部"所曾有过的最令人愉快的闲聊小说"——《汉弗莱·克林克尔探险记》。

这就是肺结核的宿命！

第二章　认识（一）

体表的观察

1882 年在医学史上是具有历史意义的一年，这年，德国细菌学家罗伯特·科赫（Robert Koch，1843—1910）发明出用固体培养基培养纯菌种的方法，并借助于此法和改进了的染色法，发现了结核杆菌，证实它是引发各型结核病的病因。

说是"各型结核病"，那是因为结核病并不如一般人通常所认为的，就只有肺结核一种。其实，牛、猪、鸡等家畜，以及有些鼠类和鸟类都会感染结核病，光就人类来说，结核病也有许多类型和不同名称。17 世纪医学化学学派的奠基者，荷兰医师和生理学家弗兰西斯·西尔维乌斯（Franciscus Sylvius，1614—1672），对受结核杆菌感染的疾病就提到下面这么十种名称：

消耗性疾病（Consumption），即肺结核；

肺病（Lung sickness），当然也是肺结核；

白色瘟疫（White Plague），肺结核的别名；

痨病（Phthisis），古希腊的肺结核名；

国王病（King's evil），即颈淋巴结核；

瘰疬（Scrofula），也即颈淋巴结核；

狼疮（Lupus Vulgaris），皮肤结核；

肠道疾病（Mesenteric disease），儿童因饮用受结核菌感染的牛所产出的奶而引起的病变；

波特氏病（Pott's disease），即脊椎结核；

白色肿胀（White swelling），骨结核。

如今通常都把结核病分为人型、牛型和禽型三种类型，但即使单就人类的结核病来说，另外还发现有肾脏结核、乳腺结核、胰腺结核、阑尾结核、泌尿系统结核、睾丸结核，等等，简直可以说，人的全身都会因受感染而引发结核病。只是在科赫之前，尽管人们知道存在结核病这么一种病症，对它的了解却是经历了一个漫长的历史时期。

在科赫之前，人们不了解结核病的病因是结核杆菌的传染，更不了解这种病菌的形态。实际上，纵使有所了解，但由于病菌在人死后一段时间便会消失，所以，要想根据尸体内是否存在结核病菌，来断定死者有没有患过此病，也非常困难，尤其是古代的那些已经腐烂的尸体。因此，即使在木乃伊这种保存得相当完好的尸体上，也从没有发现过肺结核。但没有发现并不等于可以肯定那个时候没有人患结核病。这就给医学史在揭示古代是否已有结核病存在以及它的传播情况留下一个空白。

不过考古学家和医学史家依靠两个方面的信息，间接地解决了这个问题。

微生物学查明，引发肺结核病的病原菌结核分枝杆菌是一种像一根形体细长、稍稍弯曲或者较直、两端钝圆的短棍棒似的细菌，虽然极为微小，只有1—4微米长、0.3—0.4微米宽。最适宜它生长的温度是36.5摄氏度左右，在阳光直射下，它两个小时便会被杀死，煮沸只需一分钟即死。它却具有强大的穿凿力，在人的体内，它先是侵入短骨或长骨末端，引起骨髓炎，慢慢地会扩展到骨节，削弱和破坏骨骼，使患者骨骼的这些部位溃烂，造成疼痛和畸形；它甚至能将骨骼"凿出"一个大洞，尤其是承载全身的腰脊椎骨和胸脊椎骨，使人变成驼背。所以，尽管结核病患者死亡之后，尸体的肌肤完全或者大部分已经见不到了，他的骨骼仍会留下，木乃伊对骨骼更有完好的保存。因此，通过对尸体骨骼的检查，纵使是数千年前的古人尸体，仍然也能比较科学而又准确地认定死者是否曾经患有结核病，从而弥补了医学史上的这一缺环。

1910年，英国考古学家马克·阿曼德·拉弗尔（1859—1917）在研究一具名叫内斯珀汉（Nesperehan）的木乃伊时，首次找到波特氏病的证据。内斯珀汉生前是一位侍奉埃及诸神之王阿蒙神的高级祭司，生活于公元前

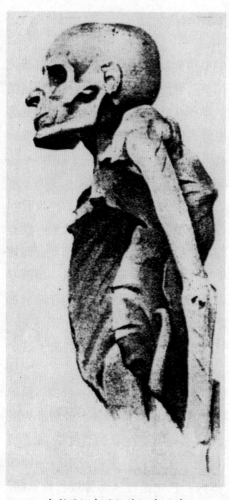
内斯珀汉木乃伊的 X 光照片

3000 年左右埃及第二十一王朝时代，距今已有五千年了。拉弗尔发现，这位祭司胸下脊椎左侧存在具有典型意义的瘫痪状态，以致形成典型的驼背。拉弗尔后来于 1921 年由芝加哥大学出版社出版专著，着重加以论述，并附有内斯珀罕的 X 光病状照片。

以同样的方法，学者在德国西南部海德堡附近发现一座公元前 5000 年至公元前 4500 年史前新石器时代的墓穴。墓中有一具年轻人的尸体，他的第四、第五两节胸脊椎骨受损，查明是属于结核型病变。在意大利的一处遗址上也发现一副骸骨，考古学家认为，这是一位十五岁的青年，生活在公元前 4000 年的新石器时代，他的两节脊椎骨几乎全毁了，另两节则有部分毁损。此外，在丹麦史前时代的墓穴和约旦山谷铜器时代的墓穴中，还有公元前 1000 年左右埃及第二十七王朝的某些遗体的骸骨上，都同样诊断出有因结核病而使骨骼受损的情况。再者，考古学家从秘鲁的木乃伊的躯体组织上也发现有结核病的病原菌结核分枝杆菌，证明在克里斯托夫·哥伦布发现新大陆、欧洲文明进入那里之前 900 年，新大陆就已存在结核病。

另外，在位于尼罗河畔的古埃及底比斯城，考古学家和医学史家甚至发现有一处地方集中了许多结核病患者的遗体，认为这表明此处原来可能是一家结核病医院。

1974 年，中国考古学家从湖南长沙马王堆汉墓中出土一具女尸，推断是公元前 168 年的女子，医学史家通过 X 线检查，发现她的肺部有结核性钙化的病灶。

凡此种种，都表明早在数千年前的古代，结核病就已经在人们中间传播。

除了通过检查遗体，留传下来的文字记载和绘画、雕塑等艺术品也为确定结核病提供了间接的证据。

在巴比伦第一王朝最著名的第六代国王汉谟拉比在位的时候（前1792—前1750），曾编出过一部法律，被用阿卡德文的楔形文字铭刻在巴比伦的民族神马尔杜克庙内的一座黑闪长岩石碑上，碑上部有浮雕，表现主管司法的太阳神、正义之神、宇宙主宰沙玛什授权汉谟拉比以法治民的精神。这就是现存最全面、最完整的《汉谟拉比法典》，共有包括经济条款、家庭法以及刑法和民法

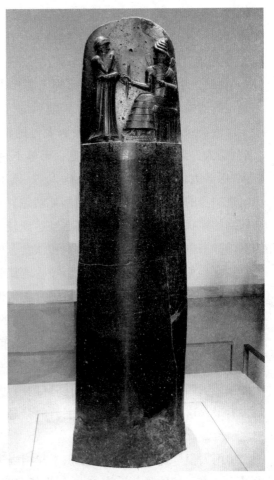

汉谟拉比法典石柱

等282条法律。《汉谟拉比法典》的第148条写道：

> 如果一个人娶了妻，但她得了拉布病，他打算再娶一个，那么他可以再娶，（但）他不可离弃他患拉布病的妻子。她应住在他盖的房里。他得供养她一辈子。（杨炽译文）

这段引文，弗利克在1923年出版的《我们结核病知识认识的发展》（L. F. Flick：*Development of our Knowledge of Tuberculosis*）中说，这所谓的"拉布病"，经专家们研究之后，相信就是结核病。

古印度流传下一种叫《吠陀》（Veda）的梵文文献，是当时从伊朗迁入印度的一些印欧语系民族的宗教诗歌。从《吠陀》中最早的一本集子，作于公元前 1500 左右、供大祭司在祭礼上选用的颂诗《梨俱吠陀》（Rig-Veda）中，专家们看出，那些无名作者对肺结核已经有所了解。更为确定的依据是作于公元前 700 年前后的《阿闼婆吠陀》。那是一部主要用于医治疾病、恢复和睦和驱除邪魔等的诗歌、符咒的汇编。内中写道："消耗病人，当可自主，消化强盛，形体不衰，患病之初，求医可愈。"又称，"医者欲成大名，当治消耗病人。"显示当时人们对结核病的初步认识。进一步的研究发现，在《阿闼婆吠陀》中，还可清楚地看到，当时对结核病的症状、疾病的分期也都已经达到较为明晰的了解。至于有关此病的医治，书中说的主要是依靠摄生和饮食，要求患者居住在空气清新的高处，注意避免劳累，但可以轻松、舒适地骑骑马什么的；饮食方面，则推荐吃猴子、老鼠、蛇和蚯蚓肉等精美食物。但是在《阿闼婆吠陀》中，似乎根本没有怀疑到结核病可能是有传染性的，也没有提到尸体解剖的问题，虽然在早期的梵文著作中，成书于公元前 1000 年左右、被认为最具有权威性的印度教法典《摩奴法典》判定结核病患者是"不洁"的，并禁止印度教地区四个等级中最高级的婆罗门与患有这一疾病家庭中的成员结婚，看来，这条禁令可能是出于宗教的禁忌，而非属于卫生预防方面的措施之一。

中国人很早就对疾病和治疗积累起相当丰富的知识。有一部叫《黄帝内经》的书，相传是公元前 3500 年由托名为各民族共同祖先黄帝与岐伯、雷公等讨论医学的著作。书中的《素问·玉机真脏论》所说的"大骨枯槁，大肉陷下，胸中气满，喘息不便，内痛引肩项，身热，脱肉破䐃""大骨枯槁，大肉陷下，肩髓内消，动作益衰"和《灵枢·玉版篇》中的"咳，脱形，身热，脉小以疾"都被认为明显是对结核病症状的描述。中国医学文献中的"肺痨""痨瘵""病瘵""传尸"，指的都是肺结核。晋朝名医葛洪在《肘后备急方》中记述"尸注"一病时说："累年积月，渐就停滞以致于死，死后复传至旁人，乃至灭门。"医学史家认为，这是第一个指出肺结核具有传染性的人。还有东汉医学家张仲景在他所著的《金匮要略》中记载的"虚痨""马刀挟瘿"，分别是指慢性肺结核病与腋下和颈淋巴结肿大，并能将这两者联系起来，认为属同一"虚痨"之症，表明他具有极为精细的观察能力。与此同时，中国的传统医学，在对肺结核病的治疗方面，如明朝医学家李梴在《医学入门》中奉劝："患此疾者或入山林，或居静室，清心静坐，……专意保养，节食戒欲，庶乎病可断根。若不遵此禁忌，服药无效。"表明也达到同时代其他国家的医学水平。

再者，从古代留下来的造型艺术品上，也可以在某种程度上看出结核病的情况。

据说，古埃及的国王和贵人有偏爱矮子、侏儒、驼背和其他畸形人的习尚。这就使那些具有严重生理缺陷的人也有可能像大人物那样，得以被艺术家以线条或陶器和石块等造型艺术的形式再现下来流传至今。如今日看到的一个从公元前3000年留下来的古埃及小塑像，塑的是一个患了所谓"波特氏病"的病人。

珀西瓦尔·波特（Percival Pott，1713—1788）是著名的伦敦圣巴塞洛缪医院的医师。他自己曾从马上摔下，造成骨折；同时，他的职业又使他接触了很多因各种原因而骨损伤的病人。基于这些体会和临床经验，他在1769年和1779年两次著文论述这种疾病，后来医学史家便以他的名字命名此病。不过，医学史家研究考证，这个塑像的原型人物，他的脊椎损伤并非像波特那样属于外伤，而是由于结核病造成的。考古发现，古埃及国王墓中的壁画上，也常常有因结核病而脊椎损伤的驼子的形象。如尼罗河西岸吉萨附近高地上的吉萨金字塔，是埃及第四王朝，即大约公元前2575年至大约前2465年建造的，被认为是世界七大奇观之一。在这金字塔的下墓窖里，有一幅壁画，上面就生动地绘有一个挽着拐杖的驼子，也属结核病的受害者。

从专业的医学文献来看，西方最早、最重要的要算是铭刻在古希腊医神阿斯克勒庇俄斯神庙石碑上的文字和浮雕。这些文字和浮雕实际上是病例记录，包括四十四例病人的病史，内容全是描述他们如何在神庙里通过一晚或数晚的安睡，便奇迹般地得到治愈。没有失败的记载，更没有提到死亡的事。这是很自然的：古希腊是一个神话的时代，"万物有灵论"是人们普遍的信仰，在他们看来，医神是没有治不了的病的。只是所有这些病例中，似乎并无可以使人联想到结核病的症状。

在西方，真正有关结核病的记载，最早出现于以希波克拉底为名的著作中。

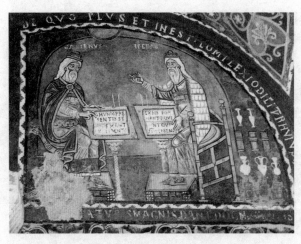
12世纪壁画中的盖伦和希波克拉底

希波克拉底（Hippocrate，约前460—前377）是古希腊的医生，被誉为"医学之父"，他在长满橄榄树和无花果树的科斯岛上的阿斯克勒庇俄斯神庙前讲学，教导他的学派的医生们。这些医生以自己亲身的观察，对许多疾病做出唯物的描述，他们的署名希波克拉底的著作，从如今留下的所谓《希波克拉底文集》看，共约六十篇，内容十分丰富，涉及解剖、临床、妇儿疾病、预后、饮食、药物疗法、外科手术、医学道德等，使古希腊的医学知识达到最高峰。在一篇题为《流行病论》论文中，作者这样描述这一学派的医生们对肺结核病的认识：

> 自初夏始，整个夏天以及冬天，许多人因痨病长期卧床。有些以前可疑痨病者这时显出典型症状。有些人是首次出现症状，这些人的素质倾向于患痨病。实际上这些人大部分死去了，我没有见过这些卧床的患者有一个活下来，哪怕活得不长。死亡降临较通常患痨病者为快，此时还有其他一些疾病，尽管病程长，并且伴有发热，却容易治疗，不会致命。由于痨病是诸病中最剧烈的一种，因它而死亡者占大多数。（赵洪钧等译文）

在这里，第一次在希腊文中用到πητησισ-phthisis（痨病）这个词。根据文中精确、明白的描述，在那个时代，这是指属于肺部症状的消耗性疾病，医学史家认为这是第一次详细记述了肺结核。文中还提出喝新鲜牛奶、吃容易消化的食物和离开老家转往他处作为治疗手段。至于这一学派是否已经认识到此病的传染性，医学史家似有不同的看法。

亚里士多德（前384—前322）虽然不是医生，但他博大精深的知识

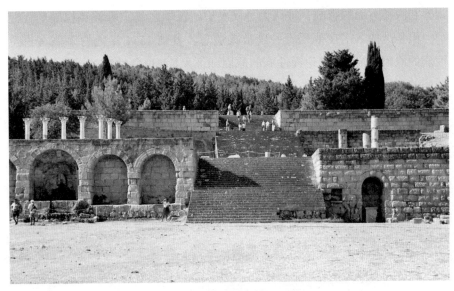

希波克拉底学派讲学的科斯岛原址

体系中，包含了生物学、动物学方面的成果。他还研究比较解剖学，通过对人与动物的比较，了解其生理和病理状况。事实上他曾描述过猪的瘰疬病，还指出瘰病具有传染性。亚里士多德说，这种消耗性的疾病，与别的瘰病病人接触传染有关，往往是在呼吸的时候，从空气中吸进了那些病人呼出的物质的缘故。

希腊被罗马征服后，它的医学也随着衰落了。有关古罗马的医学知识，最早的可从老普林尼（Pliny The Old, 23—79）的著作中看出。老普林尼是一位大科学家，他密切观察一切自然现象，而于公元77年完成的《博物志》多达三十七卷，其中第二十卷至三十二卷都是讨论医学问题的。从老普林尼有关医学的著述中可以看出，古代的罗马人已经认识到，温暖、干燥的气候，包含牛奶在内的丰富的饮食，是有益于瘰病病人的。老普林尼本人还提倡让瘰病病人外出航海，他相信这虽然会使人晕船和呕吐，但对强健肺部是有益处的。另外，老普林尼还认为将狼的肺浸在酒中煮沸，或者在熊的血中掺进蜂蜜和马的唾液，可以治疗肺部引起的咳嗽。

卡帕多西亚的阿雷提乌斯（Aretaeus of Cappadocia）复兴了希波克拉底的学说。阿雷提乌斯于公元2世纪在罗马和亚历山大行医，以自己敏锐的观察和医德方面的影响，被认为是仅次于"医学之父"希波克拉底的大医师。但是他的名字在他死后一度被人遗忘，直到1554年他的手稿《论急性病的原因和征象》《论慢性病的原因和征象》《论急性病的治疗》《论慢性病的治疗》被发现。在这几篇著作中，阿雷提乌斯对肺炎、哮喘、胸膜炎这类胸腔方面疾病和白喉、破伤风、癫痫等其他疾病都做了十分精细的描述，其中有关结核病症状的如下描述，被认为具有经典意义：

> 语音嘶哑。颈项微微斜倾、弯曲，有一点点伸长，但不灵活。手指细长，指关节粗厚，因为肌肉损耗殆尽，使骨骼隐约可见。指甲卷曲，同样因损耗而肌肉显得皱缩、扁平，不能保持张力和韧性来支撑关节。鼻子尖削、纤薄；脸颊突出呈红色，两眼凹陷，闪烁发光；脸孔浮肿，泛青灰色；口颚磕在牙齿上，像是在笑，其他部位也一样的单薄无肉，如前肢的肌肉就难以觉察。看不到乳房的痕迹，只能见有乳头。数得出一条条肋骨，还容易探到每条的终端，甚至与脊椎的连接处也分明可见，与胸骨的连接也显露出来了。脊间距离是凹陷的，呈长菱形，与骨骼的外形相一致；季肋部细瘦而紧缩，下腹碰到了脊柱，关节处清晰可见，胫骨、坐骨、肩骨都一样的瘦得无肉。脊椎骨原来是凹陷的，因肌肉损耗已尽，就凸出来了，使肩胛仿佛是鸟的两翼。如果这类病例伴发腹部疾病，他们的病情就毫无希望了。

像老普林尼一样，阿雷提乌斯也偏爱航海对肺结核病的良好作用，也十分相信牛奶的治疗价值。他甚至这样说："如果一个人愿意喝足够的牛奶，别的就什么都不需要了。"除饮食之外，阿雷提乌斯还提到麦片粥、糕点和"其他牛奶配制的食品"的作用。阿雷提乌斯重视痨病的治疗，但他在《论肺脓肿》中提出，不要认为肺部的每一种疾患都是属于痨病，强调了今日称之为"鉴别诊断"的重要性。

与阿雷提乌斯同时期的盖伦（Galen，129—199）也是古罗马的重要医学家。他出生于建有阿斯克勒庇俄斯神殿的帕加马，学过医学，曾任角斗士的医生，随后就在罗马行医。盖伦据说写过五百种著作，但只有大约八十种流传下来。尽管一千五百年来，他的声誉产生了极大的影响，但他的医学思想是以对动物的解剖知识来对照人，缺乏人的病理学基础。

在盖伦看来，痨病，也就是肺结核，是由于肺部溃烂的关系，而肺溃烂则可能是因为外伤或肺部受寒，或者是鼻子和胸腔的炎症发展而来的。盖伦认为，这是一种特殊的疾病，其最常见的症状包括胸痛、咳嗽、痰多、嘶哑、发热和消瘦。盖伦已经认识到痨病是有传染性的，还认为这种消耗性疾病对病人的生命具有极大的威胁性。他说，像这种肺溃烂的疾病，只有在早期或初期才有治愈的可能，如果等到出现发烧或者咳嗽时咳出浓痰之后，治疗成功的机会就大大减少了。

盖伦主张肺结核的治疗基本上是安静休息，遏制咳嗽，禁止与来访者过度交谈。在他的治疗方式中，饮食方面占有突出的地位。他在有关论文中详细讨论了各种肉类、鱼类和家禽的特殊疗效，认为对肺结核患者都是极为有益的。像阿雷提乌斯一样，盖伦对牛奶也情有独钟。他坚信牛奶是肺溃烂的特效药，不过一定要喝新鲜的，不新鲜的牛奶不但无益，反而有害。盖伦有一种固执的看法，认为肺部溃烂有如人体体表的溃疡，所以需要止血，建议用含鞣酸的石榴伴以蜂蜜作为混合剂或作漱口水；病人咳嗽激烈到影响睡眠时，他认为一般的原则是应用天仙子和黑色曼陀罗的根，掺以鸦片和大黄的混合剂。盖伦反对用麻醉剂来缓解咳嗽和严重的疼痛。

罗马帝国衰亡后，出现了一个被认为是"黑暗时代"的中世纪。在这个文化愚昧而野蛮的时期里，主要是基督教会和阿拉伯学者这两股力量对医学学科产生影响。

虽然基督教在护理病人、建造医院等具体方面，起过一定的有益作用，但从整体的医学思想看，基督教对医学的发展起的只是阻碍作用，使古希腊、罗马的医学传统退步了。

基督教认为包括结核病在内的任何疾病，其发生的原因都是神对人的罪恶的惩罚，强调只有诚信才能对战胜疾病有效。教会否认医生的治病能力，禁止服用药物；他们通过布讲福音来阐述治疗疾病的奇迹，把圣徒和殉教者的神殿以及希腊医神阿斯克勒庇俄斯神殿改为病人朝圣的场所，宣称祈祷和忏悔表达诚信才是最好的治病方法。当然，这种信念和自我暗示的心理，有时候也能对疾病起到一些缓解作用，但没有效果则会被解释为因为患者缺乏诚信，病才好不了。与此同时，基督教对人们的教导是：安详地死去，升入天堂，获得永生！这样就没有什么可说的了。

另外，基督教坚信人是上帝创造的，因此，人体是神圣的，为了表示对上帝的创造物的尊敬，就必须避免解剖尸体。罗马教廷认为解剖尸体是犯罪的行为，禁止解剖尸体。这就导致了在整个的"黑暗时代"，对作为研究疾病基础的生理学知识的了解十分浅薄，常出现错误，使医学、生理学都成为一种僵化的科学。

公元7世纪阿拉伯人的征服，在从叙利亚到波斯的广阔地区，建立起一种新的秩序。但《古兰经》和伊斯兰传统只有很少部分涉及医学知识，而且其中与盖伦医学思想相符之处更少，因此极少对基督教民族产生影响。要到10世纪，才显示出它的作用来。这时，在他们誊写和翻译了古希腊的一些医学著作之后，才使自己的医学著作得以涌现。

阿尔-拉齐（Al-Razī，约865—923/932）是伊斯兰世界最伟大的医师，他自称为伊斯兰的苏格拉底和希波克拉底，还说自己是柏拉图的信

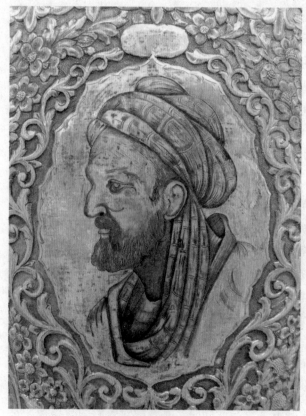

阿维森纳画像

徒。但他的全部著作都融合了自己的经验和见解。有关结核病方面的认识，阿尔-拉齐是顺从盖伦的看法，认为是肺部溃烂，才引起肺痨病。

阿拉伯语称为伊本·西拿的阿维森纳（Ibn Sina，Avicenna，980—1037）因其哲学和医学方面的成就而被东方尊为"卓越的智者"，被西方称为"最杰出的医生"。他的《医典》被公认是东西方医学史上的一部名著，内容大部分系以罗马帝国时代希

腊医生的成就和阿拉伯医学著作及其自身经验为基础，被译成拉丁文，并享有权威数百年。

阿维森纳认为肺结核是一种以肺部溃疡形式而出现的全身性疾病，并相信它有传染性，推荐将红玫瑰和蜂蜜浸制或泡制出的液体注入器官来治疗。

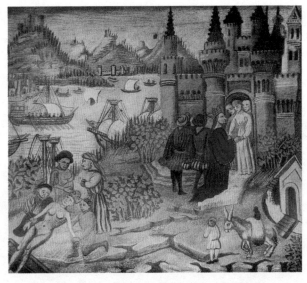

阿维森纳的《医典》中描绘萨莱诺学派的插图

13世纪末，卡斯蒂利亚和阿拉贡的基督教王国扫荡了大部分的阿拉伯领土，穆斯林大地不再是适合医学研究的平静之地了。随后，医学的中心就集中到了意大利南方萨莱诺。

萨莱诺是一个迷人的小城。群山环抱之下，树木葱郁，夏日里气候温和宜人，冬天又能挡住北方雪地的寒风，所以成为西方最早的疗养胜地之一。当年西方基督教隐修制度的创始人圣本尼狄克（Saint Benedict，约480—约547）看上了这个地方，于6世纪初，在近旁的卡西诺山（Monte Cassino）上建造了一座隐修院。6世纪末和9世纪末，日耳曼民族的伦巴第人和信奉伊斯兰教的萨拉森人两次入侵，但隐修士们两次重建，成为中世纪最著名的隐修院之一。

历史学家和医学史家研究查明，卡西诺山从一开始就是一座医院或是医疗中心，它作为遭受罗马帝国的骚扰和毁坏而幸存下来的欧洲文明的遗迹，保存下了许多古代希腊罗马的重要医学手稿，包括希波克拉底和盖伦的手稿，有原稿，也有抄本。隐修院的修士们一向就依据这些手稿来实施医疗和医学教学。

在隐修院的基础上，应运而生的是萨莱诺大学。从10世纪起，该校即以培养医生而著名，吸引了全欧洲乃至亚洲、非洲地区的学生，神圣罗马帝国皇帝腓特烈二世甚至下令，意大利王国中的医生必须在该校获得毕业

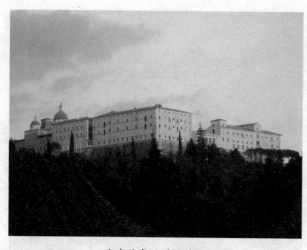
重建的卡西诺隐修院

证书方可行医。

在萨莱诺学派流传下来的医学文献中，最著名的要算是《萨莱诺摄生法》一书。这是一部诗体著作，初版于1480年，在比利时卢万出版时仅三百八十二首诗，后来增至两千一百三十和三千四百三十一首。此书流传很广，影响也大。不过书中写到的对结核病的治疗，主要方面仍没有背离盖伦有关此病的教导。

当1220年蒙彼利埃大学建立的第二年，在这一天主教学术中心成立了医学院之后，萨莱诺医学学派被蒙彼利埃学派所取代，风光就已不长。

据说，诗体著作《萨莱诺摄生法》是蒙彼利埃大学最早、最著名的教授之一维朗诺瓦的阿诺德（Arnord of Villanova，1235—1312）整理的。从名字来看，阿诺德出生地当属意大利波洛尼亚附近的维朗诺瓦，他从哪里接受医学教育已不可查，蒙彼利埃、萨莱诺、那不勒斯、巴黎等都被提到。他相信占星术，并且担任过几位教皇和国王的私人医师。他的医学著作除了《萨莱诺摄生法》和翻译阿维森纳的一篇论文外，还有讨论人体"从头到脚"的各种疾病的《概要》（Breviarium），以及被认为治疗艺术的经典之作《比喻》（Parabolia）。

阿诺德对痨病的看法很是特别。他认为，是古希腊医生所说的四种"体液"中属于冷性的体液，从头顶一滴一滴地掉下来，把肺部磨损了，才引起肺溃疡的。

不论是萨莱诺学派，还是蒙彼利埃学派，它们处在黑暗的中世纪，都深受基督教的影响。一般说来，基督教不注重治疗疾病，而规劝患者仿效古代信徒，蔑视肉体，忍受肉体的痛苦，只求灵魂得救。因为基督教相信，人的躯体是尘世的下贱部分，没有任何价值，根本不值得思念和注意，灵魂才是将来升入天国之后与神同体的高尚部分。在基督教的医学实践中，占星术是重要基础，不但把行星的位置看成预测病人能否康复以及病因所在的依据，连什么时刻施行治疗、采取何种措施，如放血还是外科手术，都得看行星的变动。可见作为这个时代的医学的遗迹，这两个学派的最后一道霞光也在渐渐暗淡、消失。需要出现一个奇迹，能使中世纪的医学传统摆脱基督教的束缚，恢复古希腊罗马文明所赋予的医学精神和医学知识。

文艺复兴的到来，为新医学的诞生，也为认识结核病的本性带来了新的契机。

胸腔的声音

长期以来，医生给病人看病，唯一的依据就是病人的主诉。可主诉往往并不合乎实际，痛觉的反射作用会使人搞不清疼痛到底在哪个部位，不但上排的齿痛经常被说成是下排的齿痛，甚至会将胸部的疼痛说成是背部的疼痛；神经官能或潜意识的原因使某些完全健康的人坚持声称自己患有重病；此外，有些"病人"出于某种原因会有意识地撒谎，说自己什么部位疼痛……这一切都会导致医生诊断的失误，最后使治疗遭受失败。

那么，是否可能仅仅由医生通过间接的方法，不必等到尸体解剖，就能得到正确的诊断呢？

早在两千年前，古希腊名医希波克拉底就说起："胸腔里充满了水而不是脓液，如果在适当的时候将耳朵贴近胸壁，就能听到里面如煮沸的醋一样在隆隆作响。"文艺复兴时期法国著名的外科医生昂布鲁瓦兹·帕雷（Ambroise Paré，1510—1590）也说过："假如胸内有液体什么的，我们便能听到类似摇晃半瓶水的声音。"提示人体内发出的声音能为诊断疾病提供有用的线索。英国物理学家罗伯特·胡克（Robert Hooke，1635—1703）则曾预言这种可能性的存在：

> 有谁会想到，我们竟然可能借助于身体内部发出的声响，去了解体内属于动物性、植物性或矿物性范畴种种构造的活动方式。我们也得以借此了解人体机器里的各个部件和次要组织正在进行的工作，从而去推知这人体引擎到底何处发生障碍……对我

来说，这些声音只有极小的差异，因此，要能正确地区别它们，除了这些异常的运作变得极为明显外，就要有赖于侦察工具的精良，才能更加敏锐、更具区辨力（例如我们可以试着去发明某种人工鼓膜）。这两个目的，我认为并不是不可能完成的，我们总应该能找到一些方法。

后来成为老维也纳学派最著名内科医生的莱奥波德·冯·奥恩布鲁格（Leopold von Auenbrugger，1722—1809）在1761年出版了他的一部书《以叩击人体胸部来揭示隐藏胸腔内的疾病的新发明》，书中说到"将手指指尖时而并拢、时而伸开，慢而轻地"叩击体表，可以了解人体内的病情。后来，这种方法还被应用于"叩击人的胸部，由此来确定胸腔内部状况"。这就是所谓"叩诊"的诊病方法。

奥恩布鲁格是足足花了七年的时间，在众多病人的身上研究，叩击他们的体表，特别是胸腔，倾听他们体内发出的声响，然后与他们的病症进行验证，将所得的结果再与尸体解剖的发现进行比较，最后研究成这一今天仍然为医生们所普遍应用的常规检查方法的。奥恩布鲁格在书中详细描述了根据手指敲击之处是空洞的还是实心的，那实心是密集的还是流体的，从而感觉出敲击声的质地和高低程度，来比较和判断正常人的胸腔与

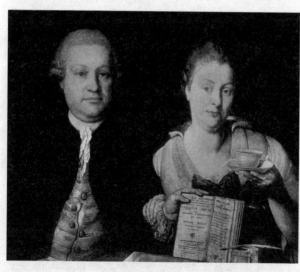

冯·奥恩布鲁格和他妻子玛丽安娜

患有胸膜积水、空洞、心包积水、心脏扩大和肺部与心脏周围积液以及因肺炎导致的肺部分突变等疾病的人的胸腔所发出的不同的声响，证实了从体外来诊察体内病理变化的有效性和可行性。由于此书的出版，在历史上第一次使医生们知道可以通过这一物理诊断的方法，

找到一条正确、客观的了解人体内病理变化的途径。因此他这书虽然是仅有九十五页的一本小册子，但被公认是医学史文献中不朽的著作之一。

确实，当医生们除了倾听病人的主诉，就只能依靠把测他的脉搏和呼吸来检查胸部的时候，奥恩布鲁格的"叩诊"，在检查胸廓的病情，如心脉扩大、因肺炎导致的肺部分突变、肺部或心脏周围积液等，不但相当有用，也相当有效。

可是"叩击人体胸部来揭示隐藏胸腔内的疾病"，医生需将耳朵贴近病人的胸部来直接进行听诊，这会使有些病人感到难堪，特别是女性病人，尤其是对某些身份高贵的女性病人来说，更是如此。有的女病人，面对这种局面，宁肯不接受检查，而让疾病拖延下去，以致延误疾病的诊断和治疗，造成不幸的结果。奥恩布鲁格也已经注意到了这个问题，曾提出建议，说为了顾及病人的矜持，可以用一层布将病人的胸部和医生叩击的手指隔开。但是这样一来，又会削弱医生叩诊时的感觉，影响叩诊的准确性。另外，肌肉肥胖的病人也会影响叩诊的准确性。富有临床经验的法国医生拉埃内克就曾为此而担忧，说是要"通过一层脂肪，叩诊和直接听诊几乎都不起作用"。但正是基于这种需要，使他发明出间接听诊的方法，解决了这个矛盾。

勒内·泰奥菲尔·亚森特·拉埃内克（René-Théophile-Hyacinthe Laennec，1781—1826）生于布列塔尼大区港口城市坎佩尔。拉埃内克的一生似乎总是要与肺结核结伴。他的母亲在生第四个死胎孩子时去世，这年他才六岁。人们历

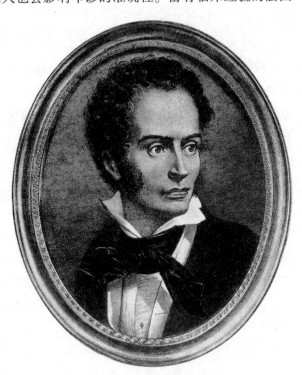

勒内·拉埃内克

来相信怀孕会激发肺结核，母亲本来就患有肺结核，很可能这个时候激化了她的痼疾，最后导致她的死亡。于是，父亲就将三个无母的孩子都送交一位叔父。这位叔父是在大革命的年代里逃亡到英国的，最后也死于肺结核。于是孩子又被送回法国西部卢瓦尔区南特的另一个叔父纪尧姆·拉埃内克那里。纪尧姆毕业于历史悠久的蒙彼利埃大学，还曾去德国、英国进修，回来后任南特大学医学院院长。

拉埃内克曾想将来做一名机械工程师，父亲则要他成为一个商人或者律师。但是在叔父的教育和影响之下，拉埃内克最后选择了医学，并在十四岁那年进了南特大学。叔父对拉埃内克寄予了很高的期望，希冀他以后能超过自己。他总是教导这个年轻的侄子，说"我们的任务犹如锁链一般，日夜都不能卸下"，激励他努力上进。

拉埃内克仅五公尺三高的身材，形体瘦削，颧骨突出，脸色苍白，完全是一副病态体形。母亲传给他的肺结核病长期折磨着他，使他在四十五岁时就去世了。但他却是一个与众不同的人。他意志极其坚强，对科学研究的狂热，一刻也不停歇。

1801年，拉埃内克去了巴黎，得以进入著名的内克医院。

内克医院是在原慈善医院的旧址上由路易十六的财政大臣雅克·内克的瑞士籍妻子苏珊·内克于1776年建成的，不仅设备完善，还拥有多位卓越的医生，拉埃内克在这里能够有良好的学习机会。他钻研解剖学、生理学、药剂学、药理学、司法医学和医学史，而且每有尸体解剖或学术讲座，总是不肯放过。这样一来，他就进步得很快，到1804年，得到了博士学位，尤其在病理解剖方面的研究，曾以四百例精细的病史，在竞赛中两次获一等奖。尽管他一生短促，但也取得了多方面的成就，除了胸腔疾病外，他还描述过腹膜炎，或者说他发现了腹膜炎这种疾病，并以对肝硬化发病情况的描述使后人以他的名字命名"拉埃内克氏肝硬化"。他在学术上的地位使他成为法兰西学院中唯一一位医学教授，还获"荣誉勋位"。

1816年春，拉埃内克诊视一位有身份的女病人絮勒内小姐。拉埃内克这样回忆当时的情况：

　　1816年，我去探视一位年轻女病人，她正受着心脏病症状的折磨。由于体形肥胖，无论用手叩诊或者触诊，看来都不管用，将耳朵贴近她的胸前又为习俗所不容。这时，我记起一些音响学方面的想法，也许此刻正可以用上。我的意思是通过某些固体的传导作用，可以使声音达到扩大的效果。这时，我记起将一只耳朵附在木杆一端，来听敲击另一端的现象。灵感闪过之后，我立刻用纸卷成一个圆筒，结果不出意料，我听清了心脏搏动的声音，比我以前任何一次直接将耳朵附在病人胸前都听得清晰。那一刻，我思索，这是一个好方法，除心脏外，胸腔内器官运动发出的声音，都应该使我们据此更可确定它的性质。我毫不犹豫地在内克医院着手进行一系列的观察，至今我得出结论，我由此发现了胸腔疾病的一些新症状，也使肺、心、肋膜疾病的诊断更精确，避免了以前医生们仅凭手指叩诊或耳闻所得的模糊信息。

这故事有点传奇性。但据当时在场的拉埃内克的英格兰学生 H. B. 格拉维尔所说，这一堪称 19 世纪医学史上一大事件的听诊器的发明，确实如此，时间是在这年的 9 月 13 日。还有雅克-亚历山大·勒朱莫·德·凯尔加拉克，他是拉埃内克的朋友，是第一个应用拉埃内克的听诊器来听诊胎儿心搏的医学博士。他在讨论第二版拉埃内克的《论间接听诊》时曾谈到这发明的详情：

> 作者亲自告诉我，这一使他不朽的伟大发明是出于机遇。……一天，他正在卢浮宫广场散步，他看到有几个孩子把耳朵贴近几段长木头的两端，这木头会把轻轻敲击木头中段和另一端的声音传递过去。……他立即想到可用这方法来研究心脏疾病。第二天，在内克医院他的诊室里，他拿了一沓纸，卷成一个圆筒，用一根带子扎好，做成一个中空的管，来听患病的心脏。这就是第一个听诊器。

后来，拉埃内克，这个曾经做过木匠的医学家就用杉木或者黑檀木做成一个"直径一英寸半、长一英尺的圆筒，内径是三条铁丝这么粗，在它的一端凹成漏斗的形状"的圆筒，创造一只真正实用的听诊器。那圆桶中间还可以拧开，方便装进衣袋携带。拉埃内克在 1819 年的论著《间接听

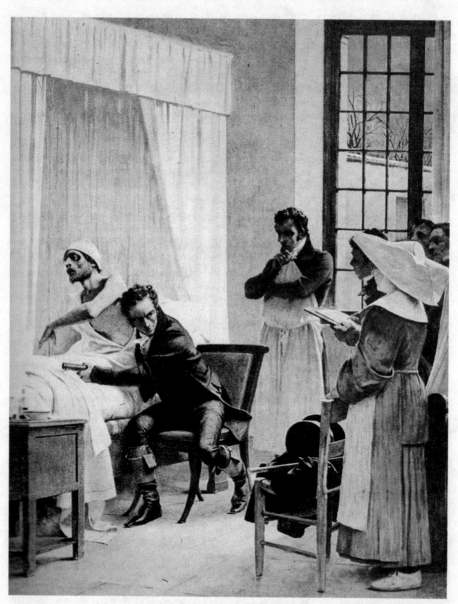

拉埃内克用第一只听诊器诊断病情

诊，或论肺部和心脏疾病的诊断》中描述他这木质钻空的听诊器时曾这样说明他的制造意图：

> ……上述大小并不是无关紧要的。直径过大使它不能严密地用于胸腔的一定部位，过长却使它难以与病人保持合适的距离，过短又不易将它用于腋下，反而使医师太靠近病人的呼吸，而且常常使他不得不采取不合适的姿态。这是我们希望精确诊察所最需要的。……应该微微中凹，以保证它应用时有较大的稳定性；对太瘦弱的病人，必须用一片麻布或棉花塞进肋骨间隙，用布遮盖起来听……

"听诊器"的名字是来源于希腊文的"胸部"（στετηοσ，拉丁文 stethos）和"观察者"（σκοποσ，拉丁文 skopos）两词，英译即为 Stethoscopes。

听诊器成为诊断疾病的新方法之后，拉埃内克通过它倾听病人胸腔的声音，将自己听到的病灶的"诉说"，与事后的疾病的发展和变化，以及尸体解剖的状况联系起来对照，发现病人呼出和吸入的空气，经过收缩和扩张的支气管时，所发出的声音是完全不一样的：结核病在肺部造成的空洞会产生独特的呼吸音，因肺炎而引起的固态化的病变，声音又完全不同。其他各种病变也都会造成各种细微的差别。在《间接听诊，或论肺部和心脏疾病的诊断》中，拉埃内克描述了他用这一器械听到"啰音"（rales）、杂音（bruits）、"胸语音"（pectoriloquy）、震颤音（fremitus）、"羊鸣音"（egophony）、"支气管语音"（bronchophony）等许多肺部疾病的声号。

在 X 线照相术被应用于临床医学之前，经由听诊器听到胸腔的声音，从而诊察胸廓的重要症状，显示这一器械的明显优越性。

拉埃内克有一位朋友，生于普罗旺斯的加斯帕·洛朗·贝勒（1774—1816），最初研究神学，后来觉得自己不适宜在教会工作，转而学习法学。大革命时期，他直率的个性又使他不得不离开家乡，把南方的蒙彼利埃作为他的避难所，又开始学医。他先是做军医，后入尼斯的军医院工作，最后凭着他病理学和医学方面的知识，不但于 1801 年在巴黎医学院获得学位，并在 1807 年进了慈善医院。三年后，贝勒通过自己曾经以叩诊、听诊诊断过的九百个病例，再通过病理解剖加以检验，写成并出版了专著《肺痨研究》。这自然是一部十分有价值的著作，为他赢得了荣誉。但是，其中一位病人曾请贝勒和拉埃内克两人诊治，仅是由于贝勒用的是直接听诊，结果造成误诊，后经拉埃内克间接听诊才得以查明病情。这例子也说明直接听诊有时可能会出现缺陷，而有必要应用拉埃内克发明的听诊器。

但是起初，只有少数对新鲜事物敏感的医生，认识到听诊器的优越性。年轻的英国医生约翰·福布斯非常钦佩拉埃内克，他在访问了巴黎回到英国之后，立即将拉埃内克的这部厚达三百九十三页的《间接听诊，或论肺部和心脏疾病的诊断》翻译成英语出版。他虽然明知这一新事物并不会立即被医生们所接受和应用，也仍然怀着远见这样做。福布斯在为译著所写的"序言"中说：

> 拉埃内克先生这精巧的仪器在我国不会被普遍应用……不只是因为它的有效应用有很高的难度和技能，还因为它的名声完全是外来的……在英国人看来，一个严肃的内科医生，通过一段长长的木桶来听胸腔的声音，把疾病看成一个与他交谈的活人，总有点儿滑稽可笑……此外，用这样一种鲁莽的方法对病人做物理检查，是完全与英国医学不相容的，他们更习惯于镇静、谨慎的哲学思考。

但福布斯看到听诊器的革命性意义，他称颂拉埃内克"实现了古代哲学家的愿望，即在人的胸部装上一扇窗，通过这扇窗，我们可以准确无误地看到里面的状况"。

英国是一个岛国，历来狭隘、保守、故步自封，拒绝接受外来新事物。原名玛丽·安·克罗斯的英国女作家乔治·艾略特（George Eliot，1819—1880）花了很多时间进行世纪调查，在 1871 年至 1872 年间创作、出版的长篇小说《米德尔马契》（Middlemarch），生动地描写了 1829 年至 1832 年间的英国社会的一个断面。小说的主人公泰第乌斯·利德盖特是一个"年方二十九岁、具有许多才能的坚强的人"。他在现实生活中，一切都遵守传统的方式，"不抱激进的态度，只有在医学改革和科学实验上是例外"。他不但去伦敦、爱丁堡，还前往法国巴黎学习医学，希望在这方面能"找到和实施更好的方法""找出治疗疾病的解剖学根据"。于是，回国后，在英国医院都还普遍迷信放血的时候，他就引入了对绝大部分医生来说都很陌生的解剖、显微镜和听诊器。小说不但写到利德盖特"不仅使用了听诊器，而且静静地坐在病人身边，仔细观察"，还写他向人宣传"拉埃内克，那个发明听诊器的人"。他与我们所处的时代

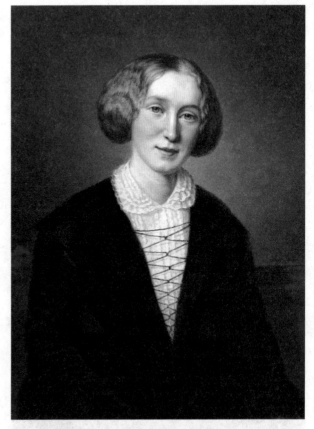

乔治·艾略特

差不多，早就在应用这一仪器来检查胸腔内的疾病；而我们自己，在这方面很缺乏大量的经验和长期的观察。小说强调，虽然也有人"觉得利德盖特完全不是普通的乡村医生"，但在当时这个"大量放血的英雄时代"，利德盖特的前瞻性却遭到保守人士的嘲笑，竟然指责说，用外来的听诊器，"难道英国人祖祖辈辈应用的医疗方法都应该推翻?"多么像约翰·福布斯所批评的保守习惯势力！

当然，像任何发明一样，拉埃内克的"听诊器"是最原始的，他自己平时一般只简单地称它为"圆筒"（le Cylindre），别人有的叫它"权杖、棍棒"（baton），都说明它的原始性。为了名副其实，拉埃内克的叔父曾建议将它命名为"胸腔仪"（thoraciscope）。拉埃内克经过反复思索之后，决定正式给它取名为"听诊器"（Stethoscopes）。

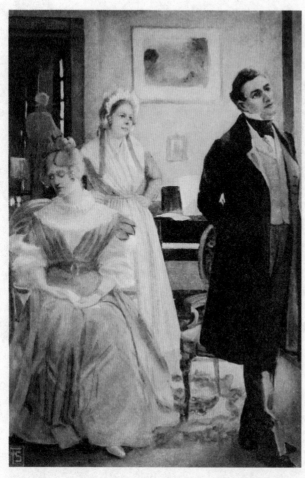
《米德尔马契》插图：利德盖特不被保守的人所接受

这种单耳的听诊器以后曾多次获得改良。可弯曲的听诊器是伦敦的尼古拉·康明斯在1828年提出的；1851年左右，纽约城的乔治·坎曼博士设计了双耳听诊器。现在，拉埃内克的木制"听诊器"虽然已经全被由橡皮管、胸件、弹簧及两根带耳件组成的双耳听诊器所取代，但它作为客观诊断的一个重要器械，在医学史上的重要意义是不可抹杀的。1828年的《格拉斯哥医学杂志》有一篇评论写到听诊器被接受的过程：

这种新的检查方法1821年开始在本城引人注意时，最先是招致怀疑，觉得荒谬，有时还被庸医用来骗人。渐渐地，它在医师的评论中获得了好感……原先嘲弄过它的人都羞愧地承认自己的无知，转而去青睐它了。

美国的医生诗人奥利弗·温德尔·霍姆斯（Oliver Wendell Holmes，1809—1894）特地写了一首诗《听诊器之歌》（The Stethoscopes Song：A Professional Ballad）赞美拉埃内克的这个新发明，诗的大致意思说道：……最近巴黎来个漂亮的年轻人，他要来表现一下他的技能，正好医

58

院里有一个急诊病人，不妨试试看他有点什么本领。……有个老妇人，好久了都在患病，她脉搏迟缓，话语却很利索，就不知到底患的是什么病，何不让她去见见这个年轻人。于是，这妇人高兴地坐下来，药瓶、药盒子放满在她身旁，年轻的医生让她躺了下来，先是叩诊她的胸腔，轻而又轻。然后，他取出了那个听诊器，只听到像苍蝇似的嗡嗡飞叫，哈哈，一听，病情就

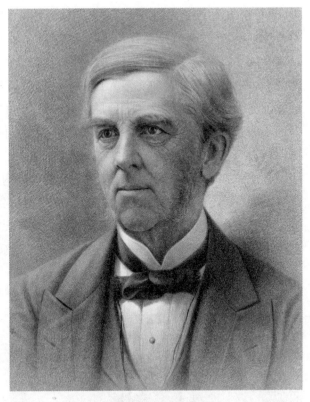

奥利弗·温德尔·霍姆斯

清楚明白了……另有一位作者以一个有趣的比喻，形容拉埃内克这听诊器。他说："他这创造也算是一种管乐器，从憔悴的病人的胸中吹奏哀歌。"

是的，病人通过胸腔的声音——一种特殊的语言在诉说自己的病情，通过听诊器弄懂这语言的含义后，医生就能有效地对他进行治疗。这声音的重要性是不言而喻的。

深入肌里

作为中世纪"黑暗时代"的反动，一个新的时代升起在欧洲的地平线上，那就是"文艺复兴"。

文艺复兴是一场人文主义的思想文化运动。在中世纪，很多人的理想是把忏悔和赎罪当成人一生活动的至高和至上的形式；人文主义者则认

为，人的活动莫过于为创造而斗争和努力征服自然。文艺复兴中心意大利最著名的人文主义者之一莱昂·巴蒂斯特·阿尔贝蒂（Leon Battista Alberti，1404—1472）宣称："一个人只要想做，他就能做一切事情。"就在这种背景下，中世纪基督教加之于人们的精神枷锁被打破了，教会在医学上的教条被抛弃了，取而代之的是自由探讨和批评的精神。就是这种精神，保证了医学的发展。这在被中世纪所禁止的人体解剖上，表现得最为明晰。

通过解剖刀的剖割和肉眼观察来研究人体的构造，使文艺复兴时期的许多大艺术家获益匪浅。伟大的雕刻家和文艺复兴初期的写实主义创始人多那太罗第一个从事系统解剖学研究，另一个意大利画家和雕刻家安东尼奥·波拉约洛第一个对人体肌肉公开进行实验研究。还有阿尔布莱希特·丢勒、米开朗琪罗、拉斐尔、丁托列托、提香等，他们的艺术创造，都是那么的真实，栩栩如生，很重要的是得益于亲身参加解剖；为了解剖，他们常常化了装，冒险去野外的坟地和绞刑架前偷盗尸体。

文艺复兴时期的伟大天才列奥纳多·达·芬奇解释说，他们这些艺术家之所以能取得成功，就有赖于他们的耐心、坚毅，特别是对艺术的热爱，和"在深夜与可怕的尸体相处的胆识"，因为他们懂得，

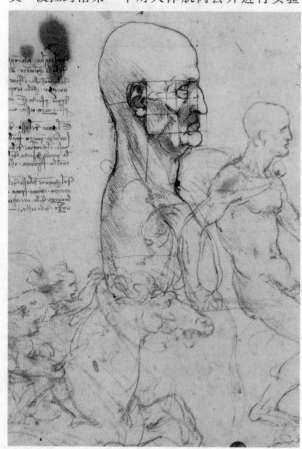

达·芬奇的解剖图

60

若是对人体的骨骼、肌肉没有深入的了解，便不可能用画笔和花冈石再现真实的人体。达·芬奇自己骄傲地声称曾解剖过"十具以上人体"是不无道理的。

虽然古罗马的盖伦也曾做过解剖，但他可以说根本没有解剖过人体，他都只是对他自己说的"近似于人类的其他动物"，主要是对奥猴做体外解剖，对猪做体内解剖，然后把解剖中的发现移用到人身上，来解释人的生理、病理状况。这自然不符

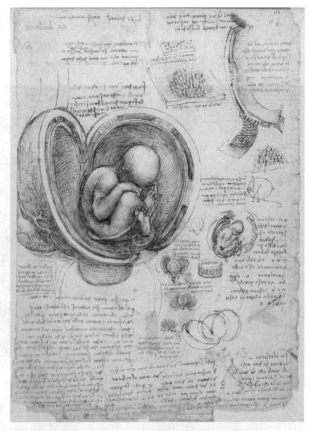

达·芬奇画胎儿在子宫中的解剖图

合人体的实际，但盖伦作为克劳狄乌斯·盖伦(Claudius Galen，意思是"英明的盖伦")，他的著作被认为是不容怀疑的，这阻碍了后人对人的生理、病理的研究长达一千五百年之久。正是在文艺复兴这样的背景下，才有可能打破他这僵化的教条。

意大利医师安东尼亚·贝尼维耶尼（Antonio Benivieni，1443—1502）是大诗人吉罗拉莫·贝尼维耶尼的长兄，达·芬奇和著名改革家、殉教士吉罗拉莫·贝尼维耶尼的私人医生。他生于佛罗伦萨，在佛罗伦萨和比萨学医，又在佛罗伦萨行医，是最早注意到梅毒这一传染性疾病的人。他在著作《有关疾病的一些异常隐蔽的原因和医治》中指出，尸体解剖对于发现隐蔽的病因有十分重要的意义，尸解检查中的发现，总是与疾病的症状有关。世界著名的医学史家威廉·奥斯勒爵士称赞贝尼维耶尼的这部著作

"以探求死亡确切原因的看法来提出尸解检查的重要性，这在近代文献中还是第一次"。不过贝尼维耶尼的想法，要过一个多世纪之后，才在泰奥菲尔·博内特的工作中得到实践。

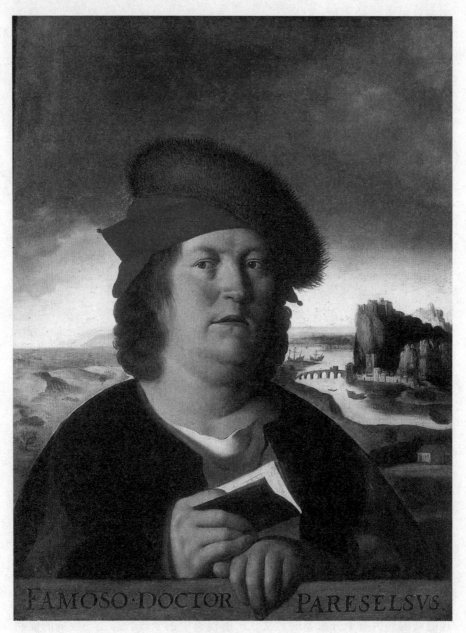

FAMOSO·DOCTOR   PARESELSVS.

帕拉切尔苏斯

具有丰富临床实践经验的瑞士医生泰奥菲尔·博内特（Théophile Bonet,1620—1689）一生共撰写和编著了十六部医学方面的书籍，其中一部《坟墓》（Sepulchretum）首版于 1679 年，是医学史上少有的几部重要著作之一。此书记录了大约三千份从古代到他那时已被公认的疾病的临床症状和尸解检查中的病理发现。在这些记录中，有几份是让·费尔内医生（Jean Fernel, 1497—1558）收集的病例。让·费尔内作为巴黎当时最杰出的内科医生，著述颇丰，其中已于 1554 年完成大部分的《医论》（Medicina）中的"病理"部分强调了尸体解剖对于认识疾病的重要性，认为在尸解中，根据部分器官、整个器官和相关器官的受累情况，可以给病情做出分类。在这里，让·费尔内详细描述了肺部空洞的病理状况，指出这是痨病这种消耗性疾病病人所经常出现的。

　　与此同时，也只有在文艺复兴这个提倡自由探讨和批评的时代里，才有可能出现菲利普斯·奥雷奥卢斯·特奥夫拉斯图斯·邦巴斯特·冯·霍恩海姆（Philippus Aureolus Theophrastus Bombastus von Hohenheim, 1493—1541）这样的人。这个以帕拉切尔苏斯（Paracelsus）而广为人知的德籍瑞士医师，他只相信自己的经验，对传统的教条真可说是深恶痛绝。他曾当着大学生们的面，公开把盖伦的著作烧毁，同时，他又遍游欧洲各地，还特地去参观英格兰西南康沃尔那个有三千年开采历史的著名锡矿区，以及奥地利西部盛产铜矿和菱镁矿的蒂罗尔矿区，最后根据自己的亲身观察，写出一篇有关矿工痨病的论文《矿工病》。此文在他去世之后二十六年，即 1567 年发表，是医学史上第一篇全面描述这一职业病的文章。帕拉切尔苏斯认为，矿工们的这种疾病的发生，不仅是由于矿井深层充满窒息人的碳酸气，还有在冶炼时这些金属会释放出有害的烟气的缘故，但他们却不得不呼吸这种气体，于是就导致他们患上痨病。

　　在认识疾病病理的历史上，1546 年是一个值得注意的年份。这年，意大利医生和诗人吉罗拉莫·弗拉卡斯托罗（Girolamo Fracastoro, 1478—1553）写出了他的主要著作《论传染和传染病》一书。在书中，弗拉卡斯托罗不但概括了他的流行病概念，并具体说明了各种流行病都是由于他设想的那些能够迅速繁殖的不同微小粒子引起的。他提到热病、天花、麻疹、霍乱、伤寒、痨病、出汗病、狂犬病、梅毒、麻风、疥癣等疾病，认为都是通过直接接触、带菌物和空气这么三种方式从感染者传给受染者

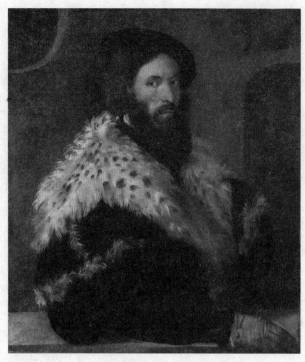

提香画的弗拉卡斯托罗像

的。弗拉卡斯托罗还明确指出了结核病的传染性，说一个完全健康的人，如果与肺痨病人一起居住，那么他也会受染发病。他声称："患痨病或霍乱的人接触过的东西所具有的传染性真使我感到惊奇。我常常注意到，这些东西上面的病菌竟能存活两三年。"医学史家费尔丁·H.加里森在他出版于 1913 年的名著《医学史导引》中称颂弗拉卡斯托罗的这部

《论传染和传染病》是"首次科学地陈述了传染、病菌、传染病的传播模式和传染的真实本性"。由于这一认识给予医学的贡献，使弗拉卡斯托罗被认为是现代流行病学的奠基人，此后一百多年里，对他这一思想都未有新的补充。

弗朗西斯·西尔维乌斯（Franciscus Sylvius，1614—1672）即荷兰出生的医师和生理学家弗兰茨·德·杜布瓦，他是一个真正伟大的临床医学家，他在自己的医学实践中，将病房教育引进了医学教育。在 1658 年至 1672 年担任荷兰莱顿大学的内科学教授期间，他把大批学生带到他的只有十二张病床的小医院里，让他们通过临床和解剖了解活的人体生理、病理知识。他在对生前患有痨病的病人进行尸体解剖时，看到他们体内的各个肌体组织有一个个小小的硬结，他用一个古希腊时就开始应用的名称 τθβερψλε，即结节、结核称呼这些硬结，认为这些结节会"增大并慢慢化脓"。同时他还提到此病具有遗传性，会遗传给患者的下一代。他肯定地说："我不会怀疑这些结节是会遗传的，相信在一些家庭里，命中注定容

64

易感染这种消耗性疾病。"

西尔维乌斯这一关于结节与痨病有关联的看法，从莱顿迅速传播开来，引起很多医生的兴趣，激发他们进行进一步的研究。一份统计材料说到，1667年，伦敦所有死亡的人口中，因痨病而死的占23%。这引发英国第一流的医师托马斯·威利斯（Thomas Willis，1621—1675）的极大关注。虽然威利斯生活的那个时期，依靠国王"触摸治疗"结核病是一种十分流行的风尚，但作为牛津大学自然哲学教授和"塞德利自然哲学学会会长"，著有《医学哲学》的威利斯对自己的哲学思想身体力行。自然哲学认为，宇宙间的一切存在和事件，都是自然的；自然的事物，包括人体，是完全可知的，这一切都具有客观规律的规则性、统一性、整体性。威利斯通过自己实际的解剖观察和研究，终于对当时被人们普遍接受的一项结核病的病理变化提出了修正。在他死后出版的《开业医生》一书中，特别有一节说到，不能只根据肺部出现溃疡就确定是痨病：

> 通常解释痨病病人形体消瘦是肺部溃疡的关系引起的。但是并非全都这样：因为我曾打开过许多死于这一疾病的尸体，在他们的体内，肺部并没有任何的溃疡，只是开始有一点肿大，或者有些石质或沙质的东西……因此，可以更好地明白，痨病病人全身形体枯槁是由于肺部的病变造成的。

紧跟威利斯后面的是理查德·莫顿（Richard Morton，1637—1698）。

莫顿原来任斯塔福德郡金维尔地区的牧师，因为不愿签名赞同伊丽莎白女王1560年在国会提出的旨在控制教会的"统一条例"（Act of Uniformity），在1662年被剥夺牧师薪俸，转而以医学为他的第二职业。关于莫顿的医学水平，未有记载他在哪里受的教育，只据信他曾在荷兰莱顿的著名大学研究医学，1670年还在牛津得到医学学位。他是根据奥兰治亲王的提名，才得以在伦敦纽盖特街的格雷·弗里亚大院行医。

莫顿是以一部叫《痨病学》的专论而赢得荣誉的，这部献给他从前的保护人威廉三世的著作出版于1689年。在书中，莫顿从字面上阐释"痨病"一词着手，来说明此病是由于各种原因引起身体的损耗。他的著作分三个部分，一是关于整体的损耗；二是关于因肺部损耗引起的损耗；三是关于由天花、麻疹、猩红热、胸膜炎、糖尿病等疾病引起肺部损耗而产生的症状。

很明显，莫顿具有十分广博的临床经验，而且还通过尸体解剖的肉眼观察，才对肺结核有这样的了解。他的临床观察被认为是真实可信的。对于如何对待这种痨病，莫顿指出，预防是非常重要的，而且"消耗病的预防要比治疗容易得多"。为此，莫顿提出了简单可行的六条生活准则：吃喝节制，睡眠充分，活动适度，避免猛烈清泻，"尽可能不烦恼、忧郁和沉思默想，努力让自己高兴"，以及享受"通畅、新鲜的天然空气和躲避煤烟……"

莫顿还通过自己的临床观察，注意到年龄对肺结核进程的影响。他是这样说的：

> 青年正处于发育时期，血液中的热量还很旺盛，比较倾向于热的发酵，因此，他们的消耗性疾病多数是急性的。但在老年人的体内，天然的热量已经衰退，他们的消耗性疾病更多就属于慢性的了。

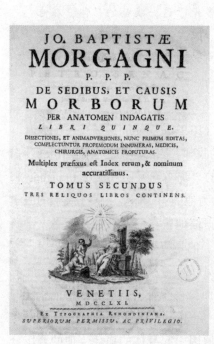

莫尔加尼的著作《疾病的部位和原因》

医学史家评价西尔维乌斯和莫顿两人将肺痨病与其他疾病区别开来，并鉴定出结核是一种经常出现的组织变化，在结核病的研究史上具有划时代的意义。但他们有关一切结核都是腺体改变的看法，并不被人们所理解和接受。任意大利帕多瓦大学解剖学教授五十六年之久的乔万尼·莫尔加尼（Giovanni Morgagni，1682—1771）曾凭自己解剖实践中的所见，写出他著名的《用解剖学的观点研究疾病的部位和原因》（通称《疾病的部位和原因》）一书，创建了"宏观病理"的系统研究。在这部书里，他引述了莫顿的著作，同意痨病和瘰病是同一种疾病中的不同类型，但坚信尽管痨病有许多不同的原因，最常见的却是因为有某种腐蚀性的液体腐蚀了肺部，才造成肺溃疡。

皮埃尔·德佐（Pierre Desault，1675—1737）是法国西南波尔多的一位内科医生。他研究痨病多年，尤其通过尸体解剖来研究，在1733年写了一本书《论性病兼论消耗性疾病》，于五年后出版。他坚持认为结核是新的组织构造，而不是原来就存在的腺体，并声称这是结核病的发病原因，其先兆的重要表现便是咯血。德佐相信痨病是有传染性的，并认为这传染是由咳出的痰传播开来的，只是他的看法没有立即被人接受，而且渐渐被忽视和遗忘。直到五十年后，才为威廉·斯塔克重新发现。

威廉·斯塔克（William Stark，1741—1770）生于伯明翰，祖系属苏格兰和爱尔兰。他在格拉斯哥和爱丁堡接受医学教育，来圣乔治医院完成研究，并获得任命。就在这里，他花去五年的时间对肺结核的组织变化做了深入的研究，在医学史上第一个不间断地专研结核的生成和发展，并验证这些原本微小的组织如何渐渐成为严重的病灶，最后致人死亡。对这些结核，斯塔克曾做过这样细致的描述：

> ……在多孔状的肺部，发现有一些（名为结核的）圆形坚硬物体，它们大小不同，从最小的细粒到直径半英寸，后者往往都是一束来的。体积小的结核通常都很结实，甚至那些比较大的也常常是这样。它们都呈白色，坚固性接近于软骨，表面光滑、均匀、发亮。不见有泡囊、细胞或脉管，即使深入肺动脉和肺静脉后用显微镜检查也这样。切开一些结核的表面，看到的是许多小洞，像是被针刺过的；看另一些，也有几个小小的窝，内含像脓一样稠密的白色液体；抽空后，在每一个窝的底部，也常常可以看到从这些紧靠结核的小孔中有脓一样的东西流出来；但是不管是这些小孔，或是上面提到的那些窝（至少可以确定），都不与任何脉管相连。这些窝，与结核不同，大小也不一样，从最小的仅视力可见，到半英寸或3/4英寸；而且切开、抽空后，就有少量白色的脓，除了一层薄薄的套或膜，没有一点结核样的东西。这些不到半英寸的窝总是由一根圆圆的导管来开启，结核里的东西就经这导管流出，在窝和空气之间传播，这就使结核改变为肺部空洞。

斯塔克的这项研究成果是根据他对自己诊治的九例病人的病史、症状和尸解状况所做的详细描述，由于他只活到二十九岁，所以他的著作是在他死后由一位同事收集、编辑，才得以出版的。医学史家评价斯塔克的工作为 18 世纪后半叶的结核病的尸体解剖研究注入一股新鲜的活力。

　　总结 18 世纪的结核病研究，有一点特别可以提到，这就是弗拉卡斯托罗三百年前提出的有关结核病传染性的概念，不但已经为很多医界学者所认同，还获得有些官方的承认并受到相当的重视。生于英国什罗普郡、后来迁居埃文郡布里斯托尔的托马斯·贝多斯（Thomas Beddoes，1754—1808），在布里斯托尔创办了一座克利夫顿气体研究所，以吸氧来医治肺结核病。他在 1799 年出版的《肺病的病因、早期体征和预防》中提供了此病在非工业化地区的发病率的一些有趣数据。他引用什罗普郡首府什鲁斯伯里的威廉·戈萨奇牧师所保存的教区记事录中的材料，说是十年多时间里，四个人中有一人以上是因痨病而死的。邻近布里斯托尔的一个教区也有类似的记载，那里的一万居民，在 1790 年至 1796 年的七年多时间里，一千五百一十一名死者中，竟有六百八十三人是死于消耗病，即肺结核。伦敦一段时间里的情况也差不多，据 1819 年出版的一份《伦敦疾病报告》编者统计说，1799 年，死

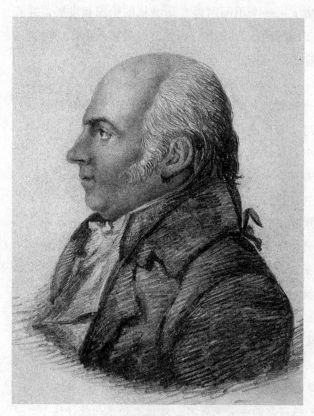

托马斯·贝多斯

于肺结核人数的比例是所有死者的 1/3.8。这些巨大的比例数字证明了结核病传染的广度和速度，引起有关方面对预防此病的重视。

第一个接受弗拉卡斯托罗传染理论并有实际措施的行政当局可能是今日意大利中北部的卢卡公国，1699 年颁布的第一个预防法令，让公国的卫生委员会有权保证"在今后，凡痨病患者，死后均不得保留其尸体致使他人的身体健康遭受损害或伤害"。18 世纪，佛罗伦萨也颁布了类似的法令，禁止出售痨病病人的遗体，并规定护理痨病病人的人"必须不时去户外呼吸新鲜空气，并小心让病人将痰吐入玻璃瓶或陶器罐里"。有志于改革的西班牙国王费迪南德六世（1746—1759）于 1751 年颁布了结核病预防法，规定若有痨病患者，必须做病例报告，并得烧掉他曾使用过的一切衣物和家具。两年后，佛罗伦萨也出台同样的法律。随后，那不勒斯、西西里、普罗旺斯、葡萄牙等地都相继制定结核病预防法，那不勒斯甚至在 1782 年以法令的形式规定烧毁死于痨病的病人尸体，除非有能力做全面消毒。此外，那不勒斯的法律还对违犯者处以严厉的处罚，如下层人士要入狱或劳役三年，贵族则被拘于城堡三年或罚款三百金币。

遗憾的是，这些在预防传染上极具远见又富有胆识的措施，随着时间渐渐失去了效用。佛罗伦萨的法令于 1783 年被撤销，部分原因是医生中对传染性的问题意见有分歧，还因为，据说法令的实施引起人们的"抱怨、厌恶和麻烦"。西班牙和那不勒斯的法律虽然没有完全被废除，但也渐渐弃而不用，不仅是因为实施起来需要有大笔的经费支出，还因为涉及许多人的个人利益。于是其结果就是，结核病在整个欧洲大陆肆虐，而早期的预防措施已经失败，治疗又显然缺乏有效的方法，使得结核病人只有躺在那里等待死神的降临。

产生这种可悲的情景，主要是因为对结核病的发生和传染性还缺乏科学的认识——具体说就是细菌学的支持。这要等差不多一百年后结核杆菌的发现。在此之前，医生想到的主要只是自然的滋养——阳光、空气以及牛奶等食物。于是，疗养院也就应运而生了。

第三章 "触摸治疗"

"神授" 国王

威廉·莎士比亚在悲剧《麦克白》的第四幕第三场中写道，有一大群不幸的病人在等候苏格兰国王、"仁慈的邓肯"为他们"触摸治疗"瘰疬病，说这病，就连最高明的医生都会束手无策，任何外科手术也难以奏效。可是，只要有国王的手"一触，他们就立刻痊愈了"，甚至国王"只要嘴里念着祈祷，用一枚金章亲手挂在他们的颈上"，病人同样"便会霍然痊愈"。(朱生豪译文)

莎士比亚剧中的邓肯和杀害他的麦克白都是实有其人的历史人物。邓肯，即邓肯一世（？—1040），是国王马尔科姆二世之孙。马尔科姆死后，邓肯平稳继位。于是，原本有权继承王位的马里小郡主麦克白（？—1057）为了与他争夺王位，设法将他谋害。后来，他的长子杀死麦克白，成为马尔科姆三世。

剧中所谓的"触摸治疗"瘰疬，也并非剧作家的虚构。英国编年史家拉斐尔·霍林希德（？—约1580）的《英格兰、苏格兰、爱尔兰编年史》是《麦克白》故事的材料来源之一，书中就曾写到，说邓肯具有这种"治疗能力"："据认为，他具有预言的天赋，还有医治疾病的天赋。他惯于帮助那些被通常叫'王邪'（The King's evil）的疾病所困扰的人，有那种前辈国王遗传下来的德行。"

宗教史上不乏有关于由上帝亲自，或圣徒和教士们借助他的名义创造种种"神迹"或"奇迹"的记载。一般人也常习惯于以此来称谓非人力所能理解和原因不明的事物，说不是直接由神或上帝完成，就是借上帝的力量才得以间接完成的。许多人存在这样的一种心理，照伟大的17世纪荷兰哲学家本尼迪克·斯宾诺莎在《神学政治论》中的说法，"一半是出自虔诚，一半则为反对学习科学，他们宁愿安于对自然原因一无所知，而只愿听信他们最不了解的事物，也就是崇拜这样的事物"。因为对斯宾诺莎来说，一切事物都受着一种绝对的逻辑必然性的支配。在精神领域中既没有自由意志，在物质界也没有偶然。

对所谓"神迹"或"奇迹"的虔诚，固然是由于信者的无知，但虔诚的信念也有它积极作用的一面。"安慰剂"或"宽心药"对诸如头痛、晕船、术后疼痛等某些疾病，不但在实验中具有很高的成功率，在实际的临床应用中，也常常达到与真正药物相似的效果。历史上，国王的"触摸治疗"为成千上万百姓乐意接受，而且往往的确能产生一定的疗效，即是最典型的例证。

在西尔维乌斯所提到的各型结核病及其名称中，还有一种所谓"国王病"，俗称为瘰疬，也就是学名叫"颈淋巴结核"的疾病。这种病症的特征是在患者的颈部或腋下、上胸等处出现结节，与皮肤粘连，继而穿破，形成溃疡及瘘管，排出脓液和酪样的物质，最后成为带状、束状或桥状的瘢痕。之所以称为"国王病"，是由于传说此病一经国王触摸，即可治愈；并因国王治疗此病的方法仅仅运用他的"神圣的"手来触摸病患之处，于是历史上就有所谓"The Royal Touch"之名，这常被中文译为"触摸治疗"。

一般认为，"触摸治疗"的存在，可能基于两个方面的信念。一是《圣经》中说的，耶稣基督用他的手触摸病人的患处，便能治愈病人的疾病。古希腊的医神也是用手触摸患处，治好疾病的。另一个是从人类最早的发祥地，位于底格里斯河和幼发拉底河之间、公元前4000年前苏美尔的国王制度开始，就相信国王是上帝的代表，到法国的"太阳王"路易十四（1638—1715）所公开声称的，说他是"上帝在人间的代表"。于是，慢慢形成国王具有"天赋神授"的神力，瘰疬等疾病一经他王族"触摸治疗"，即能立愈，这瘰疬也随之获得这么一个特殊的病名。

早在古希腊时代，雅典的医神阿斯克勒庇俄斯神庙石碑上，就刻有这位医神正在用两手触摸一位病人来为他治病的浮雕。据古罗马作家、历史

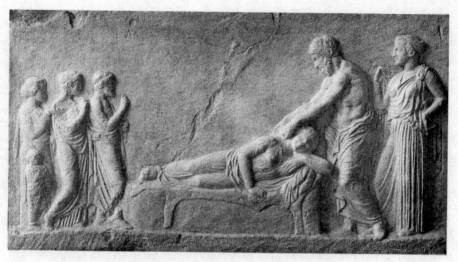

阿斯克勒庇俄斯神庙石柱上的"触摸治疗"雕塑

学家普林尼、塔西陀等人的著作，有关触摸治疗方面也有一些零星记载，说古希腊的皮洛士王（前318？—前272）、古罗马的维斯帕西安王（70—79）和哈德里安王（117—138）等，都曾"触摸治疗"过脾病、聋瞎和水肿等疾患。据信，皮洛士王还能用右足大脚趾来"触摸治疗"。经过四百多年，到了法兰克的克洛维一世（约466—511）的时候，使触摸治疗获得了更高的神圣感。

克洛维一世（Clovis the Frank，约466—511）是法兰西国王的"最初家系"，也就是法兰克王国墨洛温王朝（481—750）的创立者。他于公元481年继承父亲的王位后，征服北高卢，一直威力无比。但在公元496年进攻中莱茵地区时受挫，便请求他妻子祈求上帝保佑。克洛维的妻子，王后圣克洛提尔达（？—约545）是勃艮第国王冈迪奥克的孙女，冈迪奥克同西哥特诸王有亲属关系，信奉他们的阿里乌派基督教，是一个虔诚的信徒。克洛提尔达是在公元493年与克洛维结婚的，婚后共生有四个儿子。一直以来，她都在敦促丈夫信奉她所说的真正的上帝，抛弃异教的神灵。这次，在克洛维求助于他的这位基督教王后之后，果然在战斗中转败为胜。于是，这次胜利就被说成是上帝起的作用。随后，在兰斯的主教莱米吉乌斯（约437—约533）的劝说下，克洛维答应妻子改信基督教，并于同年的圣诞节，由主教亲自为他本人和跟随他改信基督教的众将领施洗礼。

也是这一年，克洛维一世的一位宠臣患了瘰疬，使他万分忧虑。据说就在这时，有一天使来访，告知："想治愈你宠信的侍从，只需用你皇家神圣之手触摸其颈项，念诵'寡人触摸你，上帝治疗你'即可。"果然，据伟大的经院哲学家圣托马斯·阿奎纳（1224/1225—1274）记载，经他如此触摸，那宠臣的瘰疬便真的获得治愈。从那个时候起，几个世纪以来，法国、英

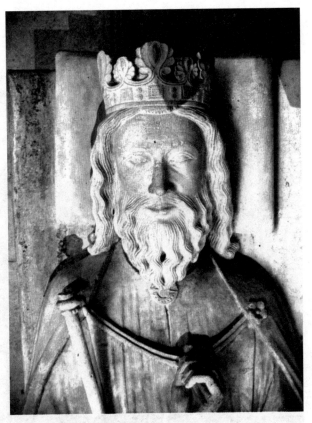

克洛维一世最早使"触摸治疗"具有神圣感

国的帝王们就都被渲染成具有这么一种神授的特殊天能，帝王们本人也极希望自己在百姓中留下一个"神授君主"的形象，因而十分热衷于实施这种宣扬神授天能的"触摸治疗"方法。

法国国王路易九世（Louis Ⅸ，1226—1270）是国王路易八世之子。他在双亲的特殊照料下成长，向富有经验的骑手学习骑术和狩猎的秘诀；又有学识丰富的教师教他《圣经》、历史、地理和古代文学；特别是他非常虔诚的母亲、西班牙卡斯蒂利亚的阿方索之女布朗什亲自教授他宗教课程，把他培养成为一位虔诚的基督教徒。

路易九世对基督教的虔诚是公认的。他甘愿过清苦的生活，长期斋戒，并常常连续几个小时不倦地研读经文；他又以基督徒的身份去济贫院，给病人分发食品，像耶稣基督那样为穷人洗脚，为盲人建立救济院，或看望麻风病人；他还在王都所在的广阔地段里修建教堂和小圣堂。特别

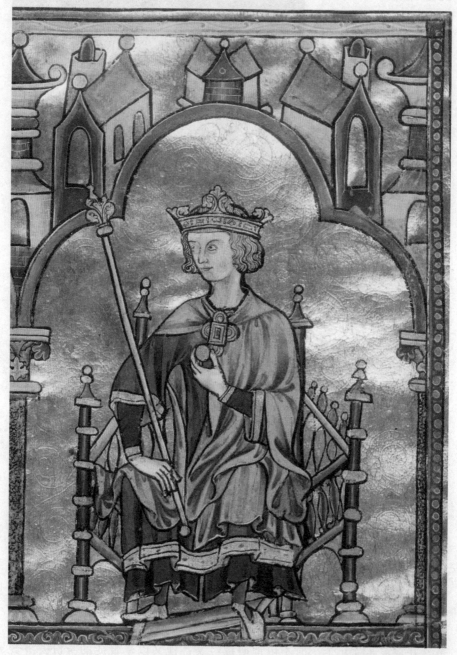

路易九世

是，他亲自携带妻儿，参加十字军，去解放1244年落入土耳其人手中的圣地耶路撒冷，在穆斯林土地上竖起圣旗。这一切，都使路易九世在西方基督教世界享有很高的威望，并使他在去世之后，被教皇卜尼法斯八世追认为圣徒，成为唯一被罗马天主教列为圣徒的法国国王。

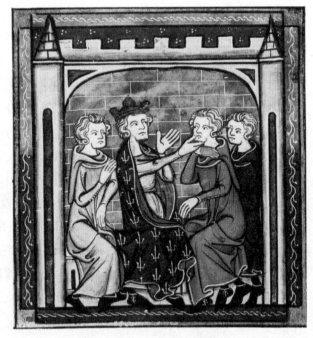

路易九世触摸治疗一名男瘰疬病人

基于对国王"神授天能"的信念，路易九世坚信国王"触摸治疗"的神圣功能，并开创了伴有盛大宗教仪礼的"触摸治疗"程序：国王先做斋戒和祈祷，行圣礼和三天礼拜，然后让病人来接受觐见。这时，"他以手指置于（病人的）患病部位，画十字记号，并念念有词说'寡人触摸你，上帝治疗你'"，然后祝福病人回家一路平安。

当代法国历史学家和传记作家雅克·勒高夫在传记《圣路易》中多次提到这位国王的触摸治疗，他这样说当时产生触摸治疗的文化背景和圣路易触摸治疗的深远影响：

> 从更广泛的角度看，那时的人们正在为内心感情寻找物质证明以及有形的和触摸得到的迹象，期待超自然的力量能变成看得见的有形物质，因而触摸很可能具有一种特殊价值。各种迹象尤其是通过触摸治愈疾病的圣迹，时有所闻，很能说明问题。圣路易生前通过触摸治愈了瘰疬病人；他死后不久，凡是在意大利触摸了装殓他遗骨的灵柩，在圣德尼触摸了埋葬他的坟墓，无论是病人还是残疾人，都被治愈或得到康复。（许明龙译文）

圣路易的"触摸治疗"随后为历代法国国王所继承。因为这是他们为显示自己的"圣力"和正统地位所需要的。亨利四世国王的首席御医安德列·杜·洛朗斯（1558—1601）在他1609年出版的一本书中列述了从克洛维开始历代法国国王的"触摸治疗"，以及虔诚的路易一世（778—840）在公元814年进行的"触摸治疗"的成功。被称为"现代史学之父"的法国历史学家康曼尼的菲利普（约1445—约1511）也曾写道，1480年，法国的路易十一（1423—1483）国王自己也在希农附近的福尔热患病，但仍旧为病人"触摸治疗"，"一周一次，从来没有失效的"。英格兰枢机主教托马斯·沃尔西（约1475—1530）1527年作为教皇利奥十世的特别代表去往法国时，曾目睹法国国王法兰西斯一世（1515—1547年在位）的一次"触摸治疗"。他的迎宾员、毕生都忠诚于他的英国廷臣兼作家乔治·卡文迪什（1500—1562）在所写的传记《枢机主教沃尔西传》（1557）中描述说：

> ……于是他（国王）进了主教官邸，准备与枢机主教大人共进午餐。一条回廊里，大约二百名患有王邪的人跪着。此时，国王已经要去就餐了，仍然徒手为他们每个人涂膏和祝福，期间始终都赤露着头。跟在他后面的施赈官给患病的人分发钱币。结束后，他对他们说了几句祈祷的话，然后洗好手去餐厅，在那里，陛下与他（主教）一起用餐。

其他法国国王同样十分热心。路易九世的孙子腓力四世（1268—1314）有一次一口气竟摸了一千五百名病人。路易十四（1638—1715）更是热衷，尤其是他与教皇发生冲突的时候，不肯放弃自己表现这种神圣天能的机会，他"触摸治疗"过的病人多达数千。还有路易十六（1754—1793），仅仅在他加冕的那一天，就摸了两千四百人。可惜这位国王后来在大革命中上了断头台。既然连自己的性命也保不住，只能说明他实在毫无"神力""天能"可言。于是从此，"触摸治疗"在法国也就失去了信仰，再也难以盛行了。

英国人坚持称，法国的国王们不过是从与他们联姻的英皇亲族那里继

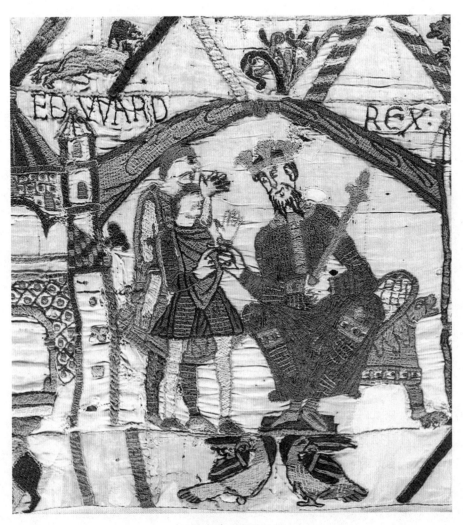

忏悔者爱德华即位图

承了"触摸治疗"这一神奇的力量的。英国国王的"触摸治疗",一般认为,最先是由 1042 年继承王位的忏悔者爱德华(Edward the Confessor,约1001—1066)开启的。忏悔者爱德华每次为病人"触摸治疗",都伴有盛大的仪礼并结合礼拜式,每一位接受治疗的病人事后还可以获得一枚悬着白色丝带的金币——"摸治币"(Touchpiece),挂在脖子上作为纪念。英格兰威尔特郡马姆斯伯里修道院的修士马姆斯伯里的威廉(1090?—1143)是一位图书馆员和编年史家,他大约于 1125 年撰写成的《历代英王纪事》共五册,记述了从最早的诺曼王朝至 1127 年的历代英国国王的

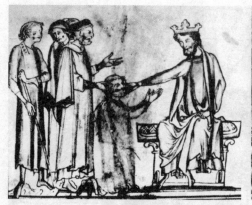
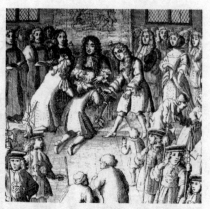

忏悔者爱德华"触摸治疗"一女瘰疬病人　　　查理二世的"触摸治疗"

事迹。在他的这部《历代英王纪事》中，曾这样记述忏悔者爱德华的一次"神迹"：

　　……现在说说他的神迹。一位年轻女子嫁给一个同龄的丈夫，脖子周围肿块大量聚集，像坚果一样可怕地胀大，却未因结婚而消退：她已患上了重病。梦中受告要由国王来清洗这患处后，她来到了王宫。于是王便将手蘸水，涂到这女子的脖子上，来履行他那爱的劳作。随着他治病的手，（她）获得了欢乐的健康，血红的皮肤裂开，蠕虫连同脓液流了出来，肿块消散了，但是像洞穴似的溃疡又大又难看。王命她坚持留在王宫里，直至全然治愈。不到一个星期，浅色的新皮肤也有了，溃疡被遮盖起来了，原来的创口一点也看不见了。

　　亲近王的人都断定，王在诺曼底就经常治疗这种疾病。王的这种能力从何而来似乎不得而知，当代的人断言是由于皇族家系的遗传，而不是出于对个人的神圣化。

　　在忏悔者爱德华之后，很多英国国王也都相继实施这种"触摸治疗"。有关的"皇室纪事"对他们医治的人数和治疗的程序都有记载：爱德华一世（1272—1307年在位）在1277年4月4日"触摸治疗"了七十三人，第二个星期又"触摸治疗"了一百九十二人，复活节那天"触摸治疗"了二百八十八人。亨利六世（1470—1471年在位）"触摸治疗"时也分发纪念币。斯图亚特王朝的查理二世（1661—1685年在位）和他的弟弟詹姆斯二世（1685—1688年在位）也都一意主张实施"触摸治疗"，后者曾一天触摸四百五十人；前者，据记载，从1662年到1682年，经过他"触摸治疗"的竟达九万两千一百零七人之多，平均每年实际触摸四千人，比威廉三世（1650—1702）两万人的治疗总数多得多。1660年，即查理二世复位回到英国的那年，就"触摸治疗"了六千七百二十五人；甚至在他亡命荷兰期间，也被许多要求"触摸治疗"的病人所包围。为此，当时就有人声称，查理二世"触摸治疗"了"将近半个民族"。至于治疗的程序，与法国国王的程序相似，以亨利七世（1485—1509年在位）为例，是以宗教礼仪来进行的，有整套经过精心设置的仪式。大致是，在指定的那一天，国王就座王位之上，牧师们围拥在他周围。先由一位牧师咏读《路加福音》第11章2—4节的"主祷文"："我们在天上的父，愿人都尊你的名为圣；愿你的国降临；愿你的旨意行在地上，如同行在天上。我们日用的饮食，今日赐给我们；赦免我们的罪，因为我们也赦免凡亏欠我们的人；不叫我们遇见试探，拯救我们脱离凶恶。"然后，每一位病人都在国王面前下跪。于是国王依次将手按在他们头上，说"寡人触摸你，上帝治疗你"，然后将一枚金币挂到他们的颈上。这样，仪式结束。

现代病理学研究证明，由于人体免疫力对入侵细菌和毒力的作用，颈淋巴结核即瘰疬有时可能会渐渐自行消散，直至被肌体广泛吸收；而信念所产生的愉快平静的心情，是有助于人体免疫力的增强的。如在君王面前所感到的神经质的兴奋，还有他们在被允准面见君王前外科医生对他们肢体的洗刷，所有这些因素或个别地或综合地产生了效果，完全可能影响那些并不真有器质性疾病的患者的治疗结果。

但是迷信的人却把这种因人体自身免疫力而产生的结核消散看成是国王的"神权"力量起的作用。除了一般的百姓之外，有些名人接受"触摸治疗"的事迹及某些名医和学者的鼓吹，更助长了对国王的这种迷信。

著名外科医师理查德·韦斯曼（Richard Wiseman，1622—1676）是英国查理二世国王最主要的一名御医，他曾这样记述查理国王在清教共和国时期流亡国外数年复位之后的"触摸治疗"情况：

我经常亲眼目睹有数百人，无须一个外科医生辅助，经由陛下一人触摸治疗：病例数在复位后似乎大大增加，一次就触摸了六百人之多，常常都是每周安排三次。活动经常是在怀特豪尔宫进行。确实，这是查理二世在位的顶峰时期。在他复位后的四年里，他触摸了差不多两万四千人。

韦斯曼甚至在他所写的一篇有关瘰疬病的正式医学论文中都感叹，说他们这些内科和外科医生每天在治疗瘰疬病上都遇到多大的困难啊，无论怎样竭尽全力，都觉得此病是如此的顽固，使他们最好的勤勉和护理都不得不宣告无效。可是，感谢上帝的仁慈，是他赋予帝王在治疗此病上的非凡的能力：不只是在英国，就是在法兰德斯，在荷兰，在法国，国王陛下

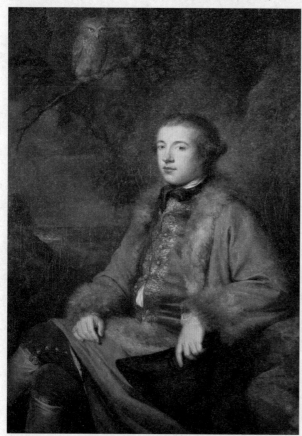

年轻的约翰逊，他四岁时曾接受"触摸治疗"

"运用这种权能，都获得奇迹般的成功"。于是这位名医惊叹："和陛下相比，我们的能力是多么的微弱啊。他无论在哪一年中所治愈的，都要比我们全伦敦所有外科医生一辈子治愈的还要多。"

塞缪尔·约翰逊（Samuel Johnson, 1709—1784）是英国诗人、评论家、散文家和传记作家，还曾编辑了一部规模宏大的辞典。他小时是一个健康状况欠佳的孩子。他不仅弱视，又患有颈淋巴结核，即瘰疬病。疼爱孩子的母亲约翰

逊夫人感到束手无策，只好寄希望于皇室成员的"触摸治疗"来治愈此病。1712 年 3 月，母亲带着四岁的塞缪尔，由一位名医陪同，从家乡兰斯塔福德郡去伦敦，接受安妮女王（1665—1714）的"触摸治疗"。后来，约翰逊回忆说，已经不是很记得当时"触摸治疗"仪式的细节了，脑子里保存下来的只是一个戴满钻石和披着黑头巾的贵妇人的庄严的形象。虽然这次"触摸

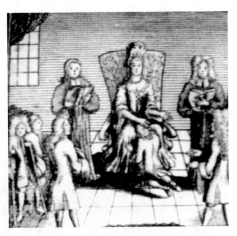

安妮女王的摸治

治疗"给这位未来文学大师的身体带来什么积极的效果，史料没有任何记录，但女王戴在他颈上的那条金制的"摸治币"，一直随约翰逊直至他去世。此事后来长期被传为佳话，在人们的心目中产生无法磨灭的影响。

英国的塞缪尔·佩皮斯（Samuel Pepys，1633—1703）原是一名海军长官，最高军阶至海军大臣，同时成为国会议员。但他能被人记起，是因为他 1660 年 1 月 1 日起至 1669 年 5 月 31 日的四开本六卷的日记，记述了那段时期伦敦官方和上层阶级的生活。他 1660 年 6 月 23 日的日记写道："（海军上校）汤姆·盖伊来大臣住处找我，后来说要去看国王触摸治疗瘰病病。但是他（国王）没有来，因为下雨了，那些可怜的人在花园的雨中足足站了一个早晨。后来他是在宴会厅为他们触摸的。" 1661 年 4 月 10 日或 13 日，佩皮斯又写道："遇公爵大人，跟他谈了一会儿后，我去宴会厅，在那里看到国王的治病——我是第一次看他做这事，他是怀着极大的庄严做的。我觉得这是一种又难看又简单的仪式。"

另一位从十一岁起就开始并终生一直撰写日记的英国著名作家约翰·伊夫林（1620—1706），在 1684 年 3 月 28 日的日记里也写道："有那么多的人带着孩子来触摸治疗王邪病，以致挤在外科医生的门口取票时，有六七人被踩死。"

"触摸治疗"在英国如此被广泛施行是显而易见的，因为这一程序甚至在相当长的一段时期里被作为教会正式的祈祷仪式中的一个组成部分。史料记载，从 1633 年或 1634 年起，"触摸治疗"就被写进 1549 年开始在

英联邦的大部分国家使用的基督教礼仪书《公祷书》中，直至 1728 年，甚至人手一册，可见其影响之深远。

实际上国王也是人，而不是"神"，与其他人并没有什么两样，他自然不可能具有被广为传说的那种神奇的力量。依旧的病例，人们很快就忘记了。虔诚心灵怀有的愉快乐观情绪就是如此。英国当代多产作家、著名的《莎士比亚传》的作者安东尼·伯吉斯在谈到詹姆斯国王—莎士比亚—"触摸治疗"的问题时说得好："詹姆斯并不相信国王真有用手一触便能治愈瘰疬的神力。……但是……他有时还是做出相信自己拥有那种回春之术的姿态。"别的国王，除了那些迷信自己到愚昧程度的之外，很多肯定也一样不相信自己拥有此种"神力"。唯一的解释就是：为了保持自己的王位，必须要以"天赋神授"来欺骗权臣，欺骗百姓。而鼓吹他这种神力的人，很多实际上也是并不相信的，他们这样做只是为了合乎国王的心意，使国王高兴。

没有材料能直接证明莎士比亚对"触摸治疗"的信念。可以肯定的是，莎士比亚深深了解詹姆斯一世是一个喜欢装神弄鬼的人，所以在《麦克白》中不但写了三女巫的预言和赫卡忒的妖法，还特地刻意描写了他"触摸治疗"的"神奇力量"，就是为了迎合他的心意、表示对他的感恩，因为詹姆斯一世很喜欢戏剧，在他登基的那年，便将莎士比亚九年前就成为股东的"宫廷大臣剧团"改为"国王供奉剧团"，使剧团中老资格的演员，包括编剧莎士比亚在内，都成为宫廷内室侍从，获得特别的宠幸，从伊丽莎白对他们每次御旨演出十个英镑的犒赏，提高到二十个英镑；这样写同时也为詹姆斯一世多次说自己受命于天的宣誓作了旁证。

瘰疬病当然不可能仅是靠国王的触摸，便能"霍然而愈"的。但是，即使治疗无效，实际上也无损于人们对国王天施神授的力量的信仰。因为按照韦斯曼的解释，有些病人虽经国王"触摸治疗"无效，却仍旧可以解释为是这病人"没有荣幸获得这伟大力量的恩泽"。另一种解释可以德国医学家费里克斯·普拉特（Felix Platter, 1536—1614）为代表。普拉特对国王具有天赋神授的力量是深信不疑的，他曾在巴黎亲眼目睹国王亨利四世的"触摸治疗"仪式，并在自己的日记中对此做过详细的描述。他认为，如果"治疗"无效，"那只能是由于这位国王是非正统的缘故，因为上帝只授予真正的君主以医治人的天赋"。这又从另一个角度证明了正统的国王确实是具有"神性"的。

应该说到的是，由于病人心理因素的作用，即使不是国王，哪怕是"术士"的触摸治疗，对瘰疬病的治愈，也能起一定的作用。

瓦伦丁·格雷特雷克原是爱尔兰的一位绅士，在克伦威尔的军队里服役。复辟后不久，一次，他声称自己受一种神秘的冲动所激发，使他感到自己具有"触摸治疗""国王病"的天赋，于是开始他那

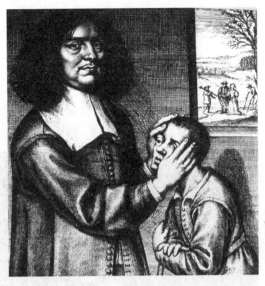

格雷特雷克为病人"触摸治疗"

治疗疾病的经历。慢慢地，他"触摸治疗"的范围甚至扩大到疟疾和其他不少病种，在爱尔兰树立起很高的声誉，很多患者，包括英国第一任皇家天文学家约翰·弗拉姆斯蒂德、剑桥柏拉图主义思想家中最为人知的宗教哲学家亨利·莫尔、著名的英格兰神学家和伦理哲学家拉尔夫·卡德沃思以及大化学家罗伯特·博伊尔等，都相信他有这种天赋神力。格雷特雷克完全免费为人治病，他的患者中的确有相当可观的一部分人被他治愈，重要原因之一就是相信他真正具有这种天赋神力，有助于他们自己的机体增强免疫力。

的确，"触摸治疗"之所以神奇，主要是出于人们的信仰。法国著名历史学家马克·布洛赫（Marc Bloch，1886—1944）在他 1924 年的著作《触摸治疗：法国和英国的君主制和神迹》中对此做了最透彻的解释：

是"必须有一个奇迹"的想法才造成了对奇迹的信仰。也正是这种观念使奇迹得以存在下去。许多世纪过去了，世世代代相信它的人所积累的证言和证迹，使它看上去好像是建立在经验的基础之上，没有任何人产生怀疑。至于有很多这些庄严的手指摸治不了"王邪"的例子，都很快被人遗忘了。（张绪山译文）

抗衡教会

　　人类的进化是以亿万年计算的，尽管过去了成千上万年，人的躯体构造仍然很少有大的变化，或者说，基本上差不多。因此，绝大多数的人，不管他职位多高，身份如何，他的思想、兴趣、爱好、基本情感和才智、能力也都大体相同。国王、教皇的基本情感、能力、才智，与普通人也不会有大差别，因为他们也是人，而不是"神"。英国国王詹姆斯一世有时要装出自己具有"神力"，为的是要以"天赋神授"来蒙骗权臣，蒙骗百姓，蒙骗所有人。

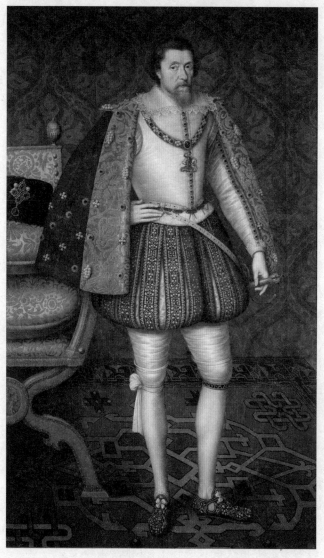

詹姆斯一世力图表现自己是一个"天赋神授"的君主

　　是的，詹姆斯一世（James I，1566—1625）确实如史学家们说的，是一个"好幻想的国王"。他尽管形象并不庄严：完全不重仪表，行动笨拙粗鲁，还常常表现出大惊小怪的样子，与他自己所宣称的是一位"受命于神"的君主根本不相称。但他竟然声称他的君权是直接来自上帝，是上帝委派他来治理国家的，因而他是受到上帝庇护的，而他也只需对上帝负责。1597 年，在他三十二岁以"詹姆斯六世"的身份统治苏格兰的时候，甚至发表了一册题为《魔鬼学》（*Daemonologie*）的论文，声言有一次他去

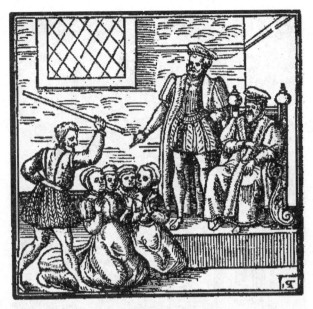

《魔鬼学》插图，表现魔鬼跪在詹姆斯一世面前

往丹麦时，发现有人将一些活猫缚在死人的断关节上抛进大海中，企图借此让大海掀起巨浪。这时，他说，果真有魔鬼显现，并缠上了他。但只因他是一位神授的君王，魔鬼在他的面前始终无法得逞。1598 年，他又写出一本题为《自由君主制的真正法则》的书，把国王比作上帝，进一步强调了君权神授的内容。在书中，他说，王权不是由人，而是由上帝创造的，国王是上帝在尘世间的全权代表，因此，臣民一定要敬畏王权、敬爱国王。另一方面，他说，既然国王的权力不是来自尘世，而是来自"神授"，国王也就不受国家的任何法律的约束，因为国家的法律全是由人而不是由上帝创制的。国王只在上帝面前对自己的行为负责，臣民的义务则是要无条件地服从国王的意志，即使认为国王有什么不当之处，也只有祈求上帝开导国王，把他引向"正确道路"；亵渎国王就等于亵渎神灵、亵渎上帝；议会的权力得自国王，它的使命也只是向国王"禀告"他们的愿望，没有权利议论国王的行止。他特别强调："议论上帝的所作所为是藐视神灵、亵渎神灵的表现，议论国王的所作所为也完全是大逆不道。"

奇怪的是，詹姆斯的这一派吃语果真也曾取得一些人的信任，如有一个巫婆就曾以魔鬼的名义惊呼，说詹姆斯一世国王："Il est un homme de dieu!"（法语：他是上帝的人！）

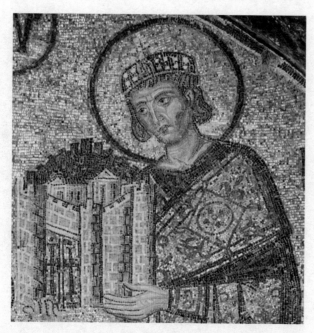
公元1000年左右马赛克上的君士坦丁大帝像

詹姆斯一世表现出这样一种姿态，并不单纯是出于迷信观念，实际上还包藏着一种极为重要的政治原因。那就是：从历史上看，政教冲突是一个由来已久的问题，要想能够与"神圣的"教会较量，国王就得使自己也能显示出或者至少能使人们觉得他具有高于教会、至少也与教会同等的神圣感。这显然是詹姆斯一世和其他许多国王在理性上所不能不考虑的。

由耶稣基督创立的基督教最初是一个遭受迫害的宗教，特别是在戴克里先（Diocletian，284—305）和加莱里乌斯（Galerius，305—311）两位罗马皇帝统治时期，成千上万的基督教徒在他们的残酷迫害下殉教而死，就是耶稣自己也被罗马帝国钉死在十字架上。到了公元313年，君士坦丁大帝（Constantine The Great，约272—337）作为第一个宣称信奉基督教的罗马皇帝，发布了通称为《米兰敕令》的一组文件，规定任何人都有崇拜所奉之神的自由，归还在宗教迫害时期所没收的任何私人的和教会的财产，甚至授予基督教会及其教士财政与法律特权以及豁免公民负担。实际上，这时罗马已经演变成为一个基督教的国家，罗马的基督教主教也开始被称为教皇。虽然从这时起，君士坦丁大帝称自己是"教会以外人士的主教"，但是，教会的最高主宰还是皇帝。由皇帝召开全体教会会议，指定会议由某主教主持，宣布某一神学家的学说为异端等。皇帝不但干预教义、教规和教会行政，甚至主教或大主教的任命、调动和撤免，也由他们决定；特别是教皇，虽然是经由罗马的教士、人民和士兵正式在会议上选举出来的，可若不能得到皇帝的任命，仍旧不能获得加冕。这种局面一直沿袭了很长时间。只是到了中世纪，情况才渐渐开始发生变化。

从公元 396 年起一直任罗马帝国非洲希波（Hippo）主教的奥勒利乌斯·奥古斯丁（Aurelius Augustine，354—430）在当时教会中是一个重要人士，公认是古代基督教会最伟大的思想家，通称圣·奥古斯丁（Saint Augustine）。他的著作，对后来的影响十分巨大，尤其是他的《论上帝之城》（*The City of God*），被认为是他所有著作中的最大成就。一位研究基督教历史的学者在《基督教史》中这样概括这部著作的内容：

> 有两座城互相对立着，一座是天上的城，一座是地上的城。建立第一座城的该隐是地上的城的奠基者，他的兄弟塞特则是天上的城的创建者。两种截然相反的感情创造了不同的两座城，规定了它们的性质：由自私的爱发展到连上帝也蔑视的爱，造成地上的城；由爱主的爱，发展到蔑视自己的爱，造成天上的城。地上的国来源于暴力。自私统治着这个国，各种自私自利的目的互相冲突，使它终于沦为罪恶的渊薮……
>
> 地上的城的典型代表是巴比伦和古代罗马，而天上的国在基督之前以犹太人为代表，现在便是基督教会。但天上的国并不与现实的教会完全相同，这是一个理想社会，那里的公民不仅包括现今在世的人，也包括去世的人和未来的人。从这方面看，它比现实的教会更大，但从另一角度来看，它又较小，因为它只包括那些预定要与上帝一起掌权的选民……（福建师范大学外语系编译室的译文）

圣·奥古斯丁是代上帝立言，他的话就是真理，人们普遍相信，神圣的教会是上帝的国度，它高于一切，地上的权力——国家就必须得服从教会。这样一来，便使教会渐渐地不但独立于世俗的权力之外，甚至凌驾于世俗的权力之上。于是，不是教皇或主教的地位要得到皇帝或国王的认可，而是倒过来，皇帝或国王的地位必须先要得到教皇或主教的认可。法兰克人加洛林王朝的第一位国王丕平三世（Piping Ⅲ，约 714—768）就在公元 751 年 11 月由大主教卜尼法斯（Boniface）涂圣油才登上王位，并于公元 753 年由新任教皇斯提反二世（Stephen Ⅱ）加冕。丕平的儿子，先是

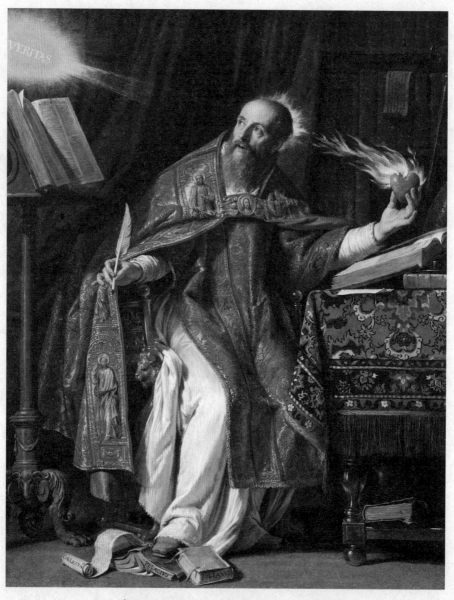

圣·奥古斯丁被公认是古代基督教最伟大的思想家

作为法兰克国王征服了意大利的伦巴第王国，又降服了撒克逊人，并将西欧的所有基督教国家都统一在一个超级国家内。他也是于公元 800 年圣诞节的弥撒上，在罗马的圣彼得大教堂接受教皇利奥三世（Leo Ⅲ）加冕，可能还涂圣油而成为查理曼大帝（Charlemagne Emperor，约 742—814）

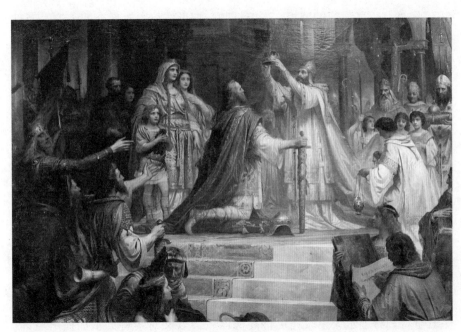

查理曼大帝接受教皇加冕

的。这一仪式就被解释为"天上的权力"高于"世俗的权力"的象征。

但是这位新任的统治者一心效法君士坦丁皇帝的做法，对教皇的选举进行控制，他在国内把对主教的"叙任"（Investiture）看作自己的特权，并颁布本国教会应该遵守的法规；同时他在意大利也像在本国一样，取得了干预教会事务的权力。

查理曼大帝当然是功绩赫赫，可是他的继承者们却个个软弱无能，于是教会便想趁机摆脱这种受皇帝"保护"的从属地位。意大利籍教皇尼古拉一世（Nicholas I，858—867年在位）决心实现奥古斯丁"天上之城"—"上帝之国"的理想，不但抵制一切世俗权力对教会的干涉，而且一定要使教会的权力高出于世俗的权力。

公元858年，当拜占庭皇帝迈克尔三世（Michael III，838—867）不公正地侮辱并废黜君士坦丁堡牧首依纳爵（Ignatius），又完全不合教会法，自行命学者佛提乌（Saint Photius）继承其位时，尼古拉一世就支持依纳爵。他派遣使节前往君士坦丁堡调查此案。虽然使节的调查证明对依纳爵的处置是正确的，尼古拉一世仍旧给予驳回，并在致其他主教的信中称佛提乌为西方的顽敌；后来他又在公元867年的君士坦丁堡会议上判处佛提乌以绝罚。绝罚是一种极重的处分：不得与信徒往来，不得领受圣体，死后也不得按基督教礼仪殡葬——使佛提乌终于被废黜，依纳爵得以复位。

法兰克王国的洛泰林基亚（洛林）分封王洛泰尔（Lothair II，约835—869），因其妻泰特贝尔加未能为他生一个孩子，企图解除婚约，就诬告泰特贝尔加乱伦，与其兄私通，但是败诉。随后，洛泰尔又请科隆大主教金特和特里尔大主教托伊特高德以教会名义对泰特贝尔加提出控诉。于是，在亚琛召开的两次宗教会议上，决定取消他与泰特贝尔加的婚姻，甚至批准他与已生孩子的情妇瓦尔德拉达正式结婚。但尼古拉一世却将这项决议全部推翻，并免去了金特和托伊特高德两人的大主教职务，迫使洛泰尔接回泰特贝尔加。

尼古拉一世希求通过这两件具有历史意义的斗争，以及一些其他事，来表明人人都要遵守教皇的决定。与此同时，他还在其他各种场合，从理论上阐释，基督将宗教和政治大权授予使徒彼得，教皇则是从彼得那里继承了这种权力，是受权于上帝；而皇帝，只能掌握世俗的权力，要负责保护教会。他的这种神权至上论思想，到了格里高利七世时达到了顶点。

教皇格里高利七世（Gregory Ⅶ，1073—1085年在位）一直以实现人世间的完善秩序为己任，认为这种秩序只有在"独立自主的教会"之下才具有。他在接任教皇的第三年，即1075年3月，让人将他的一份《教皇敕令》记录在案。敕令明确规定罗马教廷和教皇的至高无上的地位，说是只

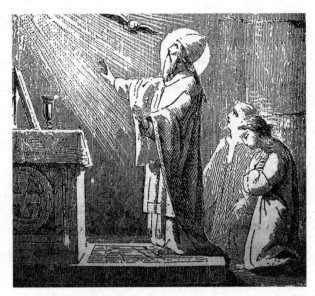

教皇格里高利七世做弥撒

有教皇才可以拥有皇帝的象征物，他不仅能够解除臣民对不义君主所作的效忠誓言，甚至能够罢黜皇帝，给他们以开除教籍的处分。他还运用禁令这一强大的武器，禁止在不肯屈服的君主的领土上举行公共祈祷和圣礼以及丧葬等其他仪式，他人均不得审判他。其他如以往皇帝参与教会行政、干预教会任免神职人员等类事务，在他看来，不用说，都是不能容忍的。

但德意志国王和神圣罗马帝国皇帝亨利四世（Henry Ⅳ，1056—1106年在位）是一个富有个性的人，于是两人之间的冲突就不可避免了。

亨利四世本来就对教会的权力扩张颇有微词。1073年，在前教皇亚历山大二世即将逊位的时候，米兰人民要求由他们自己来选举大主教，并得到了教皇的认可。但亨利表示反对。格里高利七世一气之下，先是将亨利四世的几名顾问逐出教门。亨利四世这时因需要将主要精力集中在与撒克逊人的激烈斗争上，于是便答应在米兰事件上做出让步，以同意放弃原属国王的"主教叙任权"作为交换条件，请格里高利七世来解决米兰问题。格里高利七世也表现出和解的姿态，取消了对亨利四世顾问的处罚。两年后，1075年6月，亨利在斗争中大获全胜，撒克逊人投降。在这种形势下，他取消了原来与教皇达成的协议，提名自己的宫廷神甫为米兰大主教。因此，教皇于12月8日致函亨利，以严厉的措辞谴责国王越权干涉教

会的政策，告诫亨利要绝对服从；同时他还叫他的特使捎去口信，威胁说，如果国王不立即悔改，将被逐出教会。

亨利于 1076 年新年接到教皇的信，立即予以拒绝，并在 1 月 24 日召开的帝国大会上宣布罢免教皇，声明解除对他的服从，因为他通过暴力攫取职位，以其不道德的生活破坏了教会的秩序。随后，亨利还将这份免职令经改写和扩充内容后，在德国境内广为传播，从法律和道义两方面为皇帝的行动辩护，以维护他的神权思想。

当国王的使者于 1076 年 2 月 14 日在罗马召开的大斋节宗教会议的第一天上宣读国王的这封信时，激起了普遍的愤懑。第二天，教皇便以向圣彼得祈祷的形式宣布对亨利处以绝罚，同时禁止他在德意志和意大利进行统治，解除所有臣民对他所作的效忠誓言。美国著名的东方学家、哈佛大学教授乔治·F. 穆尔在 1920 年出版的《宗教史》（George Food Moore：*History of Religions*）中说，"这位教皇是利用当时德意志复杂的政治局势，迫使亨利四世前往卡诺萨（Canossa）请求恕罪"。于是，亨利四世便带着妻子和两岁的儿子以及平日的侍从，不顾 12 月的严寒天气，前去意大利，并从 1077 年 1 月 26 日起，连续三天都穿着罪人的衣衫，赤着双足，站在城门外的雪地里，要求教皇接见。最后，教皇才赦免了他的罪过，赐给他圣餐，重新接受他入教会。

但以后局面又反过来了。

在反复的较量中，包括 1080 年 3 月 7 日教皇以向两位使徒祈祷的形式宣布将亨利逐出教门，当亨利依靠日耳曼势力和意大利北部的一部分力量攻陷了罗马之后，于 6 月里由亨利国王主持召开的一次德意志和意大利主教会议上，宣布罢黜格里高利，并经亨利推举，另选反对格里高利七世的意大利拉文纳大主教维伯特为教皇克雷芒三世（Clement Ⅲ，1130—1191）。几个月后，格里高利逃亡到诺曼底人的领土上，随后死于萨莱诺大公国。

亨利四世国王与教皇格里高利七世的斗争当然是最著名的一个例子。实际上，教皇和国王之间的这类斗争，甚至几百年之后都一直没有停止过。英国都铎王朝的第二代国王亨利八世（Henry Ⅷ，1509—1547 年在位）就跟教皇有过不少的矛盾和冲突，只是他这冲突，与德国的亨利四世出于完全不同的动机。

历史常常是以闹剧形式出现的。最初，当宗教改革家、德国人马丁·路德(Martin Luther, 1483—1546) 于1520年写出他的第二篇改革论文《有关教会巴比伦囚虏的序论》，把教会的圣洗、坚振、告解、圣餐、终傅、神品和婚配七件圣事只归结为圣洗、圣餐和忏悔三件，又否定弥撒和圣餐中有关面包和酒变成基督的肉体和血的教义，还对教皇的权力展开猛烈的攻击时，亨利八世自觉有责任反对路德。他不但将路德这篇在学生和青年教师中引起很大震动的论文列为禁书，还在对《圣经》有深入研究的著名人文主义者托马斯·莫尔 (Thomas More, 1478—1535) 等人的协助下，于第二年写出了一

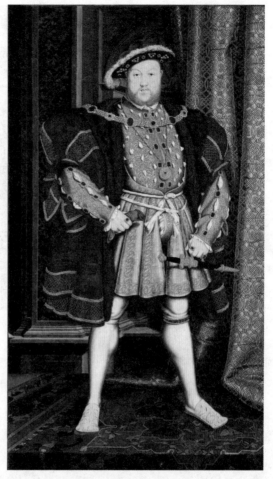

英国国王亨利八世

本论文集《捍卫七圣礼》。他这种对正统宗教的推崇，博得教皇和教会的赞赏，他们把英格兰看成是基督教世界的最忠诚的成员国，因这位国王是最正统的门徒，封他为"信仰维护者"（又译"忠实的捍卫士"），这一称号被1524年的教皇训令批准有效，而且后来的议会法案保证其后的国王和女王都能享有这一称号。

这是亨利八世献给利奥十世教皇的书。他责问："是谁鬼迷心窍，竟把最神圣的罗马教廷称作'巴比伦'，并把教皇的权威诬蔑为'暴政'？"

但是不到十二年，这位"信仰维护者"便与教皇决裂，使英格兰脱离了罗马，原因并非是对教皇的权威问题上有什么异议，最初的起因是亨利

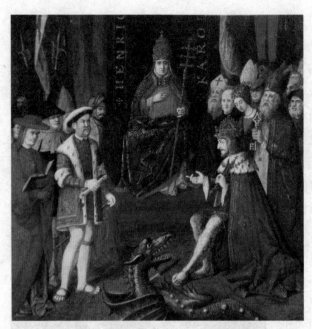

亨利八世（左）与教皇利奥十世（中）

八世自己的婚事。

亨利八世遵从老国王临终时为他订下的婚约，与去世的长兄亚瑟的妻子、西班牙阿拉贡国王斐迪南二世的女儿阿拉贡的凯瑟琳（Catherine of Aragon）结婚。婚后，凯瑟琳虽曾为他生过两个儿子，但都夭折了。亨利八世极想有一个合法的男嗣，将来可以继承他的王位；同时又被托马斯·博林爵士那从小在法兰西长大、极有风度的安妮·博林（Anne Boleyn）的魅力所迷惑，就于1527年向罗马教廷提出离婚的申请。可是教皇克雷芒七世不同意他离婚。亨利请与他关系密切的英格兰枢机主教、教皇特别代表托马斯·沃尔西（Thomas Wolsey）出面，对克雷芒七世施加影响，宣布他与凯瑟琳的婚姻无效，但沃尔西未能办到。1529年，沃尔西的亲信托马斯·克伦威尔（Thomas Cronwell）进入国会后，他作为亨利八世的主要谋臣，成为英国的实际统治者。他提出了一项完整的行动计划，建议排除罗马教皇在英格兰的势力，由国王掌握教会的最高权力，让英格兰教会与罗马教廷脱离。于是，亨利八世1532年起开始对罗马教廷进行攻击，宣称罗马主教同任何外国主教一样，对英国没有管辖权。当教皇以开除教籍威胁亨利时，亨利借助于国会，不但通过了限制就婚姻和遗嘱案件上诉罗马的法案，还于1534年通过"至尊法"，确定国王是上帝在人世间的代表，英国国王就是英国教会在人世间的唯一最高首领，今后主教也仅能由国王提名，教士会议只保留有名无实的选举形式，他们应向国王宣誓，原来所有服从教皇的宣誓全部废除，凡否认国王对教会的最高权力的，按大逆罪论处。在此前后，亨利八世命令坎特伯雷大主教托马斯·克兰默（Thomas

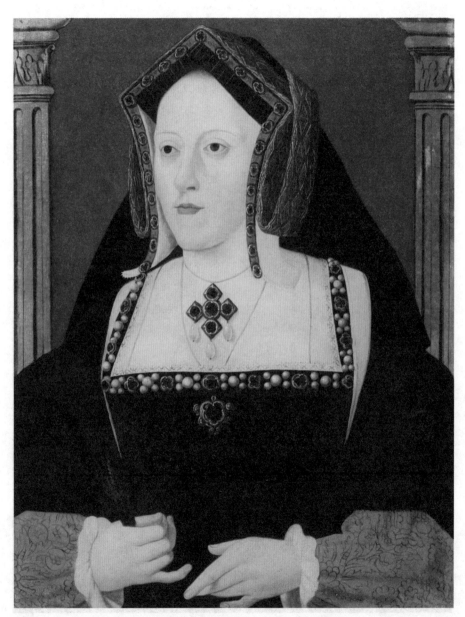

亨利八世的第一任妻子阿拉贡的凯瑟琳

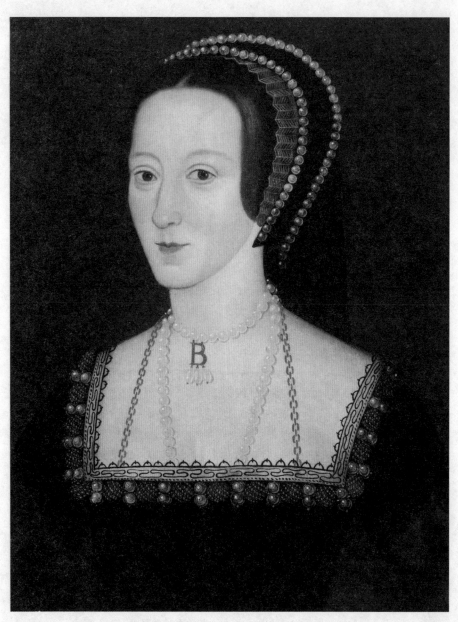

亨利八世的第二任妻子安妮·博林

Cranmer）废除了他与凯瑟琳的婚姻，又要求全体臣民宣誓，毫无保留地支持他与凯瑟琳婚姻的无效和他与安妮婚姻的有效。罗彻斯特的主教圣约翰·费希（Saint John Fisher）和托马斯·莫尔因不愿违背良心作这一宣誓而以叛逆罪被关进了伦敦塔，随后被处决。

在与教皇的长期冲突中，国王除了要加强自己的实力之外，还要设法从精神上在教士和百姓中间树立自己足以与对方抗衡的形象。对教皇来说，"权力来自圣彼得"这个天生的神性的观念，一直在信徒的心里牢固存在。因此，国王和皇帝也必须在这方面显示自己具有与教皇同样的优越性。宣传"触摸治疗"的神力，为的是要"证明"他的这种神性。这不啻是国君及其御用廷臣的一种有效手段。

第四章　业外眼光

社会学家

虽然结核病是早在旧石器时代就已经存在的一种古老的疾病，而且从古代开始，医学家们对此病的种种形态，都做过细致详尽的描述，表明此病在人类中时有发生，引起以治病救人为宗旨的医生们的注意。但是长期以来，此病一般都只是以个别分散的病例出现。只是到了近代，随着社会的发展、人口的增长，特别是工业化带来的不断城市化，使各种传染性疾病，包括结核病在内，尤其是肺结核得以迅速地传播。

医学史记载，肺结核大概是在 17 世纪才成为流行性疾病的，它的第一个高峰期出现在 1650 年和 1675 年之间。1730 年时发病率有明显下降，但到了 1750 年，病例又开始上升。1800 年，一位同时代人竟然怀着惊恐的心情呼叫说："没有比肺痨病更危险的疾病，也没有比肺痨病更常见的疾病了……它会使人类的极大部分毁灭。"

的确，从 19 世纪起，肺结核病的人数大大增多了。这主要是社会的原因。

从 1760 年到 1860 年工业革命的第一阶段，机器应用到工业之后，把劳动力从封建的和习俗的束缚中解放了出来，创造了一个劳动力的自由市场，使乡村里的许多农民，纷纷前来城市及工业化地区，聚集在新的工业城镇和工地、厂矿，找到了新的职业，获得更高的工资。如一段时期里，有大量的波兰人来法国北部的矿井和德国西部的鲁尔工业区干活，许多稍有技术或全无技术的爱尔兰人来到英格兰的工业城市，在那里修筑公路、挖掘运河、建造铁路。

1845—1847 年，爱尔兰发生大饥荒。为逃避面临的厄运，多达一百一十万的爱尔兰人，相当于全爱尔兰人口的 1/7，都离乡背井，大部分来到美国。还有大批遭受沙皇迫害的犹太人，以及一部分中国人移居欧洲、美国各地。统计材料表明，19 世纪 30 年代，从农村来到欧洲城市的人口，每年约一万人，到了 19 世纪末，这数目甚至增加了一百万。

另外，一方面因为传统欢喜多子多孙的生育方式，加上结婚年龄的降低，使人的出生率普遍有所增长；另一方面，科学的进步又帮助改善公共环境，也降低了人的死亡率。这样一来，从总体上看，19 世纪以来，欧洲人口的出生率一直高于死亡率。

于是，在 19 世纪工业化的欧洲，几乎在每一个文明的国家里，人口都以空前的速度猛烈增加，出现了所谓"人口爆炸"。统计材料显示，从欧洲总人口来看，是由 1800 年所估计的 1/9 亿发展到 1914 年的 4.6 亿这么个大数目；美国同期也从 500 万几乎上升到 1 亿人。再看具体的几个国家：从滑铁卢战争到第一次世界大战爆发这段时间里，英格兰和威尔士的人口是差不多增加了三倍；德国的人口 1815 年是 2500 万，一百年后上升到 7000 万；法国从拿破仑垮台到法国普鲁士战争那一段时间，人口几乎也增加了一倍多。具体从几个有代表性的城市，也可以看出这个问题。如 1880 年，伦敦的人口是 90 万，巴黎的人口是 60 万，柏林的人口是 17 万。可是到了 1900 年，仅仅只有二十年时间，它们就分别增加到 470 万、360 万和 270 万。1984 年出版的肯尼思·O. 摩根主编的《插图牛津英国史》中有一份以百万为单位的人口统计表，相当全面地说明了 18 世纪末至 19 世纪中期这段时期里英国的人口增长情况：

	1789 年（估计数）	1801 年	1851 年
英格兰	7.1	8.30	16.92
威尔士	0.43	0.59	1.06
苏格兰	1.4	1.63	2.90
爱尔兰	4.05	5.22	6.51
联合王国共计	12.98	15.74	27.39
英格兰占百分比	54.7%	52.7%	61.8%

各方面的数字都说明人口是在猛增的。

但是，人们的生活条件却并没有随着人口的增长而获得同步提高，相反，多数的城市居民，尤其是挣扎在社会最底层的无产者，他们的生活条件极端贫困、极端恶劣。

英国学者戴维·罗伯茨在出版于 1985 年的《英国史：1688 至今》（David Roberts：*A History of England*）中介绍一些有关工业革命先驱英国的人们生活情况：

> 1750 年前后，只有 1/5 的英国人住在 5000 人以上的城市里，而到 1850 年，居住在这样的城市里的英国人已占 3/5。在这些年中，英国人口每二十年增长一倍。曼彻斯特在 1760 年时的人口是 1.7 万，而到 1830 年，增至 18 万。居住在这类人口快速增长的城市里面是不会很舒服的。初来的时候，那种新盖的住宅好像比乡下矮小而潮湿的土筑茅房要宽敞和暖和些，但是人越住越多，超负荷使用越来越厉害，日子不要太久情形就恶化了。居民常常一家六七口住在一间 14 英尺×16 英尺的房间里。烹饪工具很有限，自来水和室内厕所浴室根本没有，窗子开得很小，户外厕所和井都在院子里，而这地方垃圾成堆。居住者过分拥挤，性生活就难免混乱，环境太肮脏就会产生疾病。酿酒作坊、硝皮作坊、洗染作坊和其他工厂污染了临近的河水，使本来人畜便溺气味已很浓厚的空气又增加了污染的气味。市区烟囱林立，吐出带硫黄味的浓浊黑烟。人们疾病丛生。19 世纪 40 年代，每四十五个英国人中就有一人死亡；在麦克尔斯菲尔德的贫民窟里，每二十个人中就有一人死亡。在曼彻斯特，工人的平均寿命是十七岁，职业工人的平均寿命是三十八岁；而在乡区的卢特兰，工人可以希望活到三十八岁，职业工人则可以希望活到五十二岁——还可以终生呼吸到新鲜空气……（鲁光恒译文）

"疾病丛生！"什么疾病呢？当然主要是传染病，如霍乱、伤寒、痢疾等急性传染病。但像肺结核这种慢性传染病，同样也是最容易在这种恶劣的生活环境中传染的。

出身于德意志工业城市巴门的弗里德里希·恩格斯（Friedrich Engels，1820—1895）是当地一家纺织厂的厂主和英国曼彻斯特欧门-恩格斯纺织工厂合伙人的儿子，曾不止一次去往英国。1842年11月这次原来虽然也是为了去欧门-恩格斯纺织工厂实习经商，并一直居住到1844年8月，但是作为近代共产主义的奠基人，他的兴趣并不是希望将来成为一位大资本家。于是他把大量的业余时间都用来为欧洲大陆和英国报刊撰写谈论共产主义的文章，阅读有关英国经济

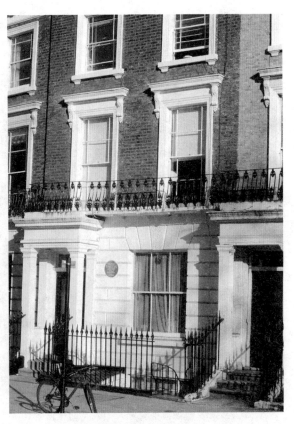

恩格斯在伦敦做调查时的住所

和政治状况的书籍和国会记录，并"走进英国生活的深处"，深入到工人中间，"好好研究一下英国的情况"，为计划写作的"英国历史"搜集丰富可靠的资料。

恩格斯本来准备在他要写的英国历史中仅以一章的篇幅来谈英国工人的生活状

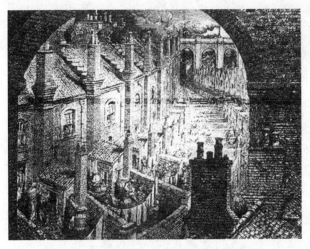

多雷为《英国工人阶级状况》作的插图

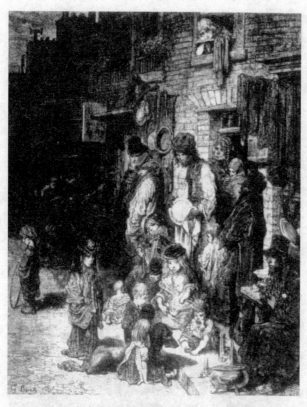
法国画家多雷描绘伦敦穷人们拥挤的生活情况

况的，后来为了说明无产阶级在资产阶级社会中的特殊作用，他用英文写出一部厚实的专著《英国工人阶级状况》（*The Condition of the Working Man in England*）。在这部书中，恩格斯通过大量的材料，"相当详细地考察了英国城市工人的生活条件"以及这种生活条件对他们的健康状况的负面影响。他谈到了英国工人"因经常挨饿……不可避免地要引起严重的疾病和死亡"，是工人们所说的"社会谋杀"；谈到"城市中最糟的区域里的工人住宅"是"百病丛生的根源"；谈到"肺部的疾病是这种生活条件的必然结果"；他还引用权威医生的看法："我诊断过无数的瘰疬病、肺部疾病和胃肠疾病，作为一个医生，我也丝毫不怀疑这些疾病是由工厂里的工作引起的"……于是，恩格斯以十分充分的证据得出科学的结论说：

伦敦的空气永远不会像乡间那样清新而充满氧气。二百五十万人的肺和二十五万个火炉集中在三四平方德里的地面上，消耗着极大量的氧气，要补充这些氧气是很困难的，因为城市建筑本身就阻碍着通风。呼吸和燃烧所产生的碳酸气，由于本身比重大，都滞留在房屋之间，而大气的主流只从屋顶掠过。住在这些房子里面的人得不到足够的氧气，结果身体和精神都萎靡不振，生活力减弱。因此，大城市的居民患急病的，特别是患各种炎症的，虽然比生活在清新空气里的农村居民少得多，但是患慢性病的却多得多。如果说大城市里的生活本身已经对健康有不好的影响，那么工人区里的污浊空气的危害该有多大啊，我们已经看到，一切能使空气变得更坏的东西都聚集在这里了。

恩格斯强调，在这种恶劣环境下，最容易传染的疾病就是肺结核：

> 伦敦的特别是伦敦工人区的坏空气，最能助长肺结核的发展，在街上可以遇到许多面容憔悴的人，就足以证明这一点。在早晨，当大家忙着去上班的时候，如果去街上溜达一下，那就会大吃一惊，怎么竟会遇到这许多看上去或轻或重地患有肺结核的人。甚至在曼彻斯特，人们看起来也还不至于这样。这些每走一步都可以碰到的脸色苍白、身形瘦削、胸部窄小、眼睛凹陷的幽灵，这种虚弱无力、萎靡不振、没精打采的面孔，我只是在伦敦才看到过这许多，虽然肺结核在英国北部的工厂城市里每年也都要夺去不少人的生命。（以上均为马克思恩格斯著作编译局的译文）

情况确实如此，工业化使居住在城市贫民区里的工人患肺结核病变得非常频繁、非常普遍。有一个有趣细节很能说明这个问题。咳嗽是肺结核病人的重要体征。一位同时代人描述说，早些时，如果有谁在教堂里偶尔咳嗽一声，所有的人会很惊异地把眼睛转向他看，因为实属稀罕。但是现在，咳嗽已经差不多成为司空见惯的事了。

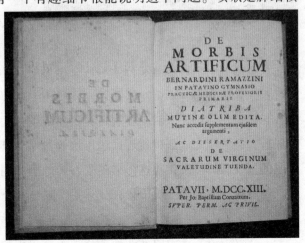

1713 版的《职业病》

另一方面，还应该看到，许多疾病都

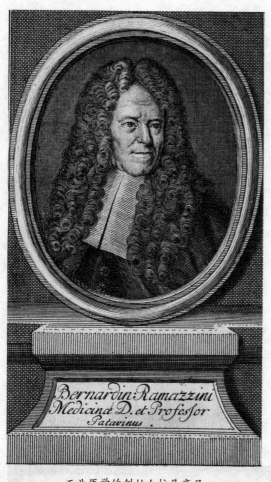

工业医学的创始人拉马齐尼

是与患者的职业或行业联系在一起的，如炼钢工人容易患阴囊癌，制帽工人容易患汞中毒，纺织工人容易患肺癌，等等。早在 1700 年，意大利的医学家贝纳蒂诺·拉马齐尼（Bernardino Ramazzini, 1663—1714）就写过一本书，他的伟大著作《职业病》（*De morbis artificium*），全面论述粉尘、金属、刺激性化学物和其他腐蚀性物质对人体健康可能造成的危害。在书中，拉马齐尼列举矿工、金首饰工、外科医生、画家、锻工、漂洗工、砖石工、摔斗士、农夫、掘墓人、助产士、护士和士兵等容易患的疾病，被称为工业医学的创始人；此书也被认为是第一部职业医学著作。拉马齐尼当时只举出五十二种职业和行业。一个半世纪后的工业革命时代，工作时间过长、光线昏暗、新鲜空气缺乏、环境不卫生以及可能危害人体的机械设备和化学污染，使人对结核病之类疾病的抵抗力大大降低，与工作或劳动场所有关的职业病病种就远远超出这个数字，其中肺结核是最常见、最普遍的一种。一位医生曾这样描述磨刀叉的磨工因工作的关系而患上肺结核、最后死于此病的短短历程：

　　他们通常是十四岁开始工作，如果他们的身体很好，在二十岁以前还感觉不到特别不舒服；再下去，这种特有的疾病的征候就显现出来了。他们在爬山或上楼梯时稍微用点力就喘不过气来；为了减轻经常不断的愈来愈厉害的呼吸困难，他们把两肩高高地耸起；他们的身体老是向前弯着，好像只有保持工作时那种弯腰姿势才觉得最舒服；他们的脸色渐渐变成泥黄色，面部显露出忧郁的表情，常常诉说胸部有受到压迫的感觉。嗓子变得粗糙而嘶哑，他们高声地咳嗽，声音就像从空木桶里发出来的。他们时常咳出大量的灰尘，这些灰尘或者混在痰里，或者团成球形或圆柱形，表面覆着一层薄薄的黏液。再过一些时候就出现吐血、不能躺卧、盗汗、水泻、极度消瘦以及肺结核的一切普通征候。他们这样被折磨了几个月，甚至几年，既不能养活自己，也不能养活家庭，最后终于死去。

这些磨工的寿命平均很难达到三十五岁。其他像金属制造工、成衣工、鞋匠、泥瓦工、印刷工等，也都被认为是高风险的工种，都很容易过早病逝。如伦敦排字工人工会 1883 年报告说，排字工人的死亡人数中，1/3 就死于肺结核，一个多么可怕的数字。德国细菌学家罗伯特·科赫（Robert Koch，1843—1910）从医学科学的严正性证实：

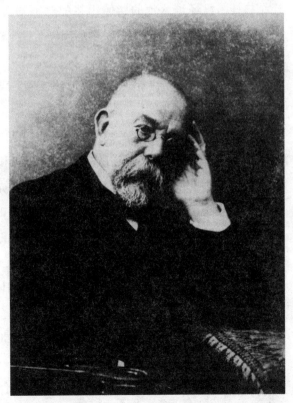

德国细菌学家科赫说，全人类有 1/7 的人死于肺结核

105

如果一种疾病的牺牲者的数目是度量其危害严重性的尺度，那么，所有的疾病，甚至包括最有威胁性的，如淋巴腺鼠疫、亚洲霍乱等都必然远远地排列在结核病的后面。根据统计材料，全人类有1/7的人死于肺结核，并且如果我们只考虑具有生产能力的中年人的话，那么这些人中将有1/3或数量更多的人是被这种疾病夺去生命的。

正是这一可怕的数字，成为一种动力，激励科赫后来查明了肺结核的致病菌结核杆菌，从而有可能杀灭这种病菌，断绝它的传染途径。

确实，统计材料表明，19世纪末期，在伦敦和纽约，有五千万的带菌者在到处传播结核病，使全世界几乎有一半人接触到它，其中多数人甚至连结核杆菌已经进入他的肌体仍然茫然不知，只是由于自己强壮的抵抗力，才没有使疾病发生；另一些则被传染上，最后一蹶不振，每年约有七百万人死于此病。

一般人往往把癌症看成是最可怕的疾病。事实上，肺结核的死亡率比癌症要高。

有一段时间，肺结核杀死97%的65岁前的患者，而同龄癌症患者的死亡率是60%。从1871年至1875年，英格兰和威尔士肺结核患者的死亡率达到2.22‰。最可怜的还在于死者大多是抵抗力比较弱的孩子。19世纪80年代，据英国伦敦患儿医院（London Hospital for Sick Children）对一千四百二十名死于各种原因的儿童所做的尸体解剖，查明其中大约45%的死者，主要死因是肺结核，其中80%的罹难者是工人阶层或家庭作坊的工人阶层。另外，苏格兰爱丁堡皇家患儿医院（Royal Hospital for Sick Children）的情况也非常相似。

因传染肺结核而死的最极端的例子，是居所最狭窄、环境最恶劣的囚犯。

1848、1849年，匈牙利在政治改革家拉约什·科苏特的领导下，发生了一场摆脱奥地利统治、争取国家独立的战争，曾一度取得胜利。但由于俄国的干涉，使这一斗争最终归于失败，奥地利重新获得对它的控制权。

于是，有九百七十名年轻的匈牙利士兵被军事法庭判处终身监禁，关押在奥地利的库夫施泰因要塞。十二年后，虽然盼到了 1861 年的大赦，可是这九百七十人当中，只有二百四十五人存活下来，其余的都在狱中死于肺结核。另外，在苏格兰港口城市查塔姆，从 1870 年至 1880 年的十年间，查塔姆海军监狱（Chatham Naval Prison）年年冬天频繁发作肺结核传染病，致使狱中囚犯死去一半。在 1910 年以前，美国一座监狱里被判无期徒刑的囚犯，没有一个能活上十二年的。马萨诸塞州的监狱里，1890 年到 1895 年里，有 3/4 的囚犯死亡，死因也都是肺结核。

英国有一位医师，也是物理学家，叫托马斯·扬（Thomas Young，1773—1829），他从 1801 年在伦敦行医开始，1811 年成为著名的圣乔治医院的内科医师，直至 1829 年去世。1815 年，在完成一篇有关肺结核病的评论时，扬以多方面的论证宣称，肺结核病至少导致四分之一的欧洲人"过早地死亡"，它是那么容易"致人于死地，使得开业医生们不敢去设法医治"。

肺结核的确可怕，扬的话显然只是形容他对此病感到束手无策，但医生的人道主义不容许自己对下层穷人的"过早死亡"坐视不救。也正是这种极为可贵的伟大人道主义精神激发了一个个医生和科学家，使他们努力，有时甚至不顾个人的利害，包括个人的生命危险，也要为拯救患者的生命而决心设法消灭此病！

小 说 家

1832 年，英国议会迫于愈演愈烈的社会和产业动荡，批准对产生于 16 世纪末的《济贫法》（Poor Law）的实施状况做一次官方的调查研究，委任一个"皇家济贫法改革委员会"来具体做这项调研工作。委员会由九名委员组成，秘书是爱德温·查德威克（Sir Edwin Chadwick，1800—1890）。虽然秘书职位不高，但并没有妨碍查德威克全身心地投入工作，使自己成为委员中实际上是最重要、最有活力的一个。他和几位与他一样具有事业心的医生一起，对伦敦、曼彻斯特、格拉斯哥等城市的许多堂区，尤其是

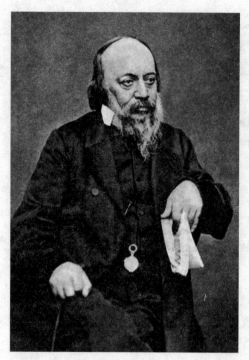

查德威克曾对几个城市中的贫民窟进行深入调查

贫民窟，做了系统详细的调查，"发现事实"，发表了多达二十二卷的材料，最终使"公共卫生法"（the Public Health Law）得以于 1848 年获得通过。通过这项调研工作，查德威克还写出了一部题为《关于英国劳动人口卫生状况的报告》（Report on the Sanitary Condition of Labouring Population of Great Britain）的著作。

这是一部具有重大历史意义的文献，在《关于英国劳动人口卫生状况的报告》中，查德威克不仅以大量感人的事例，还以许多具体的统计数字说明贫困、不良的生活环境与疾病的关系，具有很强的说服力。查德威克指出，贫困与疾病之间，存在着直接的、动态的联系，一方面是贫困导致了疾病，同时疾病又导致贫困，两者之间会产生一种恶性循环。他以热病、霍乱、小儿腹泻，当然包括痨病为例说明，这些"因环境不洁或不良的卫生习惯所引起的疾病"可以说是同一种疾病的变种，只不过是在不同的环境下表现出不同的症状罢了。

人们可能会认为，查德威克定是一个对疾病和公共卫生问题颇为在行的职业医生。其

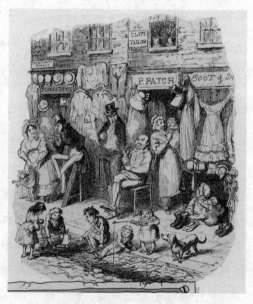

这幅插图描绘查德威克在进行卫生调查

实不是，他的职业是律师，他本来受的是法学教育。作为一个业外人士，他是出于普遍的人道主义情感，关心大众的健康。

其实，并非只有查德威克是唯一关心疾病和人、关心疾病和社会生活远超过医学业内人士的外行人。医学史上常见业外人士往往比业内的专家有更敏锐的眼光，更能发现健康卫生的问题。对"放血"疗法的认识，情况就是这样。

这是通过划痕、杯吸、水蛭吸血、动脉切开、静脉切开等手段，将人体内的血液释放一部分，被认为是治疗疾病的有效方法，包括治疗肺结核病。而具体操作者还不是外科医生，而是让理发匠（barber）充当这一职务。一千

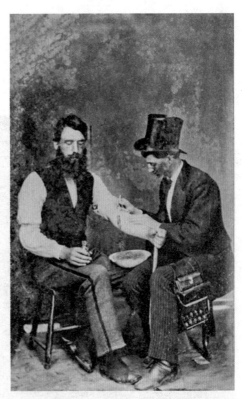

1860 年的一次放血，这是仅存下来的三张照片之一

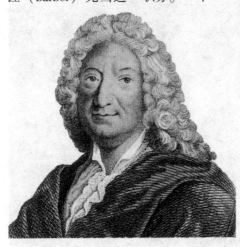

法国讽刺作家阿兰-勒内·勒萨日在作品中描写放血让很多人死亡

多年来，尽管在放血中死于失血过多的人不计其数，差不多所有的疾病都仍然在用这种方法"治疗"，却几乎没有一个专业医师提出过质疑，倒是一些作家最先认识到它的害处，最先反对这一程序，并且反对得最激烈。如法国戏剧作家莫里哀（Molière，1622—1673）在他的剧作《没病找病》（*Le Malade Imaginaire*）中对它进行了刻毒的讽刺。另一位法国讽刺作家阿兰-勒内·勒萨日

（1668—1747）则在他著名的流浪汉小说《吉尔·布拉斯·德·桑蒂利亚纳传》（*Histoire de Gil Blas de Santillane*）中，描写了一个因放血"造成寡妇孤儿和特洛伊城被围时一样多"的医生桑格拉都，等等。

当然，这也并非不可理解，因为业内的专家，受过传统的专业熏陶，

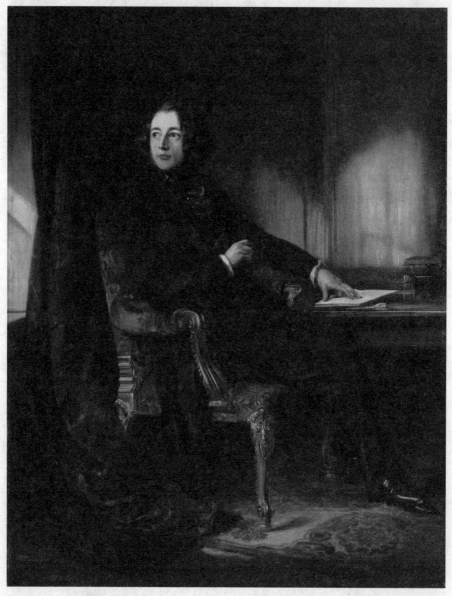

英国作家狄更斯把自己的眼光深入到伦敦最贫穷、最肮脏的角落

很容易受传统观念的束缚，难以跳出某些已被公认的"准则"。业外人士则不同，只要不存成见，能以实际的眼光来观察和审视事物，他们就会不受这种束缚。文学中的现实主义坚信物质现象的存在是不以人的主观意志为转移的，主张不带先入为主的偏见对当代生活进行观察和描绘。这就使他们尽管不是某一专业里的行家，仍能对该专业所研究的事物做出准确、细致的反映。对肺结核疾病和病人的情况便是如此。

查尔斯·狄更斯（Charles Dickens，1812—1870）是一位细心观察的英国作家，在他的创作中，人们可以发现他善于把自己的眼光深入到伦敦最贫穷、最肮脏的角落，揭示出这样的环境和生活条件是极易使穷人们染上各种各样的疾病的。

把穷人收容到习艺所去，是英国议会通过一项新济贫法后所采取的救济措施。可是正如亲身进行过调查的弗里德里希·恩格斯所指出的："那里的伙食比最穷的工人吃的还要坏，而工作却更繁重……甚至监狱里一般的伙食也比这里好……而实际上习艺所也就是监狱。不做完分内的工作就不能吃饭……"因此，"孩子们总是半饥半饱，……他们有一半人不知道什么叫吃饱。……甚至还有一些小孩子从早晨八点到晚上七点连一点东西都吃不到……"

在狄更斯的小说《奥立弗·退斯特》（*The Adventure of Oliver Twist*）中，同名主人公是一个出生后生活在贫民习艺所里的孩子。狄更斯在小说中有意不写明这"贫民习艺所"在什么地方，以表示它的存在在英国具有普遍性，甚至

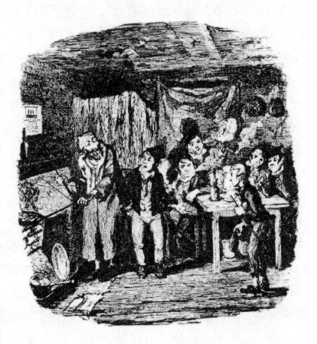

《奥立弗》插图

与首都伦敦也没有什么多大的不同。作家在小说"作者序"中愤愤地说："寒冷潮湿、无处栖身的午夜伦敦街头，是邪恶在里边挤得悠转不开的藏污纳垢之所，饥馑与疫疠出没无常的鬼地方……"在这样的大环境中生活，一个孩子能不生病吗？奥立弗从习艺所逃出来后，又饿又累中连续走了七天后落入贼窝，被误作小扒手抓进伦敦一个警察分局后，就"倒在地上人事不省"。等到后来终于弄清事实真相，为善良的绅士布朗劳先生救到家中，他的病症就更明显地表现出来了："一连好几天，奥立弗……都还是不知不觉。太阳升起又落山，再升起再落山，如此反复多次，这孩子依然昏昏沉沉地躺在床上，在耗损精力的高热干烤下愈来愈落形。……后来，他总算像从一场长久的噩梦中醒了过来，面色苍白、骨瘦如柴、虚弱不堪。他有气无力地在床上坐起来，脑袋斜倚着一只发颤的肩膀……"因为"身体极度虚弱"，说话也没有力气，而且还出现发高烧时常有的幻觉，看到了不得不遗弃他的母亲，觉得"也许她果真坐在我身旁。我简直感觉得到她坐在那儿"。

奥立弗实在是太虚弱了。与服侍他的女管家说了几句话，他就"已经精疲力尽了，不久就又沉沉睡去"，只是睡得不稳，一次次醒来，感到口渴，简直是"渴得很"。房间幽暗、岑寂的气氛庄严肃穆，更容易使这个发烧的人出现幻觉，认为是"死神曾在这里徘徊了好多个日日夜夜，它的不祥的来临也许处处留下阴森可怖的痕迹"……狄更斯在这样描述奥立弗的"热病"症状的同时，还间或提到他的体形，描写了他的"一只枯瘦的小手""面容清癯瘦削"等疾病的特征。病理学家兼医学史家托马斯·多曼蒂在 1999 年出版的《结核病史》(Thomas Dormandy：*A Hostory of Tuberculosis*) 中分析，奥立弗患的这种所谓"热病"就是肺结核。狄更斯的这些描写，使读者看到这位现实主义作家对当时社会生活的关注。

英国女作家勃朗特三姐妹一家都患有肺结核病。这为她们在自己的作品中表现肺结核病病人提供了熟悉的素材。夏洛蒂·勃朗特不但借自己和姐妹们的生活经历，在小说《简·爱》中写了劳渥德学校的孩子们，穿着单薄、衣不御体、食物不足、营养不良、体质虚弱、年幼多病的情况，还特别说道，她们终日处在"半饥半饱"状态，因此，不管是感冒或是肺结核，都"注定了大部分学生要受到传染"，一次的传染，在八十个女孩子中，"一下子就病倒了四十五个。……有些人死在学校里，给悄悄地马上埋掉……"

夏洛蒂·勃朗特以她妹妹安妮为原型写了一个叫海伦·彭斯的女孩子。海伦是与简·爱相濡以沫的好友，只有十四岁，但因染上了肺结核病，被隔离在那里。简·爱不经意间得知海伦的病情后，悲痛得无法入睡，便在深夜悄悄起来去看她。找到她后，"看见她的脸，既苍白又消瘦，但十分平静"。简·爱爬到她的床上去吻她，感到"她的额头冰冷，脸颊又冷又瘦，手和手腕也是这样，可是她像以前一样地微笑着"，因为她想到她可以回到"永久的家"，也就是死了之后可以去上帝那里，才这样平静，于是她安慰简·爱不要为她而悲伤。……这样谈了一些时候，两人互相亲吻之后，就"我的脸靠着海伦·彭斯的肩膀，我的胳膊搂着她的脖子"，马上入睡了。可是到了第二天，人们发现海伦·彭斯已经死了。

在夏洛蒂·勃朗特的妹妹艾米莉·勃朗特的《呼啸山庄》中，亨德里·厄恩肖的新妇弗兰西斯·厄恩肖患的也是肺结核病。

年轻的弗兰西斯本是一个乐观的人。她"脸色红润，两颗眼珠就像钻石那样闪射着光彩"。她还喜爱音乐，在舞会上一次又一次地为大家演唱。但疾病损耗了她的形体，使她很瘦很瘦，而且一上楼梯"就气急呼吁的，……有时候她还咳嗽得很厉害"。不过，她总是"精神抖擞的样子"，"轻快的心情始终没有离开过她"，虽然旁人看得很清楚，她病得非常厉害，相信她挨不过这个冬天。实际上，她的心里也出现一种不祥的预感，诉说"她自己也不知道，只感觉到她是那么害怕死……"

果然，不过拖了半年多，在为丈夫生了一个孩子之后，病就更重了。医生诊断"说她这几年来就一直害着痨病"，甚至明白地说，现在病到如此的地步，投药已经不起作用，只是徒费金钱罢了。终于，"有一夜，她依偎在丈夫肩头，正想说她觉得明天可以起床了，谁知话还没完，咳呛起来了——一阵轻微的咳嗽——他把她抱了起来，她用双手搂住他的脖子，脸色变了——她死了"。（方平译文）

自然主义认为，文学作品中的现实，是经过作家头脑过虑和重组过的现实，会因作家意识和思想的变化而改变形体，这种包容在主观中的"现实"，其真实性是不确定的。它以科学上的决定论为前提，要求更忠实地、不加选择地反映现实为宗旨，来反映不带道德评价的真实的"生活侧面"。

终身未婚的龚古尔兄弟，埃德蒙·龚古尔和茹尔·龚古尔（Edmond and

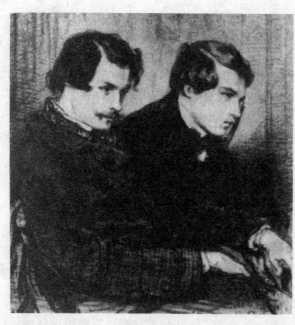
龚古尔兄弟

Jules Goncourt，1822—1896，1830—1870）算得上是文学艺术史上一对最有名的始终不渝的合作者。不过他们两人不论是绘画或剧本，都不成功，他们主要的成就是散文创作：从1851年开始直至去世的日记，内容从人物素描、文人圈中的流言蜚语，到批评性的责难和猥亵的逸事，被认为是描述当时社会生活的一部巨著。他们的小说，广泛地涉及社会上各行各业的各个阶层，可以看出他们认真调查研究和细致使用文件与细节的特点，显示他们恪守自然主义的原则，即如他们在小说《热曼妮·拉瑟顿》的第一版"序言"里说的，他们的写作是"以科学研究和尽科学的责任为天职"，进行"既严肃又生动感人的社会调查"，然后再"通过分析和探索"，写下"当代的伦理史"。

1860年，一位朋友向龚古尔兄弟讲了罗昂医院的一个修女爱上一名实习医生的故事，这启发他们准备写一部小说。为了给这部后来取名为《修女菲洛梅娜》（Soeur Philomène）的小说收集材料，兄弟俩带了名作家居斯塔夫·福楼拜的介绍信，于12月18日去了巴黎著名的慈善医院（Hôpital de la Charité），但只能待八天。两个月后，他们又冒险到了另一家医院，并参加过一次住院医生的晚宴。在这些时间里，目睹一件件与医院相连的日常生活，以及来医院就医的病人的情况，使他们感到震惊，甚至从心里升起一股揪心的凄凉。他们见到一位"三十岁的痨病病人"。他们在日记里这样写道："他的口张得很大，就像一个极想呼吸却得不到空气就断了气的人。"这是他们第一次在医院亲眼看到人的死亡。几天后，他们又见到一位老人，他们在日记里说："形体消瘦、脸容憔悴、两眼凹陷，……

像一棵在冬日寒风劲吹下颤颤发抖的枯萎的老树，在以悠缓压抑而又谦恭卑微的声气乞求让他住进医院去。"但是得不到允许，而被赶入漫天飘雪的雪地里。实习医生解释说："如果我们将肺痨病人接收进来，我们就不会有病房留给别的病人了。"……这些经历，帮助兄弟俩在 1864 年写出了《勒内·莫普兰》(*Renée Mauperin*) 和《热曼妮·拉瑟顿》(*Germinie Lacerteux*) 两部小说。在《勒内·莫普兰》中，作者通过对热尔维塞夫人的死的描写，如巴黎大学教授米歇尔·莱蒙在《法国现代小说史》中说的，是要说明"肺结核患者及其精神上的旅程是与患者疾病上的进展秘而不露地连接在一起的"。在以侍候他们四十年的女仆萝丝为原型的小说《热曼妮·拉瑟顿》中，龚古尔兄弟对同名女子疾病的非常细腻的描绘，同样也有力地说明了患者的疾病是与她的物质和精神生活"秘而不露地连接在一起的"。

《热曼妮·拉瑟顿》是法国第一部自然主义小说的代表作。主人公热曼妮·拉瑟顿原是一个农村姑娘，十四岁那年父母就死了，她只好来巴黎投奔她的胞姐。不久，在咖啡馆做女招待时，她遭人奸污，生了一个女婴，精神上受到严重打击。后来，又去替没落贵族德·瓦朗德伊小姐做女仆。在此期间，她爱上工匠于皮永。天真、痴情的热曼妮对于皮永虽然一片真诚，为他甚至可以奉献自己的一切，可是于皮永对她的报答却是爱情的不忠和无尽的嘲弄。为了维持自己的感情，热曼妮竭力纠缠对方，但一次次总是失望。在这之后，她渐渐陷入了堕落，从为情人去偷钱，进而酗酒和寻求性刺激，于是患上了精神病和肺结核。在这里，龚古尔兄弟不但真切地描绘了热曼妮抑郁、麻木、智力退化、记忆缺失、狂躁变态和妄想、幻视、幻听、顿悟障碍、思维障碍等精神病甚至精神分裂的症状，还具体描述了她的肺结核病症状。

四十一岁的热曼妮有肺结核的家族史，她的姐姐就是患胸膜炎死的，她自己显然也有此病的隐患，或许早已出现，只是为了对主人瞒住自己的这个隐私，她硬是装出根本没有什么病的样子。但在一次淋了雨之后，她的肺结核症状加剧了，她"面色变得非常难看，苍白得像一张纸，两眼布满红丝"。女主人还发现她正在发着高烧。晚上医生来过后，检查出她不但患有胸膜炎，而且"肺部的问题也太多"，认为像她这样的情况，竟然一分钟也没有躺下，简直太不可思议了。

虽然让她吃了药，热曼妮的病却并不见好。她"整夜整夜地咳嗽，全身发颤，无法成眠；没有胃口，百食俱厌"，医生还认定她的"肺叶上部确有溃疡现象"。

尽管接受医生的建议，善良的主人为她创造了去乡下改换环境的条件，但热曼妮的病仍旧没有什么大起色，最后甚至更加重了。她"咳嗽声声急促、哽噎，咳一声，停一声，即使中间的间歇也让人屏声息气，心绪不安，生怕咳声再起。果然，热曼妮又咳起来了，声声嘶哑，断断续续，余音不绝，好像永无止息似的"。（董纯等译文）

从乡下回来后，医生又为热曼妮做了一次检查，警告说："病情发展很快，实在太快……左肺全部感染……右肺上部也已经开始……我担心要扩散到整个肺部……"他声称"这个女人没救了……她还能活六个星期，至多两个月……"

果然，"她日渐虚弱、憔悴，身体也越来越支撑不住了。当她上楼时，不得不抓住楼梯扶手，勉强爬到她住的七层楼。后来，她摔倒在楼梯上……"医生来后，听了主人介绍热曼妮的病情，相信她是发作胸膜炎了，"怕她肠道里的脓肿同膀胱里的脓肿并发了"。医生觉得"情况不妙，非常严重"，建议立即住院，"否则，她会突然疼死的"。但是医院也挽救不了她的生命。一天清晨，"刚刚替她整理完床铺，她一点也不像要咽气的样子。突然间，她大口大口地咯起血来，没多久就死了"。

这么详尽地描写疾病的症状，是因为自然主义要求作家以自然科学家的冷静头脑，应用自然科学家，特别是生物学家的方法，在人物身上证明在实验室里获得的结论，即要将人物当成生物学上的生理解剖对象予以剖析，然后运用生物学的规律，对他的行为举止做出"科学的"解释。

从小说中可以看出，龚古尔兄弟明显地描写了米歇尔·莱蒙所说的热曼妮"胸膜炎、肺溃疡、肺结核和咯血诸阶段"。与此同时，读者也看到，作者还强调了她这疾病发生的物质因素。他们写了热曼妮的住房："这间斗室小得几乎连咽气的地方都不够！阁楼只有几尺见方，没有壁炉，铁钩支着天窗，一年四季往里灌风。夏天炎热，冬天寒冷。"住房是那么的闭塞、空气不畅。她作为女仆的工作条件更对她的身体有害："这种大城市里的厨房，窄小简陋，使许多妇女患了肺病。炭火在炉膛里燃烧，慢慢升起一缕呛人的浓烟，吞噬着她们的健康。热曼妮做饭用的煤，是隔壁煤商

116

卖给她的巴黎有烟煤，一点燃就满屋浓烟直冒，很快将她包围。通风管道堵塞，壁炉下端不通，烟火冒出有毒的气体，齐胸高的炉子透出热浪，这一切都侵蚀着热曼妮的肺部……"

　　龚古尔兄弟在小说中指出，热曼妮·拉瑟顿的肺结核和精神病是生活中的"挫折，屈辱，牺牲，女儿的夭折，情人的变心，爱情的泯灭"等引起的。另外一些正视现实的现实主义作家也总是注意环境的物质原因对结核病的有害影响，像中国现代文学奠基人鲁迅笔下的小栓，小说《药》中的这个小茶摊摊主华老栓的儿子，吃饭的时候，"大粒的汗，从额上滚下，夹袄也贴住了背心，两块肩胛骨高高凸出，印成一个阳文的'八'字"。简略几笔，勾画出了肺结核的体征。还有法国作家维克多·雨果小说《巴黎圣母院》中的圣母院敲钟人卡西莫多："两个肩膀之间隆起一个大驼峰，前面长着鸡胸。大腿和小腿奇形怪状，只有两个膝盖还能合拢，从正面看去，就像两把刀柄相连的大镰刀。"也分明是脊椎结核的症状。不过，与现实主义作家不同，对浪漫主义作家来说，他们在肺结核病人身上看到的不是社会环境带给人的苦难，而认为有一种独特的美。

第五章　恩　　惠

才性：敏锐的感受

最初，似乎是那些生活没有规律的艺术家圈子里患肺结核的人特别多，才引起人们的注意，使研究者从统计学出发，把肺结核看成是艺术家的一个特点，或者是这些人的一种职业病，以至于出现肺结核是"艺术家的疾病"这样的说法。20世纪以来，有些学者从内在心理素质方面进一步深入进行研究，认为艺术家中患肺结核病的比较多，是因为肺结核病患者大多都智力聪慧，才华洋溢，而且往往多情善感，尤其是感情特别强烈且纤细，甚至到了过度敏感、过度脆弱的地步。于是就如加拿大哈利法克斯的坎普希尔医院的内科医师 E. 卡尔·艾博特在他的《作曲家与肺结核：创造性效应》中说的："有些作曲家至死都患有痨病，而且有证据表明，其中许多在疾病晚期仍保持敏感性和高产。"艾博特甚至得出这样的结论："肺结核与天才和创造性之间有一定的联系。"

艾博特把作曲家或音乐家作为肺结核与创造性之间联系的典型例证，是有一定道理的。应该承认，肺结核与创造性之间的联系，在其他智力工作者身上也同样存在，但不可否认的是，在音乐家身上表现得更为突出、更为典型。这是因为艺术创作是一项运用精神主体来接受精神材料而进行的工作，音乐家与用符号来创作的作家、用线条创作的画家和用动作创作的舞蹈家不同，用的材料是捉摸不定和不可目击的"音"。音乐在现实世界中没有范本，它的内容就是乐音的运动形式，借用著名的奥地利音乐理论家爱德华·汉斯立克（1825—1904）的《论音乐的美》中的话来说，它

118

"不依附、不需要外来内容的美，它存在于乐音以及乐音的艺术组合中"。因此，音乐常被称为更高意义上的"感觉情感本身"的艺术或"艺术的艺术"，它要求音乐家有"更为灵性细腻"的情感。而这，正是肺结核患者的特征：是他们的短处，也是他们的长处。

自古以来，学者们就注意到，敏感的天才似乎都与病患有一定的关系。

古希腊哲学家柏拉图（前427—前347）在《对话录》的《伊安篇》中说，伟大的诗人是因为"神对于诗人像对于占卜家和预言家一样，夺去他们的平常理智"，才使他们获得天赋的才性。从原始时代起，直至近代文明社会，一直有很多人相信祭司、巫师、萨满等人具有超自然的力量，不但会治病，还能占卜未来。可是这都是一些什么样的人呢？文化人类学家描述说，这些人如果不是世袭的遗传，便都得经历一番类似于濒临死亡或非人的自我摧残和肉体折磨，把自己弄到病残的境地。这使古罗马最有影响的讽刺诗人尤维纳利斯（55至60？—约127）的著名警句 Mens sana in corpore sano（健全的精神寓于健全的躯体）受到人们的诘疑。不仅做医生的俄国作家安东·契诃夫在他的《手记》中引了一对夫妇的话，说他们到了临死的时候，终于开始怀疑起自己毕生奉为生活准则的这个学说，暗暗自问："所谓 Mens sana in corpore sano 之说，或许是谎话吧？"来表述作家自己的这一信念，当代日本的文艺理论家、玉川大学教授浜田正秀相信，与健康的肉体相比，"精神健康更显得可贵"，并进一步宣称："病弱的肉体中寓有健全的精神才称得上是天才。"因为历史上确实有很多患病或病残的人，他的精神不但十分健全，甚至比一般的健康人都更完美。就算说古希腊两部最伟大的史诗《伊里亚特》和《奥德赛》的作者荷马是个盲人，可能只不过是传说而已，英国大诗人约翰·弥尔顿（1608—1674）的闻名于世的长诗《失乐园》《复乐园》《力士参孙》都作于他双目失明之后，则完全是事实，而雅典政治家、公认是古希腊最伟大的演说家狄摩西尼（前384—前322），原本也的确是一个体质纤弱、天生口吃的人。

疾病和才性的关系似乎也并非不能解释。事实上，艾博特有关肺结核与天才和创造性之间联系的看法，如今已经被很多人所理解和接受。检阅近三百年来音乐的历史，可以看到，很多大音乐家都患有结核病，主要是肺结核。

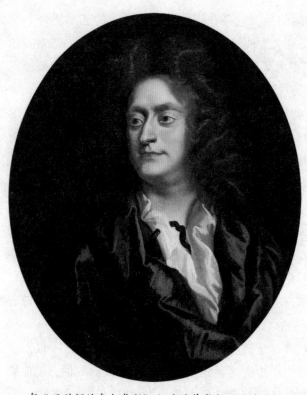

活跃于 17 世纪的亨利·普赛尔（Henry Purcell，约 1659—1695）是英国早期巴洛克作曲家，曾任查理二世国王弦乐队的作曲师，为威斯敏斯特教堂的管风琴师，是皇家教堂的三名管风琴师之一，毕生差不多都是在威斯敏斯特教堂度过的。

作为一位作曲家，普赛尔的才华可能是晚熟的，虽然他早期也有作品写出，但从 1689 年为切尔西的一所女校创作描写迦太

有"不列颠的奥尔甫斯"之称的普赛尔死于肺结核

基女皇狄多和特洛伊王子埃涅阿斯的爱情的歌剧《狄多与埃涅阿斯》，在狭小的框架内达到高度的戏剧紧张性起，不断地应邀为《戴克里先》《亚瑟王》《仙后》等剧目配乐，显示出他以音乐刻画激情的天赋，被比作希腊神话中琴声能使猛兽俯首、顽石点头的诗人和歌手奥尔甫斯，称为"不列颠的奥尔甫斯"。他创作的赞美诗《我的心在诉说》甚至获得在威斯敏斯特教堂为国王詹姆斯二世加冕典礼上演出的荣誉。而且创作的量也是惊人的，1876 年成立的普赛尔协会整理、编辑出版的他的作品全集，至 1965 年，共计三十二卷之多。

普赛尔在二十一岁那年结婚后，共生有六个孩子，其中有三个死于婴儿期，死因据信都是肺结核。他本人似乎一直都很健壮，直到去世前两个星期，受了风寒被迫卧床，健康开始恶化。没有记载医生对他采取过什么有效的措施。总之，病情恶化了。死的那天，他的遗嘱要求将他的房地产全部留给他"亲爱的妻子弗朗西斯"，虽然据他早期的传记作者约翰·霍

金斯爵士（Sir John Hawkins）说，由于他是一个习惯性的狂饮者，他的妻子为惩罚他这不当行为，曾将他关在阴冷、潮湿的房外。

似乎就在濒临死亡的时刻，他至少还写过一支曲子。因为年代较早，对他的病情了解，资料不是非常充分，有的说是肺炎，也有的说是粟粒性结核或肺结核。不过可以肯定的是都属于这方面的疾病。

意大利作曲家乔万尼·巴蒂斯塔·佩

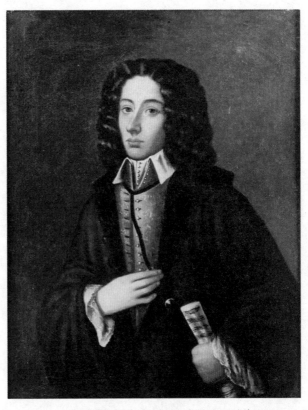

意大利作曲家佩戈莱西肺结核病很重仍创作不懈

戈莱西（Giovanni Battista Pergolesi，1710—1736）是父母的第三个孩子，另外两个兄弟和一个姐妹都死于婴儿期，他自己在童年时代也因为骨髓炎或者髋部结核而左腿残废。

佩戈莱西很早就开始学习音乐，不久就成为一名有造诣的小提琴家。十多岁时他去那不勒斯学习作曲，在此期间，他的母亲和另外一个兄弟也可能因肺结核而死。五年后，他的父亲也死了。由于他成绩卓著，很快就接到创作歌剧的委托，并且获得了承认，在那不勒斯有了名声。1732年，他受命任那不勒斯的斯蒂利亚诺王子的教堂乐正，并创作了一首弥撒曲；两年后又被任命为那不勒斯教堂乐正，于5月赴罗马指挥这首弥撒曲。

佩戈莱西虽然患有肺结核病，甚至病得相当重了，但仍旧不懈工作，好像有无穷的精力，他每年都至少要完成一部歌剧，直到去世。1736年，他接受朋友的劝告，去南方那不勒斯湾的温泉疗养胜地波佐利，住在一个

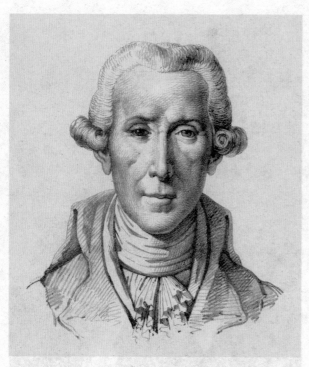

波凯利尼自己和他第二个妻子及三个女儿都死于结核病

隐修院里。在这里，他仍继续创作，并在去世前的两天里完成了他最后的、最优秀的作品《圣母悼歌》。

佩戈莱西的一些作品都是在他死后，有些甚至在他死后多年才为人所理解。1920年俄罗斯大音乐家伊戈尔·斯特拉文斯基声称他的芭蕾舞剧《矮胖驼子》是根据佩戈莱西的一些片段音乐改编的。

卢吉·波凯利尼（Luigi Boccherini, 1743—1805）也是意大利的作曲家和大提琴家，一生创作了差不多五百首作品，包括圣乐、交响曲和协奏曲，他的成就推动了弦乐四重奏这一曲式的发展。大钢琴家弗里德里希·肖邦十分喜爱他的作品，据说肖邦在与情妇乔治·桑一起在地中海的马霍卡岛养病时，常常听他的乐曲并深受感动。

波凯利尼来自一个音乐之家，他父亲是一名低音提琴手。波凯利尼早年即被托付给当地大教堂的一位音乐总监抚育，1756年又被送到罗马学习大提琴。二十二岁时，一次发烧首次显示他慢性疾病的症状，此病使他放弃了学习，也放弃了不久即会成为一名大提琴能手的生涯，并折磨了他一辈子。但他的天才使他很快就从事作曲，并获得伟大的成就，被西班牙查理三世国王的兄弟唐路易斯王子聘为作曲家和大提琴手。

1797年，波凯利尼在给友人的一封信中说到自己"糟糕的健康状况"，而且说他的病是进行性的。虽然这时他手写的能力已经糟到了极点，他还是继续作曲。1802年，短时间里，他两次婚姻的两个女儿都病逝了；两年后，他第二个妻子和另一个女儿也相继去世。她们大概都是死于结核病。

1804 年，波凯利尼开始创作一组四重奏，第二部分的第一乐章完成后，他的病情就恶化了，使他不可能再创作下去，而只好停了下来。到了第二年的 5 月 28 日，据他的传记作者罗斯柴尔德（G. de Rothschild）说，他经常出现"肺部窒息一类"的病变。他的病情更为严重了。研究者根据波凯利尼长期反复出现的咯血和最后死于呼吸困难，断定他患的也是肺结核。但正是这一疾病，成就了波凯利尼的天才。

德国的卡尔·马利亚·冯·韦伯（Carl Maria von Weber, 1786—1826）是德国浪漫主义歌剧的开创性人物。他生于荷尔斯塔因欧丁的一个音乐之家，父亲是乐师，在一个管弦乐队拉小提琴，母亲是歌手，还有兄弟、叔伯、姑姨等，也都无不与音乐、戏剧有一定的联系。

像是音乐天才注定的命运，韦伯从小就显露出音乐才华，但同时也体弱多病，大概是结核病，累及他左边的髋关节，这影响他的左足，成为永久性的瘸腿。自此以后，此病折磨了韦伯一生。

1812 年，韦伯诉说感到胸痛，而且左髋关节的疼痛也重新出现。但他仍然广泛旅行欧洲各地。在受命担任布拉格歌剧院指挥的 1813 年，他甚至发高烧、不断谵语，这种恶劣的健康状况，一直持续多年。1817 年至 1818 年，三十二岁的韦伯已经是一位著名的钢琴家和指挥家，还被任命为德累斯顿的德国歌剧院院长，并与他以前的歌手卡洛林·勃兰特结婚；同年生了一个孩子，但孩子不久就死了。

1819 年 3 月，韦伯又因发烧而被迫卧床休息。由于结核病病情急转直下，他情绪十分低落，形成抑郁症。这使他不得不停止作曲，并去寻求医生的帮助。埃登纳斯医生（Dr. Hedenus）根据他的肺结核病情，建议他奉行严格的饥饿饮食。可有趣的是，就同是在患病这年的 6 月，韦伯似乎创造力爆发，几天内就完成了好几部作品，包括著名的《邀舞》，还有四首钢琴奏鸣曲中的最后一首，以及一些歌曲和钢琴小品。尽管 1821 年下半年他的肺结核导致他咯血，1822 年病情进一步恶化，不但咳嗽不断，甚至感到呼吸困难，但他的创造力仍持续不衰。歌剧《自由射手》（1821 年）以新颖的配器和超自然的题材为 19 世纪的一种重要歌剧——浪漫派歌剧奠定了基础；《欧丽安特》（1823 年）被认为是里夏德·瓦格纳歌剧的先声。另外，韦伯从经济出发，还接受伦敦的科文特加登剧院的委约，写出了一部新型的歌剧《奥伯龙》。

为排练和演出《奥伯龙》，1826 年，韦伯亲自去伦敦指挥《奥伯龙》首演和随后的几场演出。在此期间，他甚至还抽空作曲。但是到了 5 月底，他的呼吸越来越困难了，同时也过于疲劳。因此，他计划回德国。朋友们

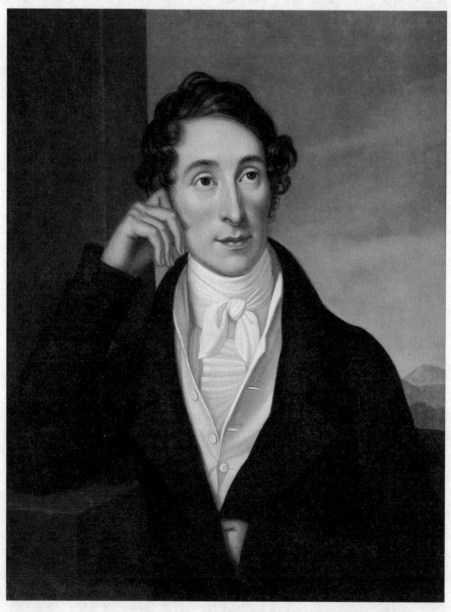

韦伯患肺结核期间创造力爆发

劝他暂缓动身，因为他的腹泻实在太厉害了，连站立都感到困难。6 月 5 日晨，人们发现他已经死在床上，同时看到他的行李都已经被他整整齐齐地准备好了。当天下午在伦敦做的尸体解剖，证明这位德国作曲家和歌剧指挥家的死因是广泛性的结核，累及两肺，还有肺气肿等。

著名的挪威作曲家、挪威民族乐派的奠基者爱德华·格里格（Edward Greig, 1843—1907）小时候似乎身体还不错，但是 1860 年在莱比锡音乐学院学习时，发现左侧患了严重的胸膜炎。等到他稍感恢复后，母亲就让他回卑尔根老家，并在家里度过一个夏天。但格里格坚持自己的决定，重新返回莱比锡学习，并在那里于 1862 年完成了学业。

疾病严重地影响了格里格。他的私人医生克劳斯·汉森后来说，胸膜炎和随后的肺结核使格里格的左肺萎缩，整个凹陷，终生再也没有重新扩张开来，使他至死都感到呼吸困难。

但疾病不能影响格里格对音乐的爱，相反地，还激发了他的创作欲望和创作激情。尽管因为肺结核身体十分虚弱，夜里因肺衰竭而呼吸不畅，并且失眠、梦呓，得了忧郁症，在日里，格里格仍旧像一个健康人那样地进行创作和演出，并努力增加活动，常外出去散步和爬山。到 1901 年，他写出了十部钢琴抒情曲集，并遍访斯堪的纳维亚、欧洲大陆和英国等地，进行巡回演出。

1906 年，格里格遭到他称为"一种倒霉的

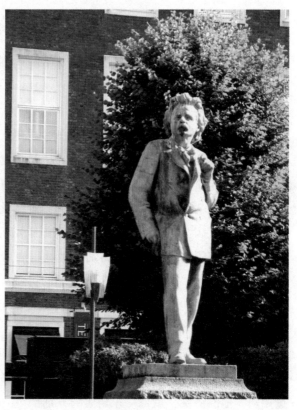

格里格塑像

温病"的袭击，可能是肺肥大什么的，显然是病情加重了。但他还是坚持去布拉格、阿姆斯特丹、伦敦和哥本哈根、慕尼黑、柏林等地旅行演出。在生命的最后一个多月，如 1907 年 7 月 25 日，格里格还与来访的澳大利亚作曲家和钢琴家帕西·格兰杰（Percy Grainger）商议，要一起去英格兰的利兹举行钢琴音乐会；而且当 8 月下旬病得很重、不得不留在卑尔根住院时，他还坚持希望让他出院去利兹。可是在动身前的那天晚上，因他病情更加恶化而被禁止外出，最后于 1907 年 9 月 4 日病逝。尸体解剖证明，左肺扩散性结核这一痼疾和胸膜的疾患是格里格主要的死因。

出生于芬兰湾的一处旅游胜地奥拉宁鲍姆的伊戈尔·斯特拉文斯基（Igor Stravinsky，1882—1971）是 20 世纪俄国最伟大的作曲家之一。他的童年是不幸福的，据说双亲"对他没有温暖"。另外，因为他个子矮小，受人取笑，使他不喜欢去学校。1895 年，斯特拉文斯基曾发作胸膜炎，很像是肺病。父母亲让他去乡下属于他的一位姓诺森科的亲戚的领地，在那里度过几个夏天。可惜这对他的康复似乎并没有起到什么作用。

1906 年，斯特拉文斯基与他的表妹卡捷琳娜·诺森科秘密结婚。卡捷琳娜的母亲是一个肺结核患者，她自己 1914 年也被诊断患有此病，几年里，去了疗养院好多次。

从 1938 年 11 月至 1939 年 3 月的五个月里，斯特拉文斯基家有两人死于肺结核：先是他的女儿柳达米拉，随后是卡捷琳娜。6 月，他的母亲也死了。这使作曲家在他的著作《主题和结论》（*Themes and Conclusions*）中把这年看成是"我一生中最悲惨的一年"。与此同时，他自己也被告知，他的左肺也有病变，最后不得不同意到法国东南上萨瓦他妻子以前去过的同一个疗养院门诊治疗。五个月后，他觉得有所转机，便去了美国，在著名的哈佛大学做"音乐的诗学"为主题的讲座。第二年定居好莱坞，五年后成为美国公民。

1956 年，斯特拉文斯基的结核病突然复发，三年后又再次复发。1969 年，他花了六个月时间来治疗。以后几年里又因外围血管的疾患而不止一次地做栓子切除术，但健康状况仍然越来越不好，原因不得而知。他大剂量用药，他的浴室"就像一家药店的方剂部"。但直到 1971 年 4 月 6 日去世，他都不肯接受停止抽烟的劝告。

还有意大利作曲家本尼迪托·马尔切罗（1686—1739）；伟大作曲家约翰·塞巴斯蒂安·巴赫的第二个儿子，先古典主义时期最重要的作曲家卡尔·菲利普·巴赫（1714—1788）；古典主义至浪漫主义过渡时期意大利出生的法国作曲家玛里亚·卢奇·凯鲁比尼（1760—1842）；德国钢琴家尤里乌斯·鲁伯克（1832—1858）；法国作曲家雅克-法朗索瓦·阿列维（1799—1862）；意大利作曲家阿尔弗雷德·卡塔兰尼（1854—1893）；俄罗斯指挥家

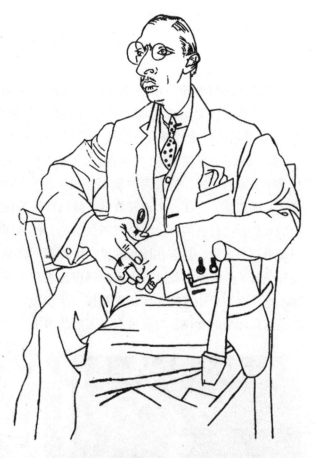

毕加索的速写斯特拉文斯基

华西里·谢尔盖耶维奇·卡里尼科夫（1866—1901）；生于音乐之家的法国音乐天才、女作曲家利丽·布朗热（1893—1918）等，都是结核病患者。甚至被认为所有作曲家中最高全才的沃尔夫冈·阿曼德斯·莫扎特，据他的一位传记作者（G. N. von Niessen）说，也患有肺结核。更不要说波兰钢琴家弗里德里希·肖邦和意大利小提琴家尼科洛·帕格尼尼这些最伟大的音乐家和最著名的肺结核患者了，例子还可以再举下去。

看来，肺结核病患者敏感的音乐天性与其与艺术创造之间的联系，并不是偶然的现象，虽然其机理尚待进行研究。

风格：细腻和抑郁

新西兰的凯瑟琳·曼斯菲尔德（Katherine Mansfield，1888—1923），作为一位作家，无论是表现她最初幻想破灭的短篇小说集《在德国公寓里》，还是后来抒发她困顿心情的《已故上校的两个女儿》，或者如收集在《幸福》《园会》《在海湾》《航程》《陌生人》中的其他作品，都显示出她优秀小说家的才性，被誉为"短篇小说大师"。同时，曼斯菲尔德感情异常丰富而细腻。一次，小说家戴维·赫伯特·劳伦斯的妻子弗丽达出于一时的兴致，把自己的一只结婚戒指送给她，使她深受感动。曼斯菲尔德一直戴着这只戒指，甚至在她与默里结婚时都不肯换下，最后连死后埋葬时也还戴着。曼斯菲尔德这种细致的感情还表现在对事物的观察上，如她会耐心地注视一只小苍蝇如何从天花板一步步向窗玻璃爬去。另外不能忘记的是这位漂亮的女性，对爱情有着强烈的渴求。从大提琴演奏者汤姆·特罗维尔，到德语教师沃尔特·里普曼，到音乐教师乔治·波登，再到写点文学评论的弗洛里安·索比尼欧斯基，到最后在与约翰·米德尔顿·默里的第二次婚姻上找到归宿，她先后爱过好多人，还不包括与几位女性的关系。她感情的转移是因为她的感情太细腻，对爱也要求太高。

才华和智慧，敏锐的知觉和纤细的情感，而且还有强烈的性欲望……曼斯菲尔德并非偶然地才具有肺结核患者的这些特性的，是肺结核使这位女作家必然地具有

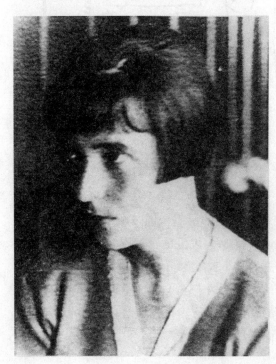

凯瑟琳·曼斯菲尔德

这些肺结核患者所共有的特性。权威的《不列颠百科全书》评论曼斯菲尔德："她发展了一种具有诗的许多特色的独特的散文风格。善于描写内心冲突，行文扑朔迷离，观察烛幽洞微，显示出契诃夫的影响。"十分精辟。可是，为什么曼斯菲尔德会接受契诃夫的影响，或者说为什么契诃夫的影响会在曼斯菲尔德的创作上表现得特别突出？这无疑与女作家本人的心理素质有关，也就是说，契诃夫和曼斯菲尔德两人在心理素质上必须有什么

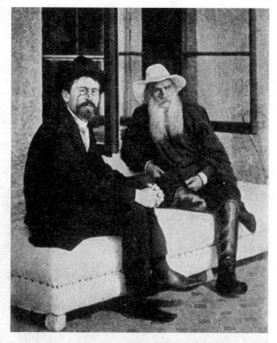

契诃夫和托尔斯泰在一起

共同之处。无疑，其中很明显的一点就是曼斯菲尔德和这位俄罗斯文学大师两人都是肺结核病人，肺结核都同样地影响着他们的创作风格。

马克西姆·高尔基在《文学写照·〈列夫·托尔斯泰〉》中，曾记述安东·契诃夫（Антон Чехов，1860—1904）与文学大师列夫·托尔斯泰见面时的一段对话：

> 今天在杏树林里他问契诃夫道：
> "你年轻时候很荒唐过一番吧？"
> 安·巴（契诃夫）受窘地笑了笑，拉了一下他领下的小胡子，讷讷地讲出一两句听不清楚的话来。
> 列·尼（托尔斯泰）望着海，一面承认地说：
> "我当时是一个不要命的……"（巴金译文）

类似的这种窘态，以往都被看作是契诃夫温和、腼腆性格的表现。但是在唐纳德·雷菲尔德根据俄罗斯对苏联时期契诃夫档案馆的解密材料写

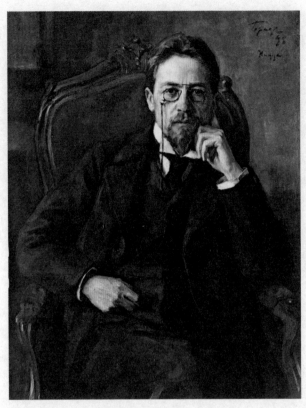
长期患有肺结核的作家契诃夫

成的《契诃夫传》（*Anton Chekhov：A Life*）由哈珀·科林斯公司于 1998 年出版之后，有关契诃夫羞涩的神话被揭开了。

以往的传记中，也不讳言契诃夫喜欢与漂亮的女性交往，但强调这是作家爱美的个性的表现，说他尽管这样，还是竭力不让女性的魅力妨碍他宁静的生活，甚至还说他很担心女性会影响他的创作；至于他在信中的一些有关女性的调侃词句，认为不过是作家一贯的幽默诙谐。现在，新材料说明，这位作家不仅年轻时代就开始有情妇，只是拒绝成家，而且与未来的妻子、莫斯科女演员奥尔迦·克尼佩尔也先是长期同居，三年多后才结婚的；说他还爱与朋友、亲戚和情妇的丈夫共享他们的女人，并难以置信地常主动组织这种三角关系的聚会。这样，对作家欢喜去海滨观赏来此度假的漂亮妇女，对他自己在信中说"我十三岁就领略了爱情的神秘"，说自己对年轻女子特别感兴趣，他妹妹的女友是他周围"一簇美丽的鲜花"，使他快乐，真想娶一个为妻，对他与二十六岁身材苗条、长相漂亮、满头金发的少妇利季娅·阿维洛娃和比他年轻十岁的金发女郎莉卡·米济诺娃的欲罢不能的感情关系，就都可以以新的眼光来看了。此外，如他曾准备写一部《性功能史》，原来只认为是他对医学的热爱；他的关于"医学是我的法妻，文学是我的情妇"的著名比喻，除了认为是他对专职和业余的比喻外，也可以据此来思考他潜意识里被压抑的隐情了。要是能找到让·贝内迪蒂1996出版的新编契诃夫和奥尔迦·克尼佩尔的通信全集《亲爱的作家……亲爱的女演员……》（Jean Benedetti：*Dear Writer……Dear Actress……*），就更能读到信中许多急切希望相见、满足性要求的词句；另外，在契诃夫与他人的通信和交谈中，同样也有许多发泄性欲的语言。

俄国出生的法国作家亨利·特罗亚（Henri Troyat）在《契诃夫传》中写道："契诃夫的习惯是对自己的心灵活动严格保密，或者以开玩笑的方式谈及一些。"只是此书写于苏联解体以前，缺乏足够的材料。这位严肃的传记作家只好点到为止，如接下去写的：

> 接近他的人说，他与一名芭蕾舞演员和列多夫斯基剧院的一位法国女演员有过密切的交往。他自己承认经常光顾莫斯科一家著名的音乐咖啡厅"娱乐园"。在那里聚会的都是些喜欢吃喝玩乐的军官和作风轻浮的姑娘。这些人拉着他说笑、喝酒……（侯贵信等译文）

事实是，不仅在年轻时，直到后来以至最后的岁月，契诃夫都具有强烈的性欲望。这是可以想象的，因为他是肺结核患者，一个著名的肺结核病人。

契诃夫的肺结核最初可以追溯到1884年的12月7日。那天，随着一阵干咳，契诃夫觉得嘴里有一股异味，接着就吐出一口鲜血。10日，他在给朋友的信中说："三天来，我一直在咯血。……我全然没有料到会害病。……可能是某一血管破裂所致。"

虽然直到1883年，除了1876年或1877年的一个假日和他的弟弟米哈依尔在郊外一家犹太人的路边酒店过了一夜又在河里洗了个澡之后，生过一场重病，一般说来，契诃夫的身体一直是强健的。但是1883年12月的一次发热，可能就是1884年这次吐血的前兆。大学医学系毕业且有行医执照的契诃夫一定是为了不让家人担心，才假装说不相信。他不会不知道自己是生在一个有肺结核病史的家庭。他的哥哥、爱酗酒的尼古拉因发作急性肺结核，像当时许多酒精瘾者那样，不到三个月就死了。与他们一起生活的姨妈费奥多西娅也是肺结核患者，在尼古拉死后两年也死了。作家的一个叔叔也死于同一疾病。这说明肺结核在契诃夫家的传染，只是在当时，他们很难具有有效的对付办法。

当然，契诃夫说不相信自己患的是肺结核，自有他解释的理由。他声称，他"咯血的原因，更大的可能性是咽喉而不是肺部出了毛病"。这解释自然站不住脚。疾病在一天天加重，仍一次次咯血。从1890年或1891年起，病情开始恶化，到1897年3月，作家就完全垮下来了。他一次又一次病倒，疲乏无力，精神萎靡不振，还常常被迫卧床休息。传记作者引一位来看他的作家的描述说：

> 契诃夫的胸部凹陷了，鸭舌帽扣在眼睛上，面无血色，胡子花白，像老人移动小步蹒跚而行，常停下来调整呼吸。他左侧腰间挎着一个带皮套的长方形水壶，咳嗽时，他拧下镀镍的水壶盖，转过身去把带血的黏痰吐进水壶。等到呼吸恢复正常了，他扶一扶夹鼻眼镜，向人强颜欢笑。

一副肺结核患者的病态！而这时他才大约只有四十岁。从契诃夫的照片，也完全可以看出他如何从1879年和1883年英俊强健的青年变成1888年眼窝上的脂肪消耗殆尽的痨病病人，尽管后期的照片明显是经过修整的。

最后，这位作家就在1904年7月15日死于这一疾病。

和别的疾病一样，肺结核不但影响人的身体，还影响着人的精神、人的性格。对作家、艺术家来说，还会影响到他创作的风格。

安东尼·阿尔伯特在《凯瑟琳·曼斯菲尔德传》中写道：

> 随着结核菌侵入她的肺部，凯瑟琳开始用一种微妙的不同眼光来看待事物。去比利时的疗养旅行产生了两篇小小的游记，作品虽然微不足道，却流露出一种新的迹象，力求细致地刻画人与人之间的距离。凯瑟琳后来掌握了这种技法，就像印象派画家懂得如何捕捉光线一样。

如她的一段叙述：

夜晚，将晚餐收拾后，吹去你正在读的书上的面包渣，点上灯，蜷缩在炉火旁——这是倾听雨声的时候，你感到一阵突然的静寂，于是睁大双眼，那是什么？喂，在下雨，开始有些不情愿，然后越下越急，敲打着窗子，敲打着门，雨下来了。空气似乎改变了；你感觉到黑暗中流淌的水，甚至连手和脸都变凉了，你开始来回走着，雨的声音多大啊。你在镜中看见自己，觉得自己长得很丑。你对在不平的镜面中那丑陋的家伙说："我二十八岁，我已经选择，而且绝对是有意地选择永远独自生活下去。"镜中的家伙短促地笑了一声说："那是说着玩的。"……现在有一阵急促的脚步声走上花园的台阶，停在门口，有人来了，但是没敲门。又是脚步声，又是停顿，似乎有人在黑暗中摸索着潮湿的门把手。你可以肯定有人在那儿，你记起来厨房门还大开着，跑上去把门关好。雨打进来了吗？没有，其实并没有，你探头出去一会儿，看见两个小小的檐槽飞到花园里去了，黑暗中，听上去就像有女人在外面潮湿的花园里哭泣、大笑、谈话、埋怨、大笑。一个人说："生活不快乐，凯瑟琳，生活不快乐。"但是现在雨已停了，外面的灯柱在灯光中呈现黄色，一根闪亮的树枝掠过灯柱，看上去像狄更斯小说中糟透了的一幅画。是的，雨快要停了，你添好火，蹲下来，把手张开，似乎刚被从沉船上救出来，能安全地活下去就是够快乐了。(冯洁音译文)

敏锐的感觉，深切的观察，细腻地表现出隐蔽在这位肺结核患者内心渴求生命的抑郁情绪。

患肺结核之后出现的这种变化在曼斯菲尔德的其他作品中同样也可以看到。当她的《在德国公寓里》出版之后，伦敦一家主要报纸《泰晤士报》就从作品中看出作者"观察敏锐"的特点；另一家重要报纸《每日电讯》的文学评论员更称赞女作家"那奇特的、精灵似的笔触"。这是肺结核患者的才性的体现。还有许多其他杂篇，像《莫斯小姐的一天》《金丝雀》《罗莎蓓儿惊梦记》等，细致地描写女主人公的孤独，也能非常直接地使读者产生一种沉重的抑郁之感。

契诃夫的情况也一样，肺结核不但极大地影响了他的身体，同时还极大地影响了他的精神，影响了他的创作风格。

契诃夫早期的作品，如《在海上——水手的故事》写一对父子水手通过墙上凿出的一个小孔，看在轮船特设的"新婚夫妇客舱"里，新婚的丈夫如何为了"一沓钞票"，央求和说服"身材苗条，相貌很美"的新婚妻子，同意他把初夜权卖给一位年老的英国银行家。颇具文采的《艺术品》也只能算是情节巧合的笑谈：出于感激，一位病人送给医生一个古铜烛台，唯一的遗憾是不能配对。医生已有妻室，发现烛台内容轻佻，不敢留在家里，便送给一位丑角演员；这位演员也出于同样的考虑，将它卖给一位收买古玩的女人，这女人就是那位感激医生的母亲。当病人重新出现在医生家里时，他认为，这样一来，医生到底配齐一对烛台了……

这类小故事，除了作为茶余饭后的谈资外，可以说别的什么也没有。为作家契诃夫带来声誉的是他后期的短篇小说和戏剧作品，这前后两个时期的作品，像是出于两个不同的人的手笔。契诃夫早期的作品，大多都发表在《蜻蜓》《花絮》《闹钟》《消闲》这类从名称也可以看出是戏谑性小故事的幽默杂志上。此后的作品就完全不同了。原名为列夫·伊萨科维奇·什瓦尔茨曼的俄国著名思想家和文学家列夫·舍斯托夫（Лев Шестов，1866—1938）写道：

> 早期作品中的契诃夫与我们所习惯的晚年契诃夫极不相似。青年契诃夫高兴快乐、无忧无虑，就像飞来飞去的小鸟。他在幽默杂志上发表自己的作品。然而在 1888 年到 1889 年，即当他才二十七八岁时，就发表了两部作品：小说《没意思的故事》和剧本《伊凡诺夫》，给新的创作奠定了开端。显然，这里发生了出其不意和突然巨大的转折，它充分反映在他的作品中。
> ……过去那个快活的、兴高采烈的契诃夫就隐没不见了。《闹钟》的滑稽可笑的故事也消失了，而有的只是一个无精打采、愁眉不展的人……（方珊译文）

是什么使作家出现这种"出其不意和突然巨大的转折"，使作家从"高兴快乐、无忧无虑的小鸟"变成为"一个无精打采、愁眉不展的人"

134

呢？是疾病，是他的肺结核病。的确，从契诃夫1889年写的最重要的小说之一《没意思的故事》中，最能看出他的这种病态的抑郁情绪了。

《没意思的故事》的主人公，老教授尼古拉·斯捷潘诺维奇原来对生活满怀欢乐，但是自从患上"一种医不好的"病之后，一切都变了。半夜里，他会忽然醒来跳下床：

> 不知什么缘故，我觉着现在马上就要死了。为什么我会觉着这样呢？我的肉体并没有一点表明立刻要死的感觉，可是我的灵魂给一种恐怖压住，好像我忽然看见一大片不吉利的火光似的。
>
> （如龙译文）

本来，无论什么游戏、玩乐、消遣，尼古拉·斯捷潘诺维奇觉得都不及讲课能给他带来那么多的快乐。如今，课堂上的这种快乐，还有原来和家人一起用餐时的欢畅，与上门来的朋友交谈时的愉悦，都不再有了。他时刻想的就是自己"被命运判处了死刑"，只有"满腔的痛恨、轻蔑、怨气、愤慨、害怕"，对一切都产生了不可抑制的厌恶。无论到了哪里，他心里始终都感到有一种"控制不住的动物性的恐怖"：讲课时，他想到的是自己"目前所应当关心的似乎主要是坟墓里的黑暗问题"，这个讲堂"不出半年就要由另一个人来占据"了；每次吃饭，他都觉得"比在冬天还要无聊"；傍晚回家的路上，他心理也总是想着"死亡不久就要把我带走了"；去郊外穿过田野、经过墓园时，想的也是"我不久就要躺在那墓园里"；深夜里醒来，看窗外虽然"天空只有一个安静的、很亮的

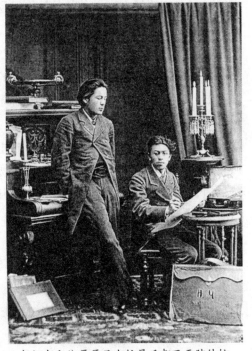

契诃夫和他哥哥尼古拉最后都死于肺结核

明月，墓园一片云。四下里全是寂静，没有一片树叶动一动。我觉得样样东西都在瞧我，想听我怎样死掉……"，而躺回床上、闭上眼睛之后，甚至感到"仿佛死亡果然从背后偷偷掩来了"……总之，尼古拉·斯捷潘诺维奇时刻都是这种抑郁的心态。

在哥哥尼古拉死于肺结核之后五年，1884 年的咳血证实了契诃夫也患了肺结核这种他们家族性的传染病，1888 年 10 月，作家在给一位朋友的信中说："每年的冬天、秋天和春天，以及每一个潮湿的夏日，我都在咳嗽。可是只有在我看到血的时候，我才感到惊恐，嘴里吐出来的血里有一种凶气，就像晚霞一样……"这使他内心，或者潜意识中"被一种恐怖压住"，如他自己后来在 1889 年 6 月 26 日的一封信中说的："没有一分钟能够摆脱灾难将临的感觉。"也就像尼古拉·斯捷潘诺维奇一样，尽管表面上常常装出若无其事的样子。这就是苏联的契诃夫传记作者符·叶尔米洛夫说的，"由于契诃夫见到了他哥哥临死前的情况，可能也由于他时常想到自己的病体"，因此"从 1887 年或 1888 年起"，契诃夫心中就"有一种还没有清楚意识到的然而经常不断的担心……一想到自己有病，他就感到沉闷"。（张守慎译文）并使他从这个时候起在创作风格上开始发生这么大变化，使他在这个时候写的小说《没意思的故事》中真切地刻画出尼古拉·斯捷潘诺维奇"在等待死亡时的内心世界"。

其实，只要在读《没意思的故事》的时候，对照传记材料，人们就不难看出，小说中的尼古拉·斯捷潘诺维奇，不但和契诃夫一样，是一个获过奖的名家；和契诃夫一样，"胸脯凹进去，背部狭窄"，一副肺结核的病体；和契诃夫与受欺凌的莉卡·米济诺娃一样，与卡嘉保持友情；还和契诃夫一样，终日生活在"控制不住的动物性的恐怖"之中。对此，深切了解契诃夫的俄国批评家尼古拉·康斯坦丁诺维奇·米哈依洛夫斯基（1842—1904）在小说刚发表的时候就已经指出过，说"是因为作者把自己所受的苦难写了进去"，才使尼古拉·斯捷潘诺维奇的故事与契诃夫的"生活本身如此之相似"。的确，契诃夫只是以隐含的方式，把自己的生活经历和感情经历投射到这位教授身上。这也使他在写的时候不可避免地将自己的抑郁情绪传达到作品中，使作品获得与情绪相一致的风格。

像反映在《没意思的故事》中一样，这种因肺结核而产生的抑郁风格也同样反映到契诃夫的剧本《伊凡诺夫》、小说《精神错乱》《第六病室》

等后期作品中。

高尔基在《文学写照·〈安东·契诃夫〉》中不但提到契诃夫在看人时"态度里面隐隐地含有一种跟那冷静的绝望相似的沮丧",还准确地传达出他后期作品中的这种沉闷、忧郁的风格:

> 我们读安东·契诃夫的小说的时候会有这样一个印象:仿佛在一个抑郁的晚秋的日子里,空气十分明净,光秃的树木、窄小的房屋和带灰色的人都显得轮廓分明。一切都是奇怪的、孤寂的、静止的、无力的。空漠的青色的远方是荒凉的,并且跟苍白的天空融合在一块儿,朝那盖着一片冻泥的大地吹来一股彻骨的寒气……(巴金译文)

读《没意思的故事》时,除了作品的整个气氛使人感到沉闷和忧郁,主人公的自白中就老是出现"心头沉重、郁闷""觉得我一生中最后的等死的这几个月好像比我的一辈子还要长"等一类的语句,而且小说的题目,原文《*Скучная История Из Записок Старого Человека*》中被译为"没意思"的这个最关键的词 *Скучная*,本来就是"沉闷""寂寞"的意思,完全可以作"抑郁"解。可见契诃夫甚至在确定小说的题目时也流露出他这种心绪和风格了。

第六章　浪漫主义

偏爱：病态的美

以医生的理性眼光来看肺结核，看到的主要是人与疾病，也就是与自然的冲突，这冲突的导因是自然界的传染物侵入人体，而人体抗拒不住它，于是便患病了。因此，他们的任务是要借助于药物和其他措施，来扑灭这一致病物质，治好疾病。现实主义作家认为，一个人之所以染上肺结核，有更深层的原因，主要是物质的匮乏，也就是营养不良，还有就是社会环境引起人心理的压抑，这是人与社会之间的冲突造成的，他们的使命是要通过描写肺结核病和患者对疾病的反应来揭示这社会冲突。从现实主义派生来的自然主义，他们描写肺结核有与现实主义的一致性，但对他们来说，更主要的是要证明这个流派的遗传加环境理论的正确。这三种人的共同点是都把作为疾病的肺结核看成需要从自然和社会上清除出去的"丑"的事物，完全不同于另一个流派——浪漫主义。

浪漫主义是 18 世纪后期到 19 世纪中期的一股与个性、主观、非理性、想象、情感等融为一体的巨大势力，或说是一场运动；它横扫整个欧洲文明，影响遍及一切上层建筑，尤其是文学艺术。浪漫主义的最大特点，依照英国大哲学家贝特兰·罗素（Bertrand Russell, 1872—1970）的说法，是叫"善感性"（la sensibilité）。罗素解释说："这个词的意思是指容易触发感情……的一种气质。"可这是一种什么样的"气质"呢？德国浪漫主义首领约翰·沃尔夫冈·歌德（1749—1832）称，与"健康的"古典主义相反，"浪漫主义是病态的"；法国浪漫主义女作家乔治·桑（1804—

1876）强调，浪漫主义是"感情，而非理智"。对于这种"病态的""非理性的"特点，罗素做了精辟的概括，认为"总的说来是用审美的标准代替功利的标准"。

自古以来，对于人体的自然美，多数美学家都强调，只有能够体现青春、健康、活力的特点的，才称得上是美的。古希腊和文艺复兴时期的人体美观念是至今都被普遍接受的。以最具代表性的文艺复兴时期来说，瑞士学者雅各布·布克哈特在他的名著《意大利文艺复兴时期的文化》中用了一千多字转述作家阿格诺洛·费伦佐拉（Agnulo Firenzuola，1493—1543）所描写的理想的女性人体美之后指出，概括起来，这美就是"一句话，丰满、鲜嫩而坚实"。大诗人薄伽丘（Boccaccio）笔下的女子，宽广开阔的前额，像一条波状线的眉毛，微带钩形的鼻子，宽大饱满的前胸，长短适度的两肩，美丽动人的手，便体现了这种富有青春、健康和活力的美。

但是到了19世纪，时代性的动荡不安的生活，造成西方人的厌倦情绪和忧郁感，也许还有人类祖先本能中残留下来的孤独感，以及对基督教禁欲主义的无可奈何的情绪，使一些人出于自恋心理，在潜意识深层把对立于青春、健康、活力，与病态的孤独、厌倦、忧郁相联系的事物看成是美的。法国诗人夏尔·波特莱尔（Charles Baudelaire，1821—1867）以"社会上最有意思的东西———一个女人的面容"为具体对象来谈美的定义时，最清楚不过地表达出了这种心理。他说，"美"，那就是"能够同时满足感官并引起愁思的迷蒙梦境的；它暗示着忧郁、疲倦，甚至餍腻之感；或者暗示着相反的感觉———一种热忱，一种生活的愿望，同失意或绝望所产生的沉闷心情中的怨恨相混合"。这就是波特莱尔心目中的理想的美，一种病态的"美"。

可是什么人的形体，特别是他的面容才会使人感受到这人的愁思、忧郁、疲倦、餍腻、沉闷、怨恨、失意和绝望呢？唯有患病的人。可也并不是患任何疾病都会使浪漫主义者产生美感的。

在所有的疾病中，天花、霍乱、鼠疫等急性传染病，令患者顾不上甚至来不及关心和思考自己的一切就离弃了人世，且可不去说它。而其他多数的病症，也总是因为要跟形体的损伤和丑陋相联系，便都难以与"美"结缘。外伤必然引起肢体的残损；纵使是内科方面的疾患，患胃溃疡的病

139

人，整天双手紧压疼痛的胸口，躯体佝偻；患有黄疸，人的肌肤蜡黄，有如死尸；患了痢疾，则就不停地急急奔走于病床与便所之间，极不雅观；头痛，也总是双眉紧蹙，使平日温和可亲的脸布满愁容；还有肿块突出的肿瘤，甚至同属结核的皮肤结核，狼疮使患者四肢和面部遍布瘢痕，患了瘰疬则胸颈挂下一串串的肉瘤，外形、动作都难看异常……只有肺结核，病人身材瘦削，脸孔白皙，下午脸颊会泛起淡淡的一层红晕。还有，此病的患者因为虚弱无力而语言、动作都会显得温文尔雅，不但形体尚能保持原有的体态美，苍白的脸容也可谓"艳若桃花"，流淌出一种风韵。如果经济允许，更可以有充裕的时间，处在优越的生活条件下，整天躺卧在病榻上，读读浪漫派的小说，沉湎于浪漫的冥思幻想之中。

其实，波特莱尔这种病态的理想美观念，也并不是他一个人独特的感受，而有其广泛的代表性，它是波特莱尔所生活的浪漫主义时代审美观念的反映，代表了浪漫主义者的偏爱，是浪漫主义者向往的意境。

浪漫主义起源于法国，但基本上可以说是德国人的运动。《十九世纪文学主流》的作者、丹麦大文学史家格奥尔格·勃兰兑斯曾用"浪漫主义病院"来形容德国的那些热情的浪漫主义作家的聚合，因为这些作家很多都患有这样那样的疾病，而且还特别偏爱患病，把患病看成优越于健康，相信只有在患病之时，才能"体验到最诱人的逸乐""最高度的积极的喜悦"。

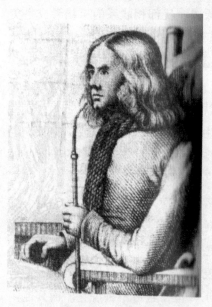

沙米索相信自己患的肺结核和即将到来的死亡是美的

阿德尔贝特·封·沙米索（Adelbert von Chamisso, 1781—1838）原名路易-查理-阿德莱德·沙米索·德·邦库尔，是德国浪漫派中最有才华的诗人之一。他本是法国香槟沙托德邦库尔一个贵族家庭的儿子，九岁那年，也就是法国大革命第一个高潮和攻陷巴士底狱的1889年，随家人逃到了德国，在柏林定居，成为一位语言学家、植物学家与用德语写诗的作家和诗人。没有祖国的感受激发沙米索创作出了一篇没影人的童话《彼得·施莱米尔的奇妙故事》，获得极大的成功，几乎被翻译成所有的语言。

大约二十岁的时候，沙米索写出了一部组诗《女人的爱情和生活》(*Frauenliebe und Leben*)，以女性的角度描写了"自从我见到了他，我觉得眼睛发花""他是众人中最好的人，多么善良，多么温情""我不能理解，不能相信，一场梦将我迷住""我的这只黄金的戒指，戴在我的手指上""帮帮我，姐妹们，亲切地给我打扮""好朋友，你望着我，感到非常奇怪""靠紧我心头，靠紧我胸怀"和"现在你给我最初的痛苦，打中我的心"这样八首诗作，以当时德国浪漫主义诗歌中所常见的伤感情调来表现少女的恋情、婚姻的欢乐、第一次做母亲时的喜悦和丈夫的病逝。二十年后，1804 年，德国浪漫主义作曲家罗伯特·舒曼与克拉拉刚结婚，便将它谱成声乐套曲。

在与家里的女仆，一个出身于下层家庭、几乎没有受过什么教育的安托妮结婚之后不久，沙米索发现自己出现肺结核的初期症候疼痛性的咳嗽。他认识到，他与这位比他年轻二十岁的女子的幸福不会持续很久。事实是，在他婚姻的大部分时间里，他都患着这病，每天早晨咳出一满杯可怕的浓痰。但在这位浪漫主义诗人看来，这病和即将来到的死就是一种美。于是，他仍像平日那样生活：在妻子以极大的忠诚的关顾下，他白天的大部分时间都在花园里那间小小的避暑别墅里度过，写他的诗、信件和哲学著作。也就在他们婚后，他妻子也出现肺结核的警告性症状，虽然她尽可能向他隐瞒。结果是，在他写出"现在是你第一次伤害我"的诗句之后不久，她于 1837 年的一次肺部大出血之后便死了。不同于《女人的爱情和生活》中所写的程序，正好是年长的他来悼念她的死，而不是年轻的她来悼念他。幸好在他 1838 年 8 月被肺结核夺去生命之前，他还有十八个月的时间，使他得以写出他最后的也是最优秀的诗篇，包括最令人难忘的告别肺结核的诗作。其中有这年 5 月 5 日写给他的、如今由他堂姐妹照顾的孩子们的一首：

> 是恐惧驱使你们来到我跟前？／"我们都已集合在你周围。"
> 全都来了？好！／那么让我来数数看：六个，七个——／告诉
> 我，你们的母亲在哪里？"母亲正在安息。"

那也正是我所希望的：我累了，我亲爱的／那就再会了！我们都得到上帝的关爱／再见了，我给你们我所有的祝福／当安息的时候，我就会感到更加幸福。

把肺结核和因之而死的"安息"看作"正是我所希望的……幸福"，典型性地体现了浪漫主义诗人对肺结核和它带给人的宿命的偏爱。

在表现肺结核和浪漫主义的精神上，德国的诺瓦利斯是要远胜于其他任何一位诗人或作家的。

诺瓦利斯原名弗雷德里希·莱奥波尔德·封·哈登贝格（Novalis, Friedrich Leopold Freiherr von Hardenberd, 1772—1801），他 1790 年去耶拿，后来又去莱比锡攻读法律，是学生团体中的一员。这些学生轮流去照顾经常患肺结核的非常可爱的教授、戏剧家、诗人和文学理论家弗里德里希·封·席勒。不久，诺瓦利斯又遇哲学家约翰·戈特利布·费希特，沉浸在康德和施莱格尔的著作中。这些人和这些著作使诺瓦利斯逐渐形成自己的梦幻唯心主义。在符腾堡完成学业之后三年，也就是 1796 年，诺瓦利斯被任命为地处魏森费尔斯的萨克森盐场的审计员，一个差不多是属于封·哈登贝格家族世袭的职位。1797 年他又去弗赖堡学习矿业，两年后任盐场技术监督，1801 年死于肺结核病。

诺瓦利斯从小便体质羸弱，他脸色苍白，前额白得像是透明

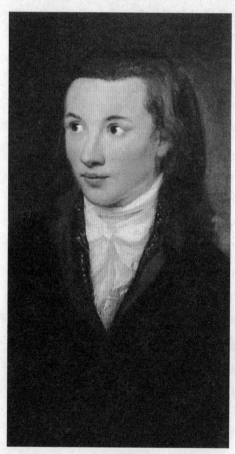

诺瓦利斯前额白得透明，眼睛发出光彩。他认为是因为肺结核才使他获得如此的"美姿"

的，棕色的眼睛发出异样的光彩，一副肺结核的病容。实际上，他全家都患有肺结核，他的哥哥就死于此病。但在诺瓦利斯看来，正是这一疾病，才使他获得这样的"美姿"。

1794 年 11 月，诺瓦利斯遇到少女索菲·封·库恩（Christiane Wilhelmine Sophie von Kühn, 1782—1797）。索菲有一对美丽的眼睛，一头蓬松的卷发披散在她优美的肩上，容貌十分高雅，虽然

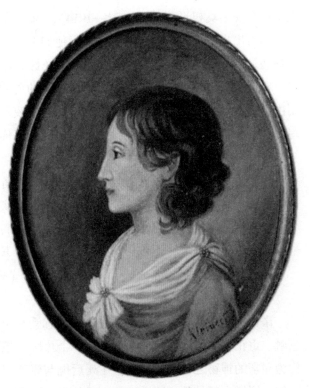

诺瓦利斯深爱的索菲·封·库恩

还只有十二岁，但明显是一个早熟的孩子。这时诺瓦利斯已经出现初期肺结核咳血先兆。他们两人深深相爱，并很快就订了婚。不久，索菲也出现了肺结核的早期症状，但三年后，1797 年 3 月 19 日就死了。

在诺瓦利斯的心中，索菲这个病态的女孩就是他的女神。在她死后的第五十六天，诺瓦利斯去她的坟前凭吊，"孤单单地站在枯干的丘冢之旁……被说不出的忧心所逼，颓然无力，只剩下深感不幸的沉思"。回来后，他写了悼亡诗《夜颂》（Nachthymne），以插有诗句的散文，表达他无法消散的悲怆情绪。此后，他仍长期沉浸在对索菲的怀念之中，这激励他又创作出他最好的作品《花粉》和《信仰和生命》，于 1798 年出版。这两部都是文集，内容大部分是精致的短诗片段和警句，以隐喻的形式解释世界事物，有些晦涩而神秘。

对于那些偶尔或者漫不经心的读者来说，诺瓦利斯的这些片段诗句或许过于费解、不可捉摸，但是许多肺结核病人，包括他的同胞、著名诗人

克里斯蒂安·莫根斯泰恩（1871—1914），都认为诺瓦利斯的这些怀着强烈情感写出来的诗句，最恰当地表现了他们的命运，真切地反映出他们患结核病之后几乎是精神分裂与全然绝望的交替心理。

在诗中，诺瓦利斯写到因索菲的死造成的爱情的终结，以及不得不克制由此而产生的恐惧心理，但在赞美诗似的《夜颂》的第三首，诺瓦利斯写到"在天国瞌睡降临到我的头上"时对死和恐怖的转机的直感：

> 四周的地面慢慢地高起——在地面上飘着我的解放了的新生的灵气。丘冢化为云烟，透过云烟，我看到我的恋人的净化的容貌——她的眼睛里栖息着永恒——我握住她的手，眼泪流成割不断的闪光的飘带。千年的韶光坠入远方，像暴风雨一样——我吊住她的脖子，流下对新生感到喜悦的眼泪。（钱春绮译诗）

诺瓦利斯不是基督教信徒，他的这种感受是出于他自己独特的信念和感触。也正是基于这样的信念，他在一个片段中把死亡称为"新婚之夜"，称为甜蜜的神秘之秘密，并盼望在死后能与索菲以及整个宇宙结合融化成一体。同样也正是基于这样的信念，他对疾病有一种奇特的偏爱，尤其偏爱他所患的肺结核。他相信，患病要比健康好，因为健康的人不会注意到自己的身体，只有病人才经常感觉到它，所以疾病乃是最高的唯一真实的生活，"人只要开始爱好疾病或痛苦，他在那一刹时也许可以体验到最诱人的逸乐，可以浑身充满最高度的积极的喜悦"。他甚至声称："所有精华不都是从疾病开始的吗？完全的疾病才是享乐，而且是更高级的享乐。"因此，他觉得，死于疾病倒是一种解脱，甚至是一种"心甘情愿的供奉"。这就不难理解，为什么诺瓦利斯会在他的日记中写道："我的死将是我对于最高存在的一往情深的明证……"写这句话时，诺瓦利斯正一边创作他著名的神话传奇故事《海因里希·封·奥夫特丁根》（*Heinrich von Ofter-dingen*），一边幸福地等待死亡的到来。

并不是只有沙米索和诺瓦利斯对肺结核和患此病而死怀有特殊的偏爱，这种情感，在浪漫主义诗人和作家中是有其普遍性的。亚历山大·仲马（大仲马，Alexandre Dumas，1802—1870）曾风趣地说："患肺病在1823年和1824年是一种时髦。"那个时期的风气是，诗人们都特别倾向于成为一位肺结核的罹难者，因为他们相信，"在所有引人注目的事件中，每次感情激动之后咳血，而且死于30岁之前"，是最合适、最相宜的。英国四位最著名的浪漫主义诗人中，乔治·拜伦（1788—1824）、珀西·比希·雪莱（1792—1822）和约翰·济慈（1795—1821）都最合适、最时髦地患有肺结核，雪莱虽然死于海难，离30岁还差二十多天；济慈更年轻一些，死时只有26

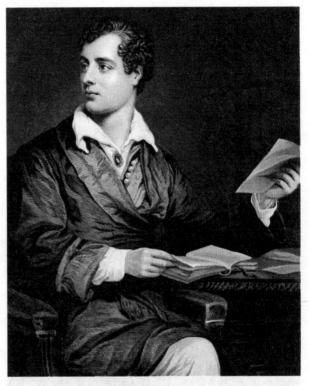

拜伦一心希望自己死于肺结核

岁；拜伦则太大了，但他的偏爱却是最强烈的，因为他一心希望自己能够死于此病，"这样，"他说，"女士们都会说：'瞧这可怜的拜伦，他死时看起来还那么迷人！'"大仲马就是在拜伦死后没几天说这番话的。

浪漫主义诗人、作家对肺结核的偏爱不仅表现在对疾病的自恋和对患有这一疾病的女性的爱，在创作题材的选择上，面容苍白的女性肺结核患者也被作为理想的主人公而获得迷人的力量。

法国作家路易-昂利·米尔热（Louis Henri Murger，1823—1861）二十多岁时开始咳嗽，显示出肺结核的症状。他给一位朋友写了一封信：

> 你可记得我所写的那个音乐家施奥诺？他自荐去见一位他所期望的保护人，对这个脑满肠肥的资产阶级说他的一叶肺已经烂了。这自然是一个小小的谎言，是为了引起这位保护人的怜悯。是的，我现在也像施奥诺一样，这可不是谎言，并且不是一叶，而是两叶肺都烂了。

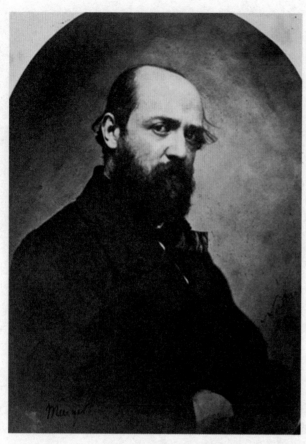
纳达尔拍摄的米尔热照片

米尔热最后就在1861年1月28日的一次晚宴后死于此病，仅三十八岁。

米尔热生于法国的一个看门人和裁缝的穷苦家庭，十三岁失学后，经历过多种职业生涯：先是为一名律师送递信件和卷宗，后来是练习绘画和写诗，还曾担任过俄国外交家阿列克塞·托尔斯泰的秘书。这位神秘的伯爵在狂热的1848年的革命中从事过什么政治活动，年轻的米尔热参与些什么，一直都是一个谜。只知道在此期间，他在教育上得到了深造，成为一位努力奋进的艺术家和作家，并结识了新闻记者和小说家尚弗勒里、诗人夏尔·波德莱尔、摄影家纳达尔等名人，与他们成了朋友，过着贫穷的浪漫艺术家的生活。不久，米尔热获许为一家名叫《撒旦海盗船》（Corsaire-Satan）的小报写他所熟悉的放浪形骸生活的文字，最后，他于1845年根据这些随笔出版了一本连续性小说《波希米亚生活场景》。研究证明，书中所写的都是他自己和他朋友的事，如诗人即是他自己，绣花女弗朗欣则是1848年死于肺结核的吕西尔·卢韦（Lucille Louvet），另一个女工也是他所熟悉的玛丽-克里斯丁·鲁（Marie-Christine Roux）。

弗朗欣是典型的肺结核病人，她年轻美丽，却体质纤弱，脸色"像天使一样苍白"，"玫瑰色的皮肤有如茶花一样的透明"。这正是肺结核病人的特征，因此，她悲惨的命运也就不可避免了。但是米尔热描写说，她的

心中仍充满 *joie de vivre*（生的欢乐），"青春的热血在她的血管里酣畅地流淌"。当告诉她所患的是什么病，并警告说她将会随着秋天的黄叶飘落而死时，她笑了："叶落有什么可使我发愁的？让我们在叶子常绿的松树林间度过我们一生吧。"

秋天说来就真的来了，弗朗欣的病也加重了，极度的虚弱迫使她在十月里卧床不起。在病榻上，她知道自己活不长了，"因为上帝不希望我再活下去"。她的情人把窗帘拉了起来，好使她看不见院子里那棵树叶在渐渐掉落的梧桐树；他还为她买来一只皮手筒，好让她的手感到暖和一些时候。可是在十一月里的一天，当这两个情人待在一起的时候，一股强劲的风把窗门刮开了，一片从树上掉下来的叶子被吹了进来。她把它藏到枕头底下，然后平静地沉入梦乡，从此便再也没有醒来。

就在这最后一个晚上，她紧握着手筒取暖结束了最后的呼吸，脸上"挥发出圣洁的光，好像她是死于美丽"。

米尔热的这部《波希米亚生活场景》于 1896 年被意大利作曲家贾科莫·普契尼（Giacomo Puccini，1858—1924）改编成歌剧《波希米亚人》（*La Bohéme*），不但成为歌剧史上一部久演不衰的作品，同时也使这部自传体小说在文学史上获得了一定的地位。

作为一种时尚，肺结核病人的"病态美"在歌剧史上表现得尤其突出。意大利著名音乐家朱塞佩·威尔第（1813—1901）的 *Il Trovatore*，意为"失足者"，但人们似乎都处于对她的爱，而不愿以这一贬称来称她，而用主人公原型阿尔丰西娜·杜普莱西所喜爱的叫法，称《茶花女》（*La Dame aux Camélias*）。歌剧中的主人公、患肺结核病的薇奥列塔，可谓作曲家偏爱的一个经典形象。另外，在法国作曲家达里乌斯·米约（1892—1974）的《奥菲欧的不幸》中，女主人公欧律狄克的神秘的不治之症，也是当时的医生们一筹莫展的肺结核病；还有意大利多产歌剧剧作家盖塔诺·唐尼采蒂（1797—1848）的《宠姬》中的女主人公莱奥诺拉，也是肺结核病患者。特别有意思的是，法国的多产作家普莱沃神父（1697—1763）的著名小说《曼侬·莱斯科》中的女主人公、妓女曼侬，本来是一个身体健康的年轻女子，但是在小说被改编为歌剧后，不论是意大利普契尼改编的，还是法国歌剧作曲家茹尔·马斯内（1842—1912）改编的，都赋予曼侬的形象一种肺结核病患者的病态的美。

对中国的浪漫主义作家来说，肺结核也同样是他们的偏爱。

倡导浪漫主义的创造社作家郁达夫的著名小说《迟桂花》是这位生肺结核病的作家1932年10月在杭州"静养沉疴"之时，在游览石屋洞大仁寺时，见到一位相貌像他所爱的王映霞的年轻女子，又闻到一阵"似乎要触发性欲"的桂花香气之后，激发起灵感而写成的。郁达夫自己在日记中说，他是"想在这篇小说里写出一个肺病者的性格来"。

患肺结核病的翁则生，大学时代曾经与一位也是生这种病的日本少女有过一段

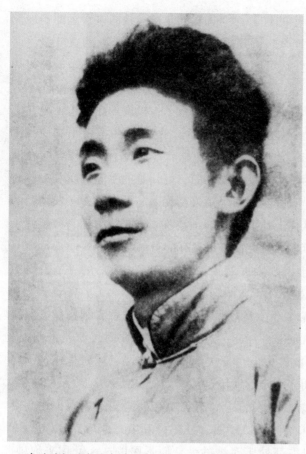
患肺结核的郁达夫作品中许多主人公也都患肺结核

热烈的浪漫爱情，以后在多年的独身生活中，偶尔也不免说几句猥亵的笑话，来发泄他被压抑的性心理。他的朋友郁先生起初虽然有点欲说还休，仍然承认自己在老友幽深的山间居住，那浓艳的撩人的桂花香气，"似乎要起性欲冲动的样子"；后来又坦率地承认自己面对则生的妹子，恍恍惚惚，为她所迷醉，产生贪鄙的肉欲和邪心。两位人物的性格和感情，都表现出浪漫的爱和性，都是作家本人性格和感情的折射，也是作家心中浪漫爱情的理想情调。同时，读者自然注意到，翁则生的浪漫爱情，也是郁达夫前期小说《南迁》中的主人公伊人和日本女学生之间的爱情关系的复现。在后来的小说《蜃楼》里，郁达夫又写了主人公陈逸群与叶秋心两位肺结核病患者的浪漫爱情。在郁达夫触及同性恋题材的《茫茫夜》里，那个吴迟生也是患肺结核的。

像郁达夫这样将自己的情感赋予一位生肺结核病的主人公，让他经历一场浪漫的爱情，在中国其他许多作家的作品中也常常看到。如另外两位创造社作家叶灵风的小说《忧郁解剖学》《肺病初期患者》和王独清的小说《三年以后》中，甚至在丁玲的《莎菲女士的日记》中，都可以窥见这些男女作家对表现肺结核病人的浪漫爱情的偏爱。《三年以后》中的男主人公，对那位身体纤弱、脸色苍白、神态疲倦、心情忧郁的爱好艺术的患肺结核病少女，由于她的病的"症候已经过去"，竟然感到深深的失望，因为要不然，他认为，在相爱中"等到最后你可怜的生命告终的时候，也正是我得了你肺病的分赠，随你消失我这无谓的残生的日子，哦，像那样的情死，像那样你身中有我、我身中有你的情死，我想是再美也没有的，再美也没有的了"。而现在，既然病已康复，已经失却了那种病态的"凄楚而易感"，那么，在这个男人看来，她也就"不再是那使我想她一同害肺病而死的少女了"。似乎是一种重重的失望，也是真切的偏爱！

意象：蓝花和秋叶

> 少年烦躁不安地躺在床上，思念着异国他乡和他的故事。"我如此心向往之的，并不是财富宝藏，我毫无贪心欲念。但是我渴望一见那朵蓝花。它不断地在我脑海里闪现，使我别无所思，别无所想。这样的心情我还从未有过：我仿佛先前做了一场梦，或者像神游于另一个世界；因为在我平素生活的世界里，谁曾关心过花朵；这样一种罕见的迷恋一朵蓝花的痴情，我当时更是闻所未闻。"（张玉书译文）

诺瓦利斯这样开头写他著名的传奇故事《海因里希·封·奥夫特丁根》。于是，这位天生要成为诗人的奥夫特丁根便开始外出，去漫游整个世界。在诗人克林索尔的女儿马蒂尔德身上，他见到了他所热烈憧憬的人，他觉得他已经看到蓝花了。他果然达到了目的，就像诺瓦利斯本人遇到索菲·库恩一样。可是也像索菲一样，他的这位情人也死了。不过，像永远见不到了索菲的诺瓦利斯终于在索菲的坟前见到了幻象一样，奥夫特丁根也有一个幻象安慰着他的心灵：他看见了死者，并听到了她的声音。

这样，读者在《海因里希·封·奥夫特丁根》里看到，现实完全被转

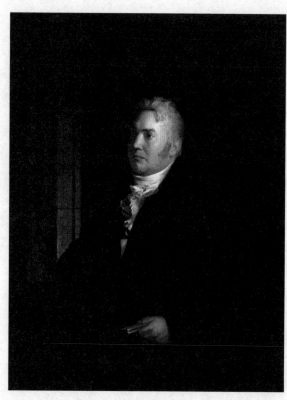

柯尔律治认为自然只存活于我们的生命里

化成为理想，理想又完全被转化成为象征，而作为象征的"蓝花"，虽然可以被梦见、被预感，并因让主人公陶醉在这意象之中，成为一种永远渴望和追求的理想的幸福，但毕竟仍然是一个根本无法实现的幻象。

《海因里希·封·奥夫特丁根》出版之后，"蓝花"就被当成喜爱虚无缥缈事物的浪漫主义者追求幻想的意象。英国女作家佩尼洛普·菲茨杰拉德（Penelope Fitzgerald，1916—2000）也以蓝花这个浪漫主义的意象为题，于1995年出版了一部题为《蓝花》（*The Blue Flower*）的小说。小说里的诺瓦利斯声称："我没有发财的渴望，但我渴望见到蓝花。它永远藏在我的心头，除此以外，我什么也想象不了，什么也思考不了。"作品细致地描写他与索菲的无望爱情，感人地揭示了浪漫主义者的这种情绪。此书获1995年最受好评的小说奖和美国国家图书评论奖，并十九次被媒体选为"年度最佳图书"。

不过"蓝花"的意象毕竟有它特定的时代性和地区性的局限，即浪漫主义时代的德国。对浪漫主义文学来说，更具普遍性的意象是秋日和与秋日有关的一些事物。

自人类生存的那一天起，虽然经过了亿万年，地球仍然像今日一样转动，气候也仍然像今日一样变化，从春到秋，自夏至冬，大自然对任何时代、任何地区的人都是同样公允的。只是英国诗人塞缪尔·柯尔律治（Samuel Coleridge，1772—1834）说得好："自然只存活于我们的生命里。"这意思是，与大自然的关系是以每个人自身的情绪为基准的。心理学研究

150

证明人的视觉是有选择性的，两个人站在同一坐标上，由于个性、气质、感情和其他心理因素的差异，他们看到的，或者说是希望看到的感兴趣的景物就不完全相同，甚至完全不同。从古以来，人们都把秋天看成是成熟和收获的季节，因为他们是在秋天才得到自己春夏之时艰苦劳作的丰厚回报，因此，他们的心情是愉悦的、欢快的，这使他们看到的是满山的红叶在金色的阳光掩映下，有说不尽的美丽。可同样是秋天，在浪漫主义作家的眼里，它的美却并不是由于这是一个成熟和丰实的季节，而是由于随这季节而来的枯萎、飘落的秋叶。所以德国的自然科学家亚历山大·封·洪堡（Alexander von Humboldt, 1769—1859）做了这样的解释：

> 古人只当自然在微笑、表示友好并对他们有用的时候，才真正发现自然的美。浪漫主义者则相反：当自然对人们有用的时候，他们并不认为它美；他们发现自然在蛮荒状态中，或者当它在他们身上引起模糊的恐怖感的时候，才是最美的。

浪漫主义者的"善感性"注重的是，对某一事物是否有感情，有多深的感情，并不是从功利，即是否"有用"这一价值观念出发，而完全是从审美的角度去认知。完全不同于大多数的人——他们的感情往往随物质或精神上的利害关系而变化，是以功利为标准的。这就使他们能如德国浪漫主义诗人亨利希·海涅（Heinrich Heine, 1797—1856）在《论浪漫派》中所说的："和大自然融成一体，使大自然也赋有人类的喜怒哀乐；……自己也融化于自然之中，最后和大自然同知觉共感受，不分彼此。"

秋天是一个时令转换的季节：气候从温暖转向寒冷，色彩从亮丽转向昏暗。而对病人来说，尤其是肺结核病人，这是他们最敏感的季节，如西方的"医学之父"、古希腊大医学家希波克拉底在《流行病论》中写的，在这个季节里，有些以前可疑痨病者就显出典型的症状，有些人会首次出现这一症状。这是他们疾病的临界期。因此，每年秋天，在肺结核病人的视觉范围内，就看不到像漫山红叶这类美丽的景象，而是飘零的黄叶，并在面对凛冽的寒风时，潜意识底层不由会产生出"模糊的恐怖之感"。而当诗人患上肺结核之后，对秋日的这种共同感受也就成了他们创作中的一种共有的意象。

路德维希·赫尔蒂（Ludwig Heinrich Christoph Holty, 1748—1776）是

德国"感伤"时代（1740—1780）的诗歌流派"格丁根林苑派"中最有才华的抒情诗人，他喜爱大自然，并渴望过纯朴的自然生活。由于气质的关系，赫尔蒂平日里所创作的诗篇就显示出伤感忧郁的特征；当他因肺结核濒临死亡的时候，他就把自己与秋叶相比拟，说自己的生命是"一片枯萎之后被风带走的树叶"。这使赫尔蒂赢得了用秋日或秋叶来表现浪漫主义意象的第一人。

俄国出生的德国诗人伊丽莎白·博里索夫娜·库尔曼（Елисавета Борисовна Кульман，1808—1825）自己和全家的人都患有肺结核，她的父亲以及七个兄弟中的六个都因此病先她而死，她自己死时只有十七岁。她以她肺结核病人所特有的敏感性，描写青春的早逝，也表现对爱情的渴望。许多人特别欣赏她看着天空飘忽的云朵和听着秋风吹过树梢时的瑟瑟之声而写成的诗篇，显示秋日带给这位肺结核病人的意象。她有一首诗写秋日的云：

> 云啊，伸出你的手吧／把我托起到你的身边！／那里有我的兄弟／就在天国敞开的门前。
> 他们就在那里，虽然／在生我未与他们相见／我还看到我的父亲／站在他们中间！
> 他们正俯视着我／并在向我召唤／云啊，伸出你的手吧／请将我托起，快点，快点！

表现在患了肺结核之后渴望早日逝去，以便可以和她死去的父亲和兄弟相见，与她的同胞诺瓦利斯一样，怀着对死亡的向往。

不只在德国，像这种秋日和秋叶的意象，也同样出现在其他作家的作品中。

瑞士诗人哲学家昂利·弗里德里希·阿米尔（Henri Frédéric Amiel，1821—1881）从1847年起，不间断地记日记，直到1881年在日内瓦去世。从这部被誉为"自我分析的杰作"的《私人日记》里，可以看出它的作者是一个具有高超智力和高度敏感性的人，同时又是一个过于厌世的人。正是这种厌世思想，迫使他长期蛰居斗室，生活在日记里。

1852 年 10 月的一天，秋日的天空下着蒙蒙的细雨，阿米尔在花园里散步。在他的眼里，他觉得，整个大自然都正好反映了他自己那场"无情地在加重的疾病"——肺结核病。他看到：

天空张开灰白色的帷幕……雾霭伸展在远山之上；大自然正陷入绝望之中，到处飘落的树叶，在无法根治悲伤的泪眼底下，有如已经丧失的青春幻影……唯有那棵杉树，在患了痨病的宇宙中，仍然孤独地保持着它的青绿和淡薄。

亨利·戴维·梭罗（Henry David Thoreau，1817—1862）是与拉尔夫·爱默生齐名的两位具有世界影响的超验主义美国作家之一。为实验他这超验主义的理论，他于 1845 年春在马萨诸塞州瓦尔登湖边的森林里，自己动手建起一间木屋，从 7 月 4 日美国独立日这天开始，住了进去，过起与大自然融为一体的自种自食的隐居生活。在两年多一点的这种生活里，梭罗在"瞻仰大自然"中，对自然的变化有着异常深刻的感受。这种感受在他今日已经成为经典的散文作品《瓦尔登湖》中随处可见。

梭罗生于一个患肺痨病的家庭。他的祖父在 1801 年死于肺痨，他的父亲也在咳血和大量吐血之后死去。他的兄弟约翰大概也患有肺病，只是在一次偶然的受染之后死于破伤风。还有他的妹妹海伦从童年时代起就患了肺结核，死于 1849 年，年仅二十二岁。梭罗本人也是长期患病，总不见好的，曾于 1850 年患了严重感冒。拖到 1860 年，他去当时治痨病最著名的明尼苏达州，做了一次医疗性质的旅行。但病情仍旧无好转，就在几个月后回马萨诸塞州康科德老家，躺在房间沙发上接受朋友的来访。梭罗在生活中，似乎随时都以一个肺结核病人的心里感受一切。

瓦尔登湖畔的生活是愉快的。一天，他说："我看到三两株小枫树的树叶已经红了，隔着湖，就在三株岔开的白杨之下，在一个湖角上，靠近着水。啊！它们的颜色诉说着如许的故事。"（徐迟译文）说各种树的树叶都"将在我们的艺术上得到表现"。而患上肺结核后，他对枫叶的感受就不一样了。在这次治病的旅行中，他在《旅行日记》（*Where I Stand：Selections from Journals*）中曾这样写秋天的树叶，说当他看到第一片染上了斑点、"中间仍是翠绿，边缘却已绯红"的枫叶时，由此感到，"衰败和疾病往往是像消耗性肺病的患者那样美丽的"。把肺结核与秋日的浪漫主义意象联系起来，极富深刻的哲理。

在英国的两位伟大浪漫主义诗人的作品中，秋日也被作为疾病和死亡的意象。

在珀西·比希·雪莱的一生中，从在大学里就写《无神论的必要性》，到创作表达人类进步和光辉未来信念的诗篇，到出版一些政治性的小册子，和一次次的私奔，给人们留下的是一个反传统、热烈追求社会正义的诗人形象，因而他性格中忧郁的一面便常常被忽略。实际上，丹麦大文学史家格奥尔格·勃兰兑斯指出："他的内心深处浸透了一种悲哀。"的确，细细读雪莱的诗，是不难感悟出他心中这种进步信念和悲哀情绪的两重性的。

《西风颂》是雪莱的诗作名篇，结尾"把昏睡的大地唤醒吧！要是冬天／已经来了，西风啊，春日怎能遥远？"（查良铮译诗）常被人们背诵和引用。但是诗的开头，指称西风是"秋之生命的呼吸"，说是在这西风劲吹的时刻，那"枯死的落叶""黄的，黑的，灰的，红得像肺痨／啊，重染疫病的一群……"则隐含着他在这一季节里的忧郁悲哀情绪，而且以肺结核来比拟秋叶，也明显出自他自己患肺结核病的真切体验。他的另一首诗《秋：葬歌》，题目就直接把秋日与死亡联系到一起，所写的"太阳失去了温暖，风凄苦地哀号／枯树在叹息，苍白的花儿死了／一年将竭／躺在她临死的床上——大地，被枯叶／纷纷围绕……"更细致地表现出这种悲怆情绪。以参加意大利革命的光辉时刻死于病榻的乔治·拜伦也难免有这种哀伤情结，在他的《今天我度过了三十六年》中就感叹"我的日子飘落在黄叶里"（查良铮译文）。

19世纪法国诗人夏尔·于贝尔·米尔瓦耶

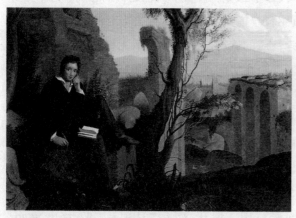
诗人雪莱描写秋叶"黄的，黑的，灰的，红得像肺痨"

154

（Charles Hubert Millevoy，1782—1816）因自己患肺结核正在像一片树叶慢慢枯萎一样地死去，就更容易真切地产生这种"疾病和衰败"的意象。他甚至写了一首诗，就题名叫《落叶》，说自己躺在病榻上，看到反映在他的房间里的是一种"秋日那让人哀痛的色调"。

贵族出身的阿尔丰斯·德·拉马丁（Alphonse de Lamartine，1790—1869）是法国文学中浪漫主义运动的代表人物之一。他也患有肺结核，只是比米尔瓦耶幸运。当他在浪漫主义先驱让·雅克·罗梭曾经待过的阿讷西湖湖畔疗养时，不仅健康得到一定程度的恢复，还有幸认识和爱上了一位叫朱丽的漂亮少女。可是这位朱丽也与他一样患有肺结核，并早早在二十二岁时就死了。这让拉马丁感到无比的悲痛，激发起他创作的灵感。

《湖》是拉马丁著名的《沉思集》中最重要的一首诗，描写"他"坐在以前和他心爱的"她"并排坐过的湖旁岩石上，望着波光粼粼的湖水，看浪涛拍打着岩石，有如一年前他与她一起在这里聆听浪涛的细语，又回忆起他们曾在静寂的夜里泛舟湖上时的情景，不由发出诘问："难道我们永远不能在岁月的汪洋中抛锚，停留一日吗？"他要向时间祈祷，乞求它保住他对那个夜晚的回忆……

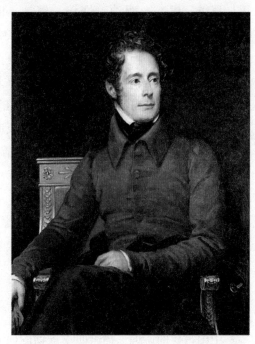

另外，在拉马丁《若斯兰》里的洛朗丝、《拉斐尔》里的朱丽和《沉思集》中的埃尔薇身上，似乎也都有他这位朱丽的影子，虽然研究家始终未能弄清这个"她"到底是谁。

像浪漫主义的诺瓦利斯那样，对死于肺结核的情人的回忆让浪漫主义的拉马丁也从秋日的意象中看到了死亡，又从这死亡中获得了安慰。拉马丁在《秋》一诗中把秋日比作"大自然的丧服"，但又说这"与我的愁思谐调，使我的眼睛感到愉快"。同样从秋日中感悟

拉马丁从秋日中看到了死亡，并获得安慰

到浪漫主义者所特有的伤感的愉悦。不仅如此，他也像诺瓦利斯那样，甚至赞美死亡，把死亡说成是"天国的解放者"，说死亡"在墓地上做着幻梦，为我打开一个更美的世界"。

在有关中国古代作家生平的资料中，极少，或者只是隐约地提到他们的爱情生活和身体状况。这并不意味着他们的爱情是顺心合意的，他们的身体状况是健康良好的。实际上，在封建社会里，禁欲主义对青年男女性爱的压抑，使他们在生理和心理上遭受异常惨重的创伤。早在 1921 年，在日本学过医学的郭沫若就在论文《〈西厢记〉艺术上的批评与其作者的性格》中指出，"数千年来以礼教自豪的堂堂中华，实不过是变态性欲者一个庞大的病院"，里面住满了病人，《西厢记》的作者王实甫便是这样的一个病人，他的这部戏曲即是他病中"生命穷促时叫出来的一种革命"。郭沫若还认为像《楚辞》《胡笳十八拍》《织锦回文诗》等的作者，也都是同样的情况。社会学家潘光旦先生曾据毕振达编选的《销魂词》中清代女子的诗词九十五家、二百三十四首，做了一个统计，发现文中表现情绪消极、精神郁结的词，如凄清、凄切、凄凉、无言、无力、无赖、无聊、不堪、那堪、飘零、飘泊、憔悴、销魂、断肠、恹恹、慵、困、倦、愁、恼、怨、恨、痛、伤、病、泣、咽、哭、啼等，共一千六百多字。潘先生说，如每首诗词平均以七十个字计算，这类消极的用词达 6.9 个，就几乎占全文的十分之一；特别如"愁"字，平均每两首就有一个，"啼""哭"等字，平均也每四首有一个。由此，他在 1927 年的论文《女子作品与精神郁结》中得出结论，认为这类用词所反映出来的作者"体气虚弱、精神郁结"状况，是因为其"性发育与性生活之愆期，缺陷，与不适当"，才造成"生理与心理状态之特殊，故其发为情感与反动（当指对压抑的反应——引者）亦多消沉闭室"。

潘光旦先生提到这些作家的"体气虚弱、精神郁结"，换用今天的医学术语来说，即是精神病或者是像《红楼梦》中的才女林黛玉所患的肺结核病。实际上，潘先生提出的这些用词，在宋、元的词曲中也用得非常普遍；而且值得注意的是，在词曲中，这些消极的词语，常要与秋日的意象联系在一起。

中国古代的诗词，描绘四季景物的何止千计。但从总体来看，夏景一般都写得比较平淡，春景和冬景大多虽稍有声色，也仍不如秋景以其悲壮的美令人感动，就像喜剧性的作品不如悲剧性的作品能那么打动人。

　　尽管也不是找不出把一年四季都写得异常优美的诗词曲赋，但在多数中国古代诗人的作品里，秋的意象都与悲愁、悲戚、悲郁的情绪相组合，是一个离愁悲怆的意象。温庭筠是非常善于表达情感的一位词人。他所写的《更漏子》："玉炉香，红蜡泪，偏照画堂秋思。眉翠薄，鬓云残，夜长衾枕寒。梧桐树，三更雨，不道离情正苦。一叶叶，一声声，空阶滴到明。"表现一位满怀愁绪的女子的秋思，异常感人，脍炙人口。《西厢记》"长亭送别"一折，莺莺道白："今日送张生上朝取应，早是离人伤感，况值那暮秋天气，好烦恼人也啊！"还有那几句著名的词调："碧云天，黄花地，西风紧，北雁南飞。晓来谁染霜林醉，总是离人泪。"以西风、秋叶、黄花的秋日意象，揭示出她爱情创伤的心理，实际上正是作者王实甫自己"生命穷促时"的呼喊，也是人们非常熟悉的。在李清照的著名词作《声声慢》中，不但有"寻寻觅觅，冷冷清清，凄凄惨惨戚戚"和"点点滴滴"等双声叠字，还有晚来寒风、黄花憔悴和霜林飞雁等秋日黄昏的意象，都十分深切地传达出女词人的悲愁情绪。另外，她的《一剪梅》："红藕香残玉簟秋。轻解罗裳，独上兰舟。云中谁寄锦书来，雁字回时，月满西楼……"也同样以秋日的悲愁意象来展示她的这种情绪。其他宋词、元曲中，像周紫芝的《鹧鸪天》："一点残红欲尽时。乍凉秋气满屏帏。……如今风雨西楼夜，不听清歌也泪垂。"马致远著名的《天净沙》："枯藤老树昏鸦，小桥流水人家，古道西风瘦马，断肠人在天涯。"张养浩的《对菊自叹》："可怜秋，一帘疏雨暗西楼，黄花零落重阳后。减尽风流，对黄花人自羞。花依旧，人比黄花瘦。问花不语，花替人愁。"范居中的《金殿喜重重》："风雨秋堂，孤枕无眠，愁听雁南翔。风也凄凉，雨也凄凉……"徐再思的《水仙子》："一声梧叶一声秋，一点芭蕉一点愁，三更归梦三更后……"以秋日的意象来诉说离情、传达作者心中悲愁的词曲，多得不可计数。这就不难理解，中国作者心中的秋日，与西方作家的秋日，有着出于同样心理而产生的共同感受；秋日的确算得上浪漫主义作家的一个世界性的意象。

　　在咀嚼浪漫主义诗人生命与"秋叶"的联想时，很容易使人想起多年之后美国作家，原名威廉·波特的欧·亨利（O. Henry，1862—1910）的小说《最后的常春藤叶》。

　　秋末，当肺炎袭击了位于纽约华盛顿广场的穷艺术家住宅区格林威治村时，年轻女画家琼珊脸色惨白，静静地躺在铁床上，一动不动地望着窗外对面砖屋的墙壁，计数着攀着在墙上的一株极老极老的常春藤："秋季的寒风把藤上的叶子差不多全吹落了，只剩下几根几乎光秃秃的藤枝依附在那堵松劲残缺的砖墙上。"（王仲年译文）

"等最后一片掉落下来，我也得去了。三天前我就知道了……"她告诉与她共同租用一间画室的苏艾，并绝望地表示，她希望天黑之前看到最后的藤叶掉下来，因为她实在等得不耐烦了，"我想摆脱一切，像一片可怜的、厌倦的藤叶，悠悠地往下飘，往下飘"。

可是，尽管经过漫漫长夜的风吹雨打，第二天，仍旧有一片常春藤的叶子贴在墙上。这使琼珊觉得"冥冥中有什么使那最后的一片叶子不掉下来，启示了我过去是多么邪恶。不想活下去是个罪恶"。因而不再消沉，甚至希望有一天能外出去写生。到了第三天，医生也说她已经脱离了危险，康复的希望大大增加。于是她更有信心了。可是住在楼下、同是患肺炎的老画家却在一天之后就病逝了。原来墙上的那片永不掉落的常春藤叶，是这位老画家在从苏艾那里得知琼珊的病况和情绪之后不顾当夜的凄风苦雨"画在墙上的"。

《最后的常春藤叶》赞美了穷艺术家之间相濡以沫的友情，同时也表现了精神力量对疾病的胜利。不过这实在也只是作家新的浪漫主义的理想，仅表明越过了 19 世纪的浪漫主义时代，现实主义作家不再像拜伦那样，向往美丽的死亡，相反地，认为"不想活下去是个罪恶"，并希望战胜这邪恶的死亡。

主题：爱与死

疾病是因生理的或心理的异常两类情形而发生的症状。在反映现实生活的文艺作品中，对由心理因素引起的精神疾患，从古希腊悲剧描写因极端的痛苦而发疯的主人公，到今日因工业化和人与人之间无法沟通造成的病态人物，已经写得很多很多了，神经质人格如今甚至已经成为欧洲文学中的一个重要主题。但是因生理异常而产生的疾病，由于其体征的表现大多会影响到作家所喜爱的自己主人公的形象美，使他们，即便是强调要客观真实地再现现实生活的自然主义作家，也往往不能不有所顾忌和回避，唯独对于肺结核病，它不但并不影响，相反在某种程度上增添了主人公，特别是女主人公的美，成为作家们尤其是浪漫主义的作家所喜爱的主题。

肺结核作为一种传染性的疾病，每一个人，只要曾经与患者接触过，便都可能受到感染。但并非每一个受染者都会患病，那是因为传播肺结核病的细菌进入人的机体之后，照例会先扩散到人体全身，并在组织内长期潜伏，直到人的抵抗力低落之时才致人发病。所以，一个人是否会患上此病，虽然与地理气候、经济状况、卫生设施、营养条件等客观的外在因素有关，但是人的主观内在的因素也非常重要。一个人，如果情绪不佳，睡眠不足，再加上饮食不调，营养不良，即会降低对付疾病感染的抵抗力，从而增加受感染的可能性。所以毫不奇怪，在体力劳动者中，患肺结核病的多数是住宿环境和经济条件恶劣的城市贫民；在脑力劳动者中，患肺结核的多数是精神压抑、心情忧郁、生活没有规律的浪漫艺术家，如经常出入欧洲剧场、舞厅、画室、妓院、贵妇人沙龙的音乐家、文学家。

从现实情况看，一般说，年轻人的肺结核感染率远高于年长的，而多数的年轻女性，由于体质、生活、性情等方面的原因，对肺结核又更具易感性，特别是最常被西方文学作为女主人公的演员和妓女等职业女性，即使是著名演员和高级妓女，因为长期睡眠不足，作息时间没有规律，又终年东奔西跑，应酬频繁，生活不得安宁，加上经常在舞台或交际场所上的过度兴奋，情绪变化不定，还有为了保持苗条的身材，一味节制饮食，等等，这些都会影响她们机体的免疫力，容易招致肺结核的感染。因此，可以说，文学中描写肺结核的女主人公，算得上是对浪漫主义时代人物的如实记述。像《茶花女》的原型玛丽·阿尔丰西娜这么一个肺结核病人，不但自然地会成为作家，特别是浪漫主义作家心目中"美"的典型，当年还被认为是"19世纪初期时兴的标准女性美的完美代表"。

患肺结核的女性形象定然会被浪漫主义艺术家纳入作品的主题，另一个重要原因是这些女性的命运符合如深受浪漫主义陶冶的德国诗人和戏剧家奥古斯特·封·普拉滕（August von Platen, 1796—1835）说的"美的人必和死结下姻缘"这一浪漫主义艺术模式。

性爱可以被看成是人类本性的一个方面。性爱通过一系列相关的意象和它的变形，成为一种精神的神秘之物；同时它又是创造生命的物质基础，是人类最美好的事物的结晶，历来对文学艺术家具有极大的诱惑力。

而肺结核病病人，专家们早就认识到，天生就与性爱有密切的关系。著名的法国性学家伊凡·布洛赫（Iwan Bloch）在他1922年的经典著作《我们时代的性生活》（*The Sexual Life of Our Time*）中就曾引用一位叫E. 洛朗（E. Laurent）的学者出版于1895年的著作《病态的爱情》（*Morbid Love*）中的话，说："肺结核的遗传特征是变态性欲的一个重要病理因素，那些白肤金发碧眼的女子比浅黑型的女子更为常见。"想想，白肤金发碧眼的漂亮女子，又因患有肺结核，对性爱有强烈的渴求！确实多么适合作为浪漫主义小说或浪漫主义歌剧的主人公！

可是在特效药尚未发明之时，死亡则是肺结核病人的必然归宿，这就能让死与爱合理地"结下姻缘"。而死作为生命的彻底被破坏、被毁灭，历来就令人哀伤、痛苦甚至胆战心惊，本来就常被作为表现人生灾难的悲剧性题材，现在这彻底被破坏、被毁灭的是爱这一人类最美好的感情的花朵，这悲哀自然更是加倍的深重，使因热烈相爱而导致的死亡，成为"悲剧中的悲剧"，成为文学艺术的永恒主题。

不过对于性爱，东西方的传统思想，历来就有很大的差异。受"灭人欲"的封建传统的影响，深藏在中国人心底里的观念，总是把婚前或婚外的性爱看成是"不道德的"、违反传统伦理的。因此，遇到外在的阻力或迫害，情人双方大多都不能理直气壮地起来为自己的情感辩护，更不敢不顾一切地为自己这爱的权利而积极进行斗争。他们，尤其是女性，大多听任命运的摆布，在幽怨、压抑中苦度时日。这样一来，自然不思茶饭、饮食不调，就容易患上肺结核或者精神病；又常常不肯承认、拒绝治疗，最终含冤而死就不可避免了。而在具有人文主义悠久历史的西方人看来，追求和实现爱情，有情人终将结合，是理所当然的事。西方人的性爱，绝无中国人的那种羞怯感甚至耻辱感，而相反有一种荣耀感。这就是为什么，中国的文艺作品在描写肺结核病人的爱和死时，则主要是表现突出它的悲剧气氛；西方的文艺作品在描写肺结核病人的爱和死时，常常是为给爱增添一些浪漫主义的美丽情调。路易-昂利·米尔热的《波希米亚生活场景》（*Scenes de la Vie de Bohemian*），是具有时代和社会特征的。

波希米亚最早原是欧洲中部神圣罗马帝国的，然后是哈布斯堡奥地利帝国的首府省份。居住在这一地区的波希米亚人传统上过的是类似吉卜赛人一样的生活，他们物质生活贫穷，精神上却颇乐观；他们个性轻率、随便，甚至相当淫乱，但慷慨大方、习惯体贴别人；此外，他们还性格傲慢，鄙视资产阶级的生活方式和价值准则，又常患肺结核病，情绪比较忧郁伤感……由于欧洲城市中的许多文人也都喜欢过这样一种放荡不羁的生活，于是也常被称为"波希米亚人"。《波希米亚生活场

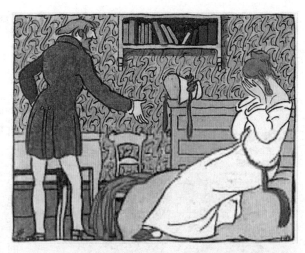

画家约瑟夫·埃默尔为《波希米亚生活场景》作的插图

景》就表现浪漫主义艺术家这种波希米亚人的生活，是文学史上第一部描写肺结核与爱情、死亡的浪漫主义小说。该书后来由普契尼改编为歌剧《波希米亚人》（又译作：《艺术家的生涯》）。罗伊·波特主编的《剑桥插图医学史》（*Cambridge Illustrated History of Medicine*, edited by Roy Porter, 1996 年）这样解释小说中的浪漫主义情怀：

> 肺结核是浪漫主义悲剧亘古不变的题材：患痨病（肺结核）的男女主人公在情节剧和伤感小说中咳血和形体消瘦，如（法国作家）昂利·米尔热的《波希米亚生活场景》（1851 年），为（意大利歌剧作曲家）普契尼的《艺术家的生涯》提供了灵感。米尔热的女主人公弗朗欣（普契尼的咪咪——原文）是这一类小说中的痨病病人，年轻貌美，满怀 joie de vivre（生的欢乐），却又热情、忧郁。她瘦削脆弱，"白得像痨病天使"。然而米尔热写她"血管里流淌着青春的热血""玫瑰色的皮肤透出茶花的白净"。
>
> 表现得更多的是米尔热的女主人公身上病态美的短暂易逝。弗朗欣病了，她的病是这个无家可归之人"伤感激情"的隐喻，除了年轻，别的她就一无所有了。临终前，弗朗欣知道自己很快就会死去，"因为上帝不希望我再活下去"；她请雅克为她买一个皮手筒，让她的手再暖和一些时候。外面树上最后一片残叶被吹进窗子，落到她的床上；两个情人一起度过最后一个晚上；清晨

时，她握住取暖的手筒，咽下最后一口气，病人脸上喜悦的神色赋予她"一抹圣洁的光，好像她死于美丽"。

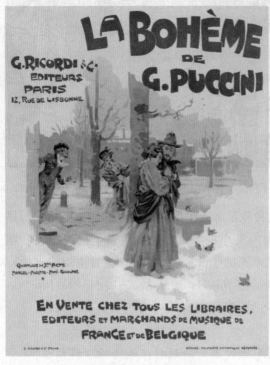

《波希米亚人》首演时的海报

贾科莫·普契尼（Giacomo Puccini, 1858—1924）出身于音乐世家，祖辈两百年来都在卢卡的圣马蒂诺大教堂担任乐监。但在他三岁那年，父亲就已去世，普契尼便师从父亲以前的两个门生学习音乐。1876年在比萨观看朱塞佩·威尔第的《阿伊达》，使普契尼确立下把歌剧创作作为今后自己的天职。四年后，他去米兰音乐院就读，于1883年获得文凭，毕业作品、器乐曲《随想交响曲》引起当地音乐界权威人士的注目，同年创作的歌剧《群魔围舞》在第二年首演时，一举成功。不久，普契尼与一位有夫之妇私奔，几经迁徙，最后于1891年移居中西部托斯卡纳的一个叫托雷德尔拉戈的渔村，像生活在一个世外桃源，一直待到他去世前三年。

有评论家指出普契尼的大部分歌剧都阐明这样一个主题："凡为爱而生者，也为爱而死。"他的著名歌剧《托斯卡》《蝴蝶夫人》和《西部女郎》都描述一个动人的爱情故事，完全以女主角为中心，结尾都是悲剧性的。他改编的《曼侬·莱斯科》（Manon Lescaut）也是这样的主题；像《波希米亚生活场景》这样的故事，虽然结构松散，可以想象，也定然会引起他的兴趣，在他的天才的手里，是完全可以使它理想化的。

根据《波希米亚生活场景》改编的《波希米亚人》（La Bohème），它的情节也是浪漫主义文艺常见的模式："男孩遇到女孩，男孩失去女孩，男孩和女孩重聚在帷幕落下，女孩因肺结核死于男孩的怀中。"

歌剧的背景是在1830年左右的巴黎拉丁区。一间小阁楼上住着四位文人：诗人鲁道夫，画家马塞罗，哲学家柯利内和音乐家舒奥纳尔。他们虽然都很贫穷，付不起房租，有时甚至连一天的衣食都无着落，但是四人彼此友善，相互帮助，一旦谁有所收益，便四人一起共同分享。生活还是愉快的。

是圣诞节的晚上，住在隔壁的绣花女子咪咪因蜡烛灭了来敲门借火。鲁

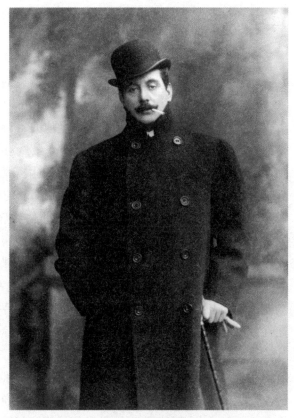

作曲家普契尼喜爱表现爱与死的主题

道夫开了门，见她剧烈咳嗽，脸色苍白，气喘不休，扶她在一张椅子上坐了一会儿后，她才苏醒过来。这时，一阵风把鲁道夫的蜡烛也吹灭了。为了让这位"可爱的少女"能多待一会儿，在咪咪说自己的钥匙掉了时，鲁道夫在黑暗中实际上已经找到了，仍装着在继续摸索。咪咪也屈着身在摸找，突然，鲁道夫的手正好触到咪咪的手，于是，像是一阵触电，震动了他爱情的神经，使他克制不住"握住咪咪的手，充满感情地"唱出那句经典的"多冷的一双小手/让我把它温暖……"少女有些不好意思，想把自己的手从他的手中抽出来。但鲁道夫要让她听他"吐诉心情"。接着他便向她诉说了自己虽然穷困、精神仍感到丰富的身世，可是——

你那明亮的眼睛/把我所有的一切珍宝财富/全都剥夺/你
那明亮的眼睛/夺去了我的幻梦/温柔甜美的幻梦/完全都消失

净／但我却不曾心痛／因为，因为金色的爱情／它正在觉醒！
（丁毅译词）

　　咪咪也述说了她自己的生活。于是，两人的心中都涌起爱的感情，少女也表示"我的心已属于你"；两个人都互相表白"爱你，爱你，爱你！"
　　爱情在继续。鲁道夫把咪咪看作是他的"诗神缪斯／引发出我热情的诗句"；但咪咪的肺结核病加重了，诗人虽然对她多有抚慰，生活的拮据使两人不免互有猜忌和争吵。最后，鲁道夫觉得"与其相处不如分离"，咪咪也相信"看来只好分离"，以"告别那梦幻的生活／告别那妒忌和纷争／告别你的笑容／告别猜疑、亲吻、悲伤和痛苦"。但是分离之后，鲁道夫又感到"永远难忘／那共同相处的时日……"因此当最后，马塞罗的女友米瑟塔在大雪纷飞中将病得奄奄一息的咪咪带进他们的住处来时，一见到鲁道夫，咪咪立即拥抱住他："亲爱的鲁道夫／让我和你在一起"；认为这"使我获得了新的生机"。鲁道夫把她的手握在自己的手里，并一直陪在她身边，觉得她仍然是像清晨黎明一样的美丽。咪咪纠正说："你的比喻讲错了／你是想说，美似落日余红。"这正是肺结核患者的病态的美。咪咪明白自己的病，因此她表示"我多想死在他怀里"。即使疾病发作的阵发性痉挛使她窒息、昏倒，苏醒后她也仍然睁眼微笑，好让他和他的朋友放心。可是当朋友们为了她最后的愿望，想尽办法为她买来皮手笼和药品时，咪咪已经死去，只有"一束阳光穿过窗户射在她的脸上"。幕布就在鲁道夫"抱起她来，痛苦地喊叫：'咪咪！咪咪！'呜咽着伏在她没有生命的身体上"时落下。
　　《波希米亚人》于1896年2月1日在都灵首演时未能获得成功，有的观众甚至惋惜说："可怜的普契尼，这一回他走错了路！这是一部寿命不长的歌剧……"可是以后，不论1897年4月22日在英国的曼彻斯特，还是同年10月14日在美国的洛杉矶，以及以后在其他城市的演出，都获得巨大的成功，正如威廉·韦弗在1977年出版的《普契尼传》（William Weaver：*Puccini*：*the Man and the Music*）中说的：

　　普契尼忠诚地爱他的女主人公比爱他的现实生活中有血有肉的女人更为忠诚。青春，咪咪和鲁道夫的青春，也许实际上是短暂的，但对普契尼的《波希米亚人》，这个时期却是无尽的。

这就是说，肺结核会使患者早早病逝，但是此病患者的爱情和浪漫主义情绪，却会"无尽期地"获得读者和观众的喜爱。的确，直到 21 世纪，《波希米亚人》仍然受到广泛的欢迎。据《参考消息》载 2002 年 8 月 25 日《华盛顿邮报》美国音乐评论家蒂姆·佩奇的文章《古典教育》，这位美国音乐评论家对《波希米亚人》的评价是："没有其他任何一部歌剧能够如此令人信服地展现贫困的可怕，同时又给随之产生的艰难困苦涂上如此浓郁的浪漫色彩。"

在中国，巴金小说《家》中钱梅芬是一个温柔、善良、纯洁的闺秀，她有她的所爱，但命运使她只能终年沉溺在苦恋之中，把这爱深深埋葬在心底。因爱的分离而思念、幽怨和痛苦，使她抑郁而患上肺结核病，她又不期望医治，因为这种生活"多活一天，只是多受一天的罪，倒不如早死了好"，所以她就必然会病逝于悲哀孤寂和透骨相思之中。曹雪芹（1715—1763）的小说《红楼梦》里的女主人公林黛玉也是这样的情况。

黛玉出身于一个已经衰微的封建家庭。她的祖上曾受封列侯，但到她父亲一代便不能继承爵位了；父亲虽出身科甲，官位也只到巡盐御史；林家又支庶不盛、门庭单薄。

林黛玉是一个独生女儿，没有兄弟姐妹，母亲也早早去世。这固然使她因从小失去了母爱而造成孤独的性格，同时也使她可以不像别的封建家庭出身的女子那样，从母亲那里深深受到封建礼教的熏陶；父亲确是为她请过塾师，让她接受封建教育，但也因她生来体质羸弱，课读不甚严格。所以，相比起来，黛玉所受的封建礼教的影响不算十分严重，相反地，她倒能在某种程度上保持一种所谓"质本洁来还洁去，强于污淖陷渠沟"的天真纯洁的品性。

可惜的是，这种性格的人，是最不宜于寄人篱下的，也算是命运吧，恰恰安排她不得不依傍于外祖母，寄居在这家声势显赫的荣国府里，要她必须"步步留心，时时在意，不肯轻易多说一句话，多行一步路"，唯恐因为"逾矩""悖理"而被人耻笑了她去。而这，可需得付出多么大的忍耐和克制啊！

林黛玉刚来荣国府时，众人就见她"身体面庞怯弱不胜，……便知她有不足之症"。她自己也承认："从会吃饮食时便吃药，到今日未断，请了多少名医修方配药，皆不见效。"之后，由于她不趋势附俗，而执着于自己之所爱，便致使在忍受难以如愿的爱情折磨的同时，还因过度敏感的个性而时刻都要压抑自己因所处地位造成的多疑、孤独、受人歧视的情绪。她一生中简直少有欢乐，而终日"不是愁眉，就是长叹"，多少个夜晚，她总是"倚着床栏杆，两手抱着膝，眼睛含着泪，好似木雕泥塑一般"。她甚至对贾宝玉对她的爱的情感，也要一次次地试探。她觉得自己的命运，就如同飘落的桃花、李花，甚至比秋叶都不如。在《秋窗风雨夕》一诗里，黛玉即景生情，描写了惨淡的秋花、枯黄的秋草和凄凉的秋风、秋雨敲打着秋

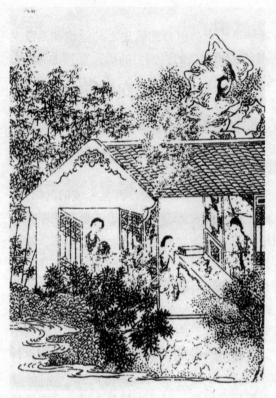

《红楼梦》插图：肺结核病人林黛玉焚稿断痴情

窗的情景，最后写自己"不知风雨几时休，已教泪洒窗纱湿"。这和她对李义山的诗只喜欢其中的一句"留得残荷听雨声"，喜欢夏末初秋在秋雨拍打下的残荷，都表现出是肺结核病人所共同喜欢的秋的意象。

黛玉正是一个典型的肺结核病人，而且正是终年备尝伤感、忧郁和痛苦，尤其是因为与宝玉两人真心相爱而终究不得所爱，受尽压抑而罹患上肺结核病的。

表现浪漫主义爱情的小说，除了要有一个患肺结核病的主人公，并且在表现爱情的时候赋予主人公以死的命运，更重要的是如何安排这个患这必死疾病的主人公在某一个适当的时刻里死去。在这个问题上，肺结核这一既属慢性又难治愈的疾病就比其他某些疾病给作家带来较多的自由。

林黛玉"态生两靥之愁，娇袭一身之病。泪光点点，娇喘微微。闲静似姣花照水，行动如弱柳扶风。心较比干多一窍，病如西子胜三分"。作为肺结核病容的描写，虽不免有点俗套，但她肺结核病人的这种病态的

美，很能引发读者的同情和怜爱。同时，黛玉患的肺结核即是一种慢性病，使作者将她的死安排在一个他认为最能表达浪漫悲剧的时刻有合理的依据。

在小说里，曹雪芹是注意到表现黛玉病情进展的，作家特别通过太医之口，指出她的病是"肝阴亏损，心气衰耗"，得病的原因则是王太医指出的由于"平日郁积所致"。这位太医自然并不知晓黛玉长期经受的压抑，但他的诊断堪称一绝。懂医学的曹雪芹让太医开的用药鳖血拌柴胡，看来是对症的，却不能使患者转机，那是因为，黛玉患的主要还是心病。于是，她死的结局就不可避免了。实际上，小说的重点也是放在她最后的死上面。这是作家所着意细加描写的。

在当日葬花之地听到傻大姐说"宝二爷娶宝姑娘"，受到致命的一击之后，黛玉就脸色"惨白，身子恍恍荡荡的"，并想到不如一死，说自己"是回去的时候儿了"；到了家门不远处，便"身子往前一栽，哇的一声，一口血直吐出来"，几乎晕倒。渐渐苏醒过来之后，仍是"颜色如雪，并无一点血色，神气昏沉，气息微细。半日又咳嗽了一阵，丫头递了痰盂，吐出都是痰中带血的……"后虽服了药，病体仍"日重一日"，一次次地咳嗽、吐血。在"焚稿断痴情"之后，疾病便进入危急，"只眼皮嘴唇微有动意，口内尚有出入之息，却要一句话一点泪也没有了"。随后，经过一回"回光返照"，黛玉先"只是出气大入气小，已经是促疾得很；接着是"手已经凉了，连目光也都散了"；最后便听她"直声叫道：'宝玉，宝玉，你好……'说到'好'字，便浑身冷汗，不作声了。紫鹃等急忙扶起，那汗愈出，身子便渐渐地冷了。探春李纨叫人乱着拢头穿衣，只见黛玉两眼一翻，呜呼，香魂一缕随风散，愁绪三更入梦遥"。

作者特别两次说道，"当时黛玉气绝，正是宝玉娶宝钗的这个时辰。"并描写此时"只听得远远一阵音乐之声"，即婚娶时所奏的喜乐。强烈的对比，表现浪漫爱情毁灭于最炽热之点，美殒落于最渴求之时，能获得读者的同情与怜悯的热泪，完成悲剧的使命，却不会使人对死亡与结亲的安排感到难以置信。

在文学艺术中，让患肺结核主人公的爱情与死结缘之所以能够达到最具感染力的顶点，是因为肺结核病在这里的特殊作用在于：病人苍白的脸及其时而泛起的红晕，使人一方面联想到"生命"和"热情"，同时也联想到这生命正在一天天萎谢和消逝，想到这生命的美的被摧残、被毁灭。

年轻的美丽的生命似乎在这一小瓣玫瑰红中，顽强地跳动着它那被压抑的热烈的爱情，苍白却表明那象征生命的殷红的血液在逐渐退去，预示了死亡的必然，这样一来，就可以使爱情—疾病—死亡，演出一场感人心弦的爱情悲剧。

在古今中外的文学艺术中，描写爱情的故事总要比别的故事多得多，而在爱情故事中，爱而不得所爱的悲剧，又总是要比大团圆的喜剧更感动受众的心，这爱情悲剧的关键就在于主人公在适当的时刻死去。既然肺结核病标志着才华和智慧，意味着多情善感和优雅纤细的感情，而且还被认为有较强的性欲望，而这三方面都是爱情所不可或缺的精神和肉欲的要求，那么，在现实生活或文学作品中，不但生肺结核病的作家有一段浪漫的爱情史是十分自然和十分诱人的，而且从表现自我和吸引受众方面考虑，把这样一位具有爱情经历的生肺结核病的作家作为自己作品的主人公，将自己的这种情感投射在这样一位生肺结核病的主人公身上，不但是不少作家所乐意和期望的，也是许多受众所欢迎和期待的。只要想一下，一位年轻人，最好当然是漂亮的女性，家庭物质条件优越，但由于天性敏感，又好忧郁，饮食挑剔，生活浪漫，特别是爱情的压抑，使她染上了肺结核，由她的父亲，最好是一心一意爱她而她却并不爱的年长的丈夫送往一处景色幽美的僻静之处疗养，于是邂逅一位年轻英俊又情投意合的男性，两人一见钟情，彼此相爱。不过最后仍然不能战胜肺结核菌，死于两人相爱得最热烈的时刻。这就把浪漫爱情引向了极点，引向了无法再跨前一步的时刻。爱情与死亡联姻，死亡被安排在爱情的关键时刻，这就是浪漫爱情的情节结构模式。

不错，从悲剧艺术的本质出发，应该认为只有由主人公心理和个性上的原因造成的悲剧，如因失恋而自杀，为殉情而自杀，因爱他而杀他，或者为报复而杀他等，才具有巨大的感人力量。但对浪漫主义艺术家来说，他们喜爱缠绵悱恻的浪漫故事更甚于心理的描绘和性格的刻画，他们喜欢的是在作品中营造出一种浪漫主义的气氛和情调。为能获得这种浪漫主义情绪，必须让死亡在爱情最浓烈的时刻发生，而这，富有病态美而又终将必死的慢性疾病肺结核，便是理想的触媒。这样，在作品中，爱情是欢乐的、美丽的，疾病是幽怨的、忧愁的，死亡是悲痛的、哀伤的，于是，随着情节的发展，爱情、疾病、死亡三者有如乐曲中的三重奏，奏出一曲感人心弦的爱情悲歌，使受众与作品中的人物一起，共同经历由哀到悲的心灵感受，一步步抒发心中的郁积，清除紧张状态，获得宣泄的快感。

经典：《茶花女》

肺结核是一种消耗性疾病。病人食欲不振，体重减轻，全身乏力，易感倦怠，因而精神萎靡，病态伤感。在 19 世纪，甚至到了 20 世纪的 1945年特效药链霉素等重要药物发明之前，此病一直被认为是不治之症，绝大部分患者最终都难免一死，唯一的希望或者不如说唯一的安慰，就是能在气候温和、空气清新的环境中，有充分的营养条件和优越的生活条件，在安闲的休息和良好的护理下，使病人的机体本身渐渐产生和增强抵抗力。所以肺结核虽是一种预后不良的疾病，但又是一种悠闲逸适的疾病。肺结核病的这种性质，此病多数患者最终必死的归宿，以及患病期间所产生的病态美，成为浪漫主义艺术家所追求的审美标准，甚至一度形成一种时代性的风尚，如法国著名的浪漫主义作家和诗人齐奥菲勒·戈蒂埃（Theophile Gautier，1811—1872）在他的《浪漫主义史》（*Histoire du Romatisme*）中所描述的：

> 当时在浪漫主义转折中流行着一种风气，尽可能使自己带有一种苍白的甚至青灰色的、几乎像死人一样的脸色。这就赋予个人一副非常不幸的、拜伦式的外貌，证明他们受到热情的折磨和良心的谴责，使他们赢得女人的青睐。

这种风尚，在《茶花女》的创作、改编和接受的整个过程中，都得到了全面的体现。《茶花女》堪称一部浪漫主义的经典。

亚历山大·仲马（子），通称小仲马（Alexandre Dumasfils，1824—1895）是作为剧作家，特别是"问题剧"的创立人之一进入文学史的。但他初次成功的，而且最脍炙人口的作品却是这部名叫《茶花女》（*La Dame aux Camélias*）的小说。

小仲马是法国大众喜爱的多产作家亚历山大·仲马（父，即大仲马，1802—1870）与后来被他遗弃的花边女工卡特琳娜的私生子。1844 年 9月 9 日晚，这位二十岁的青年人和他交际场上的一位挚友前往巴黎蒙马特大街的"游艺剧场"，目的不是观剧，而是猎艳，尤其因为这家剧院是玛

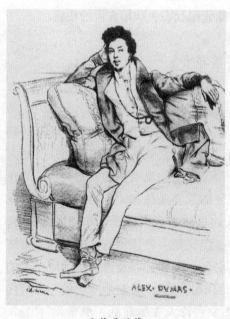

小仲马画像

丽·杜普莱西常去的场所。在此以前，小仲马虽然也见到过玛丽·杜普莱西一两次，但都只是匆匆的一瞥。

阿尔丰西娜·杜普莱西，应是阿尔丰西娜·普莱西（Alphonsine Plessis，1824—1847），她原是法国北部诺曼底省一个酒精桶修理匠的小女儿，母亲去世后，被托付给一位农妇照管，几经转折，最后被带到法国的首都。在巴黎，她先是在衣铺帽店做一名临时工，混迹于轻佻的女工中间，最后沦为一名妓女。

这时的阿尔丰西娜，出落得非常漂亮，有极罕见的美貌。她体形修长、纤小而苗条、轻盈，皮肤白里透红，传记作家描写她的一双椭圆形的眼睛像是用晶莹的珐琅质镶成，只是更显得水灵，嘴唇红得像樱桃，牙齿雪白、整齐而又光洁，整个身形使人想起一座用萨克森细瓷制成的精美雕像。她的柳条似的细腰、天鹅般的颈项、纯洁而无邪的表情，还有那拜伦式的苍白，披散在白嫩双肩上的浓密的长卷发，裸露在白色连衣裙上方的危耸的胸脯，以及金手镯、宝石项链等装饰，更使她姿容艳丽、优美动人，被公认是巴黎最迷人的女子。因此得以结识不少上层人士，除一些富商巨贾外，还有三十年后出任外交大臣的

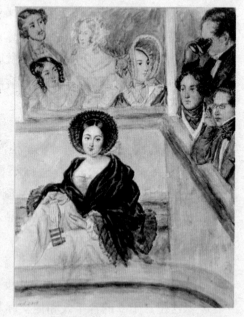

阿尔丰西娜·普莱西在剧院包厢

170

安托万·阿盖尔·阿尔弗莱德·格拉蒙公爵和做过俄国驻维也纳大使的封·斯塔盖尔贝格老伯爵，以及年轻的爱德华·德·贝雷戈伯爵等亲王、子爵、男爵，也有像欧仁·苏、阿尔弗莱·德·缪塞、弗朗茨·李斯特等著名的浪漫主义作家、艺术家。而且在与名人的接触中，她不但摆脱了贫困，变换了姓氏，改名为玛丽·杜普莱西，给自己添上"Du"这么个贵族的头衔，还受到文学、艺术的陶冶，显出知识广博、有艺术修养，戈蒂耶赞美说："她仪态万方，像一位公爵夫人。"

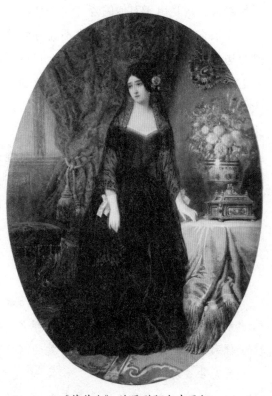

《茶花女》的原型阿尔丰西娜

这天，小仲马穿一身墨绿色的开司米宽领衫，系一条白色领带，裤脚上露出丝袜，还别了几件饰物，带一根手杖，非常富有风度。

灯光熄灭后，小仲马见到玛丽像一个幻影似的出现在剧场她固定的包厢，离他仅仅有几步之遥。演出结束后，他和好友带上她最爱吃的冰糖葡萄干去包厢看望过她一次。十天后，他们又设法得到她亲密女友普鲁丹丝·德沃瓦的帮助，去她所住的玛德琳娜大街 11 号登门拜访她。尽管她的父亲兼管家告诫说，她应该去招引那些能带给她钻石、包厢、马车的富人和权贵，而不是面前的这个穷困潦倒之辈。玛丽仍坚持自己的信念：她需要的是一位迷恋于她、依顺于她的年轻情人。从此，他们夜夜相会，双方都深深感受到爱的欢乐。一次，小仲马去时，见玛丽躺在床上，手里提了一条白手绢。他想亲吻她，也被她挡开了。小仲马意识到，她又病了。这没有令他吃惊，因为他原就知道她患有肺结核，她此刻挡开他，目的是为了保护他，正是出于对他的爱。他劝她休息，应该去疗养。玛丽声言，这在她是根本办不到的，她的处境不允许她这样做，因为她完全了解那些在她身边打转的男人，他们爱的实际上只是她的艳姿，一旦她真的病了，他们迟早都会抛弃她。小仲马跟她说，他绝不像这些人，事实上他并不是今天才知道她有病，但他从来没有犹豫过，这位浪漫主义作家甚至表示，如果她真的把病传给了他，倒是他的幸运。

小仲马的确是真心爱着玛丽的。他与她一起跑马、赴宴、逛舞厅、进剧院，不惜花费巨资，以至背上沉重的债务，还陪她去她老家、空气清新的乡间养病。但他不能容忍她一次次地背着他与别的男人幽会。于是，小仲马最后在1845年8月30日的深夜给玛丽·杜普莱西写了一封绝交信：

> 我亲爱的玛丽：
>
> 我既不像我所希望的那样富有而配得上去爱你，也不像你所希望的那样贫穷而值得你去爱。那么，就让我们相互忘却吧！对你来说，忘掉的是一个无关紧要的名字，对我来说，忘掉的是一种无法重现的幸福。
>
> 没有必要向你陈述我是多么的痛苦，因为你完全知道我是多么的爱你。
>
> 别了，玛丽！你感情丰富，不会不了解我写这封信的目的，你聪明过人，不会不原谅我写了这一封信。
>
> 永远怀念你的　亚·仲

小仲马显然没有收到杜普莱西的回信。三个月后，他与父亲一起去北非阿尔及尔、突尼斯等地旅游。在此期间，玛丽病情恶化，并在1847年的2月3日病逝。又因封·斯塔盖尔贝格破产自杀，她的家具等一切物品也都被拍卖。等到小仲马于次年的2月10日回到巴黎时，玛丽已经被安葬在蒙马特公墓。

本来，小仲马就曾为自己对待玛丽过于苛刻而感到过内疚。他深深觉得，"我不能感到对她是清白无辜的"。如今，她的死讯就更使他悲伤和悔恨。他匆匆赶到玛丽旧日与他欢聚的地方，见人们正在清点她的遗物拍卖，吸引了不少人，连英国名作家查尔斯·狄更斯也来了。小仲马一眼就注意到摆在壁炉上当年他送她的那本《曼侬·莱斯科》，不觉停下了脚步。他如何才能向这个再也见不到了、始终无法当面向她诉说的女子，表达自己的心意呢？

当作家与他所爱的女人永别的时候，爱情便在他的心里获得新的生命，不论是所爱的女子不再爱他，还是因某种原因死去，都会比成功的爱情带给作家更为强烈的感受，并赋予他更加丰富、更为充溢的灵感。这在文学史上是屡见不鲜的。小仲马也这样，爱的永别使创作的激情在他的心中油然而生。

传统的道德观念，包括对戏剧和小说创作的要求，认为与人通奸的有夫之妇或青楼卖妓的年轻女子都是灵魂有罪的人，应该使她们改邪归正获得新生，要不就在自杀或被杀中处死她们。小仲马明显是要背离这种传统。在《茶花女》这部小说里，小仲马原来决定以十分欣赏和赞美玛丽·杜普莱西的诗人、"善良的戴奥菲勒·戈蒂耶"的姓作女主人公的姓，并毫不顾忌地以她的原名阿尔丰西娜来作她的名。后来觉得这还不足以表现他所爱的这位女子，便以圣母马利亚的名字来命名她，把她看成圣母和天使，称她为"玛格丽特·戈蒂埃"，同时保留她生前众人所给予她的亲切的外号"茶花女"，把她写成是一个灵魂高尚的人，而不是一般人心中的下贱的妓女。

玛格丽特尽管是一个妓女，却是一位深情的女性。她不嫌弃阿尔芒私生子的地位和贫穷的境遇，非常珍惜他对她的真诚之情。阿尔芒也不鄙视玛格丽特的妓女身份，对他来说，重要的是两人的情感。是真挚的感情维系着两人的爱。浪漫主义者在自己的现实生活中和艺术创作中所遵从的爱情准则是：一、对方的外形是"美"的——当然是病态的"美"，能引发自己的激情；二、对方对自己具有真爱的激情，不管以往怎样，只要今后会真心爱自己，绝不考虑对方的出身、地位、门楣、财产或对自己的前程是否有利。

在作品中，小仲马注重刻画玛格丽特美丽心灵的同时，还描绘了她的外貌。除了写出她一般的女性美，她的异常艳丽的外貌和"难以描绘的风韵"外，还注重了对女主人公肺结核病患者所具有的特征的描写。他写到

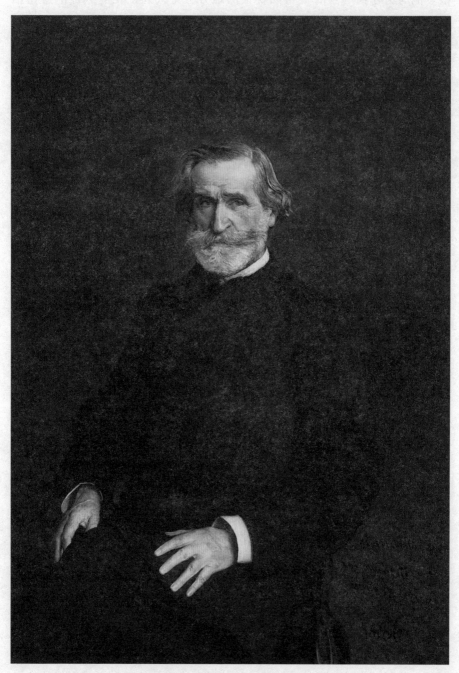

歌剧《茶花女》的作者威尔第

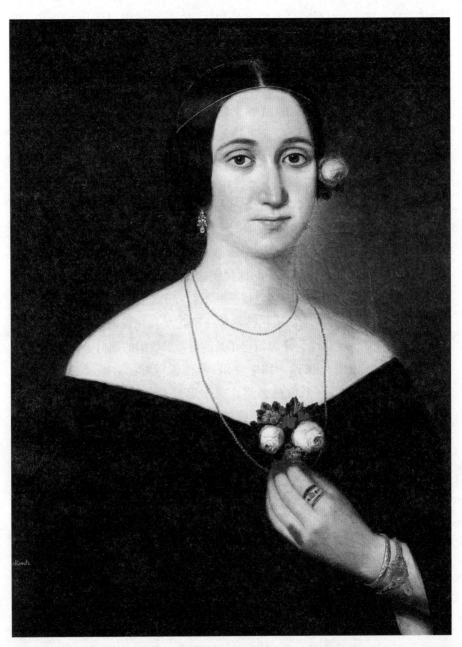

影响威尔第创作的他的情妇朱塞平娜·斯特雷波尼

她因疾病的消耗而身体显得"颀长苗条";因时有低热而脸颊呈深红的"玫瑰色",这是病态的红晕;还有因发烧和性欲过强使她那"细巧而挺秀"的鼻子"鼻翼微鼓,像是对性欲生活的强烈渴望"(王振孙译文)……都显示出作家本人的浪漫主义的情调。这就不难理解,在《茶花女》的创作中,这位作家宣泄了自己郁积于心的情绪,重温了一次比现实更为浓厚的爱情,且又发挥了浪漫主义的情怀,使小仲马如他自己所说的,"我感到……似乎体验到了……画家通过描绘人物表现自己的快乐"。后来,他又亲自将小说改编为话剧。

浪漫主义是时代的浪潮,不但将作家、艺术家卷进这巨浪之中,还造成一种气氛,浸润着几乎每一个人。因此,当小说《茶花女》在玛丽·杜普莱西去世一年后,即 1848 年发表时,立即引起了轰动。恰好这时,意大利著名音乐家朱塞佩·威尔第(Giuseppe Verdi, 1813—1901)也正在巴黎。茶花女的朴素、热情、动人的题材使这位天才的艺术家内心发出呼唤,激起他创作的欲望,只是又觉得它似乎并不适宜于直接搬上歌剧舞台。三年后,1851 年至 1852 年冬季,他在巴黎看《茶花女》戏剧的演出时,不但它的故事更加使他深受感动,还确信它正是他所希求改编的题材了。

威尔第的传记作者彼得·绍斯维尔-桑德说得对:话剧《茶花女》的女主人公"薇奥列塔这个角色必然让威尔第想起前妻玛格丽特的红颜薄命,以及同居伴侣朱塞平娜遇人不淑的过去"。

玛格丽特·巴雷齐(Margherita Barezzi, 1814—1840)是威尔第的保护人、爱好艺术并精通几种乐器的商人安东尼奥·巴雷齐的大女儿,与威尔第结婚后,为他生了两个孩子。可是十四个月里,三个人全都相继病逝。感受到的悲痛,使作曲家相当一段时间里都绝笔不写喜歌剧。五年后,1847 年,他开始与歌唱家、退休后在巴黎任歌唱教师的朱塞平娜·斯特雷波尼(Giuseppina Strepponi)同居,两人深深相爱。

类似的情感经历,让威尔第决意要使《茶花女》走上歌剧舞台。他在给友人的一封信中说:"我要在威尼斯演出《茶花女》。这是一个现代的题材,由于服装、时代,还由于很多别的愚蠢的细节,别的人也许不会着手搞它……而我非常乐意搞这个。"于是,等剧本一出版,威尔第就立即把它寄给了他的朋友、以前曾与他一起改编维克多·雨果的《爱尔纳尼》的弗兰西斯科·玛丽亚·皮亚维(Francesco Maria Piave),请他为自己改写剧本。

威尔第像以往那样，首先勾勒出歌剧主要情节的轮廓，然后集中精力去刻画更能表达感情的"细节"。虽然据说只花了四个星期，就完成了以《失足者》（La Traviata）为名的《茶花女》歌剧总谱，但在这段时间里，他的另一位传记作者说，作曲家"现在对任何事和任何人都无暇顾及。他头脑里只有一样东西——《茶花女》，别的什么也没有……"威尔第完全沉浸在创作中，他的全部注意力都集中在女主人公一个人身上，集中于使这个"半上流社会"（Demi-Monde）的女人，从一件可以买卖的商品，变成一个能爱、能痛苦的真正的人。因此，"实际上可以把《茶花女》看作是他对朱塞平娜·斯特雷波尼的爱情的强烈表现"。只要听整部歌剧对女主人公的描写都是那么特别的优美，还有第一幕描绘享乐生活的明亮丰富的"花腔"唱段，与病床前诀别时挽歌般的旋律，构成了感人肺腑的对比，人们很容易会感到，这都是作曲家怀有亲身的感受创作出来的。奇怪的是，当它 1853 年 3 月 6 日在威尔第本国威尼斯著名的菲尼斯剧场（La Fenice）首次公演时，却完全失败了。威尔第写信告诉他的一位朋友

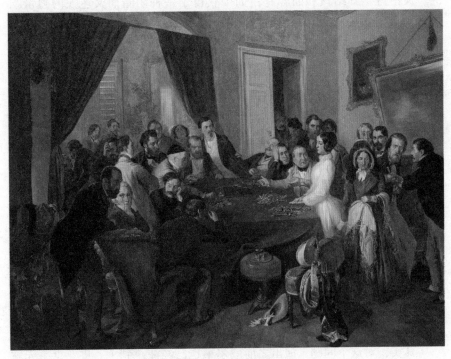

《茶花女》开头的一幕场景

说："《茶花女》败得很惨。这究竟是我的错，还是那些歌手？我想恐怕只有让时间来证明了。"

演出前，威尔第就曾提到演出时需要注意的某些事项。剧院经纪人拉西那在 1 月 11 日的备忘录中强调："大师威尔第先生希望、要求、拜托我们，务必让他的歌剧《茶花女》的服装维持当代的式样。"可是主事者怕激怒某些行为不端的观众，而为了减轻可能出现的舆论压力，把服装改成路易十四时代的穿着。这可不是浪漫主义时代，恰恰相反，是皮埃尔·高乃依（1606—1684）和若望·拉辛（1639—1699）等古典主义剧作家的时代。这怎么会适合浪漫主义时代的观众的口味呢？

更主要的是薇奥列塔的扮演者。

在浪漫主义时代，对"病态美"的偏爱，已经成为一种风气或时尚。肺结核病患者的病态的美，作为浪漫主义时代和社会印记，读者和观众、听众的时尚，在文学、艺术家笔下被作为审美的特征得到了肯定。反过来，文学作品中的这种病态的女主人公，如仲马父子的一位传记作者说的，又使得"肺结核和面容苍白如今获得了一种阴暗而又迷人的力量"，以致影响到整个时代和社会的风尚。

范妮·萨尔维尼-多那特利（Fanny Salvini-Donatelli，1815？—1891）是意大利的女高音歌唱家。她 1839 年在威尼斯的阿波罗剧院登台首演罗西尼的二幕歌剧《塞维利亚理发师》。1842 至 1843 年她去威尼斯，在威尔第手下出演《纳布科》，获得了成功。以后在周游欧洲后，她 1858 年在巴黎和伦敦英国最古老的也是英王查理二世特许的皇家剧院特鲁里街剧院演出。法国作曲家兼评论家赫克托·柏辽兹和其他许多批评家都对她的歌声做了很高的评价，说它"奔放、柔顺、有表情，与剧中的角色很相配"。只是让这位女高音歌唱家来再现薇奥列塔是否适合观众的浪漫主义审美标准？

不错，这位老演员的演技是无可挑剔的，演出时，她获得的掌声也比其他演员多。唯一遗憾的是她长得不漂亮，更主要的是她"正好 130 公斤"的身体，实在太魁伟了。因此，她绝不是当时观众心目中的茶花女薇奥列塔。

其实，对这个问题，演出之前威尔第也已经注意到了。皮亚维事先就曾向剧院当局表示："大师一再强调，《茶花女》女主角的人选必须年轻，

身材优美，而且要唱得带有感情。"皮亚维的脚本也写到了女主人公的
"病态美"。歌剧第一幕一开始就强调了这一点。薇奥列塔刚唱好"朋友
们，今夜属于我们，今宵给我们无限欢乐，快把欢乐的酒杯斟满吧!"就
有朋友提醒她："（饮酒）不妨碍你的健康?"随后对唱中又一次次提到她
"在医院里养病""又病啦?""你又病啦"，等等，以后对此也陆续有所表
达。演出前威尔第甚至还收到一封匿名信，说如果不更换这些演员，首演
可能会遭惨败。作曲家很明白这一可能性，这使他深感绝望："我知道!
我当然知道! 我会让你看到这个结果!"他甚至威胁要解约。可是无法更
换演员，于是结果正如他所预料。

　　一位目睹这场演出实况的作家曾这样描述当时的情景："当那天晚上
过于肥胖的薇奥列塔，原来是剧院医生宣告需要减肥的萨尔维尼-多娜特
利夫人时，威尼斯的观众们发出了一阵阵的哄笑。"音乐理论家欧内斯
特·纽曼在《大歌剧》中这样描述当时的演出实况：

　　　　观众对前半部分的反映还好，但到第二幕中间瓦列西唱到
　　"在那普罗旺斯地方……"时，全场为之哗然。第三幕更成为一
　　场彻头彻尾的灾难。观众面对着魁伟肥胖的萨尔维尼-多娜特利，
　　简直不相信医生的诊断：受尽肺结核折磨的薇奥列塔的生命只剩
　　下几个小时了。

　　显然，失败绝不是作曲家的错。很快，"时间就证明"，《失足者》即
《茶花女》是歌剧史上少有的一部完美无缺的杰作。一年后，1854 年 5 月
6 日在威尼斯的一家规模较小的圣贝内德多剧院演出时，换了另一个剧团，
又换成比较瘦削的演员来扮演薇奥列塔，就获得极大的成功。随后，从
1856 年起，歌剧先后在伦敦、圣彼得堡、纽约、巴黎上演，始终都受到广
泛的欢迎。如今，一个半世纪多以来，像小说《茶花女》已经成为世界各
国的畅销书一样，歌剧《茶花女》也已成为世界各著名歌剧演员和歌剧院
的保留剧目了。

第七章　认识（二）

维尔曼的动物实验

今天，医学史家们都一致肯定差不多五个世纪之前意大利医生吉罗拉莫·弗拉卡斯托罗（Girolamo Fracastoro，1478—1553）在他的著作《论传染和传染病》中所下的结论，包括痨病，即结核病在内的许多疾病都具有传染性，因而评价他是现代流行病学的奠基人。其实，在弗拉卡斯托罗之前，也已经有人隐约提到过这种传染的可能性；在他之后，自然更有人对传染性的问题产生坚定的信念，但同时也有不少的同行表示怀疑，甚至抱着反对的态度。追求起来，传染的观念是经历过一个相当长的历史时期的否认和怀疑，才得以达到一致的认识，并为人们普遍接受的。

早在公元前4世纪，伟大的亚里士多德（Aristotle）就曾警告说，痨病病人的呼气中存在着有害的东西，它会传染疾病。这看法得到古罗马的大医学家盖伦（Galen，129—199）的有力支持，盖伦在著作中力劝不要与这种病人亲密接触。拜占庭和阿拉伯的医生对这看法既不同意，也不反对，没有任何的补充。整个漫长的中世纪在这个问题上也是一片空白，基督教对结核病人不像对麻风病人那样实行严格的隔离，当时不认为肺结核具有传染性。

就在这长期的沉默之后，弗拉卡斯托罗的书于1546年出版，重新提出权威的亚里士多德和盖伦的观点，获得许多同时代人的赞同。这种赞同甚至使有的人对肺结核的传染性表现出过分的敏感，其中最著名的如意大利比萨（Pisa）一位叫蒙塔诺（Montano）的内科医师，人称"比萨的蒙塔诺"（Montano of Pisa），他竟宣称，如果没有穿鞋子和袜子，不慎赤脚踩到肺结核病人吐在地上的痰，也会被传染上肺结核。

综观 17 世纪，传染的观念似乎已经被普遍接受了，除了"对新思想一贯抱敌视态度"的巴黎医学院（La Faculté de Paris）。

卢卡、佛罗伦萨、西班牙、那不勒斯等地的措施让人看到南欧对传染病预防法令的制定，但在北欧，则好像看不到这种支持的迹象。

在法国，安托万·波塔尔（Antoine Portal，1742—1832），一位对痨病颇有研究的内科医师，明确宣称结核病是遗传性的，与什么传染，根本扯不上边。著名的慈善医院（Hopital de la Charité）的医师加斯帕尔·洛朗·贝勒（Gaspard Laurent Bayle，1774—1816）对肺结核也颇有研究，他也坚信，遗传是结核病的重要病因。甚至被公认为胸腔内科学之父的勒内·拉埃内克（René-Théophile-Hyacinthe Laennec，1781—1826）都说，结核病在某些国家里虽然具有传染性，在法国似乎并不是事实。最宽容的如拉埃内克的划时代的论著《论间接听诊》第四版的编者和注释者加布里埃尔·昂德拉尔（Gabriel Andral，1797—1876），他尽管没有明确否定传染的可能性，也仍旧坚持认为，说结核病有传染性，实在是太言过其实了。

在岛国英国，保守、狭隘仿佛是他们的天性，对结核病的传染性这一新观点，也同样不能很快接受，

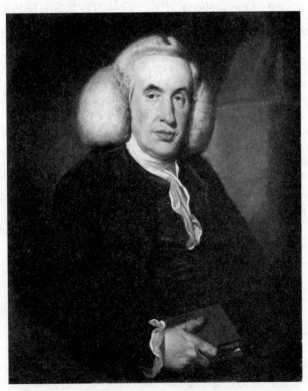

英国最杰出的临床医生之一威廉·卡伦。他不相信结核病的传染性，对他人影响很大

181

甚至是持反对态度的。

威廉·卡伦（William Cullen，1710—1790）是苏格兰大学当时唯一的医学教授，并以教学方法的革新而闻名，被认为是英国最杰出的临床医生之一。他认为，疾病只可以分为发热性疾病、神经症疾病、恶病质疾病和局灶性疾病四种。他虽然没有直接反对传染性疾病的存在，但相信根据他数百例病人的临床经验，要说结核病是通过传染而患上的，即使有，也是极为罕见的。英国许多其他医生也都追随卡伦的看法。如年轻的约翰·福布斯（John Forbes）医师，他在他所翻译的第二版拉埃内克《论间接听诊》的一处脚注上就说："本国的大多数医学工作者的看法都反对（结核病的）传染性，我认为这一看法同样也可以由统计学的事实、病理学的实际和其他类似的理由获得证明。"皇家内科医生詹姆斯·克拉克（Sir. James Clark）在他 1835 年出版的《论消耗性肺病》（*Treatise on Pulmonary Consumption*）中也坚持认为，很少有结核病先是由于接触、随后仅是因为人的易感性而获得的。

19 世纪中，有关肺结核传染性问题的争论，使欧洲的医学界分成了两派：南方的医生继续坚持自己原来的看法；北方的医生则不相信传染的原理，巴黎著名的内克医院（Hopital Necker）的布里夏托（Bricheteau）医生声言，他要在 1851 年对"南方人想象出来的这种有关传染的概念"加以揭露。

法国的维尔曼就

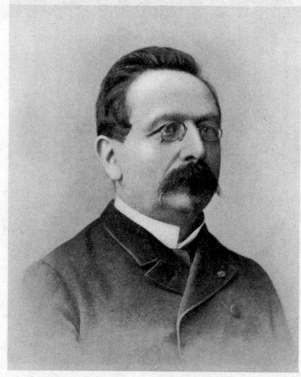

法国医生让·安托万·维尔曼通过动物实验证明结核病的传染性

要针对这一背景，率先进行一系列的实验。

让·安托万·维尔曼（Jean Antoine Villemin，1827—1892）生于法国东部孚日山麓一个叫普雷（Prey，Vosges）的小村。父亲是穷苦的农民，在安托万十岁那年就去世了，于是，维尔曼就靠叔叔帮助才得以读书。本来，他希望以后做一个教师，但是在军队服务了一段时期之后，他改变了原有的想法：在那里，他接受他的指挥官，一位陆军上校的建议，选择了于 1849 年 11 月进军医院学习成为一名军医的课程。为此，他从另一个叔叔那里得到一笔贷款。可是在三年半的学习时间里，他照料的一直都是士兵和马匹，而不是平民病人，直到 1853 年才得以在骑兵团中任职，后来再进入巴黎的美惠谷（Val de Grace）军医院。

这总算是一个十分诱人的位置了，但维尔曼却是个闲不住的人。他的个性要求他时刻不忘对各种事物的探求。

有一种叫"鼻疽"的病，是马一类奇蹄目动物的一种特异性接触性传染病，表现为动物的鼻孔有慢性分泌物，鼻中常发生溃疡，还有颌下淋巴结慢性肿大或硬变；隐性的病例表现为病畜的肺部疾患，如呼吸异常、结核样结节或化脓等。

西方人中，是盖伦的同时代人、公元 4 世纪的贩马商普布利乌斯·韦格提乌斯·雷纳图斯（Publius Vegetius Rinatus）在《兽医学》（Ars Veterinaria）一书中首次对鼻疽进行了描述。这病正式名称是 equinia——马皮疽。虽然是出现在马身上的一种疾病，德籍的瑞士医师帕拉切尔苏斯（Paracelsus，1493—1541）认识到，它会传染给人类。人被传染上此病，急性发作时，皮肤会生出小脓包，鼻子和肺部也会受到感染，这在维尔曼那个时代是致命的疾病；慢性的则在很多方面都与人患结核病相类似——肺、关节、腺体、骨骼都会被感染上。人们还知道，这种所谓的马皮疽，不仅会经由接触马匹受到传染，还会经接种由一种病畜传给另一种畜类。

维尔曼对于一千多年前到他当时人们对鼻疽的了解，特别是这种畜类的疾病竟与人的结核病是那么的相似，感到极大的兴趣。他觉得，这种传染的发生，一定有某种微生物在起作用，他希望对这个问题进行深入的探究。

维尔曼要求陆军上校配给他实验室里的一个小角落使用，再给他研究所需的三四只兔子。准备停当之后，维尔曼从 1863 年 3 月开始他的实验工作。

他取两只健壮的家兔，在它们耳朵后面的皮下做一个小切口，植入两小片采自死于三十三小时前的一位痨病病人肺腔的结核性物质和一滴脓汁。同时，他又给另外两只家兔植入烧伤起疱的组织液做对照实验。这样的接种，后来在3月30日和4月4日又重复进行了两次。三个月后，6月20日，前两只兔子死了，维尔曼见它们的腹膜上有一点一点的结核，沿胃大弯和躯体其他部位，"有些地方也有斑斓的小疵伤"，同时肺部也全是结核点。另外两只家兔虽然也死了，但看不出是因为什么病而死的。这样的实验重复做了六次，结果都极其相似，没有一只家兔因病而死，而且绝大多数的家兔在整个实验过程中实际上都仍保持健壮。可是当维尔曼应用并非来自人体而是来自乳牛乳房的结核性物质做这实验时，结果就明显不同了。被接种的家兔迅速显示出严重患病的症状，尸体解剖检查发现患了急性、广泛性结核病。

1865年12月5日，维尔曼向医学科学院（Académie de Médicine）陈述他的这些实验时说，他相信根据这实验的结果，可以得出如下的结论：

1. 结核病是一种特异因子引起的；
2. 与它的同类一样，这种因子定然存在于它对受染组织正常成分的直接作用所形成的病理产物之中；
3. 在对敏感的有机体起作用之后，它一定会继续自行复制，同时再次引发疾病，这是基本原理和确定性的病因。实验证实了上述的这些结果。

维尔曼特别强调指出："结核病是由易感因子引起的一种特异性疾病。"

只是使他沮丧的是，同行们对他的反映普遍都非常冷淡，仅仅是表面上敷衍一下对他表示感谢。主要原因是他所面对的大多是老一辈的临床医师，在他们看来，他所报告的是兽医学方面的东西，而且是在实验室里进行的动物实验，不解决他们每天临床所遇到的实际问题；而且实验室里的接种，也不能与人体实际可能发生的各种传染途径相提并论。另外，布里夏托的学生让·皮杜（Jean Pidoux）教授是当时最著名的医生之一，现在又马上要因他的《痨病研究》（*Etudes sur la Phthisie*）从巴黎医学院获得一万法郎的奖金，在医学界有很高的威望。可是，作为对他导师认为传染只是南方人想象出来的看法的回应，他就激烈地反对传染的理论，而坚决认为结核病是遗传的。

但维尔曼并不因医学科学院的冷漠态度而改变自己的研究导向。他以蓬勃的活力和韧性继续进行研究和实验，并于 1868 年在一本名为《结核的研究；特异性和可接种性的理性和实验证明》（*Etudes sur la Tuberculose；preuves rationelles et experimentales de sa spécificité et de son inoculabilité*）的书中发表了他的研究结果。在书中，维尔曼全面探讨了结核的病理学、结核病人身体的素质及其对疾病的影响，还探讨了所谓的遗传作用和它发病之前与其他疾病及相关疾病的关系等问题。在书的最后一章，维尔曼描述了他所进行的实验以证明他的论点，将人体的结核物质接种于各种动物，还将动物的结核物质接种于其他动物，都引发了结核的发生。多数结核物质来自尸体解剖中的肺损伤部位，也有取自结核病人的痰液，有几例就将结核物质直接注入实验动物的气管。维尔曼相信，他的实验证明，结核病不但可以从人传染给各种动物和从动物传染给同种或不同种的其他动物，而且，不只是通过特异损伤部位的产物，通过支气管的分泌物也能传染结核病。他最后表达了这样的一个信念，即结核病的传染性是一种在宿主机体内繁殖和散布的活动因子，因此，他劝说改善住房和工作环境，尽可能保持高标准的公共卫生条件，以防疾病的传染。

虽然维尔曼在自己的国家里得不到承认，但科学无国界。在英国，他的工作却没有像在法国一样被忽视。

伦敦的《泰晤士报》（*The Times*）曾对维尔曼的实验做过报道，并提请说："我们不能完全不顾这位少校军医的异乎寻常的结论。"这句话的意义是在于，传染病是影响整个国计民生的大事，一个国家的政府不能不重视传染病的发生。因此，当这项信息传到首相本杰明·迪斯雷利（Benjamin Disraeli）耳中之后，迪斯雷利就指示枢密院（Privy Council）——国王私人顾问委员会的医官、布朗普顿医院（Brompton Hospital）的医生约翰·伯登-桑德森（Dr John Burdon-Sanderson），去法国收集有关这方面的第一手资料。

桑德森对传染的问题不抱偏见，并有一颗真诚、好奇的心。虽然维尔

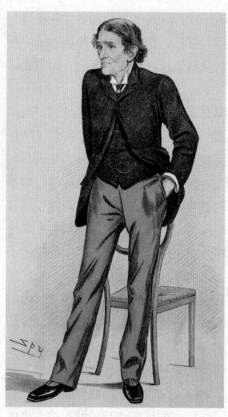

约翰·伯登-桑德森证明了威尔曼的
传染理论

曼个性特别，尤其在受到那次打击之后，更固执己见，易发脾气，他宁愿跟实验动物做伴，而不愿与很多人在一起。但桑德森和他接触后，与他相处得十分融洽，终于了解到很多情况。

返回英国后，桑德森与任中央政府第一任保健卫生官的约翰·西蒙（Sir John Simon），共同对维尔曼的实验反复进行验证，都证明了维尔曼所说的传染作用。

有一位叫威廉·巴德（William Budd，1811—1880）的英国人，出生于英格兰埃文郡布里斯托尔（Bristol）一个富裕的家庭。他父亲是外科医生，五个兄弟也都是医生，其中两个曾进入皇家学会，他自己曾在伦敦、爱丁堡和巴黎接受良好的医学教育，还被选进了皇族医院（Royal Infirmary）。

在布里斯托尔定居开业后，巴德的病人大多是比较富裕的上流社会人士，他们来自气候温和的英格兰北部和西南内地，患的是慢性肺结核，比较轻，但经常复发。这与巴德以前在教科书里看到和后来在图书馆里读到的传统理论相一致，因此最初他根本没有想到此病的传染性问题。但是后来的事实先是让他困惑，随后就使他相信传染的理论了。

布里斯托尔位于埃文和弗洛格姆两河的汇流处，很早就是进口羊毛和出口毛料的贸易城镇，到17至18世纪，因三角奴隶贸易而使它更趋繁荣，1838年第二艘横渡大西洋的轮船"大西"号就在此下水。所以这是一个相当繁忙的港口。

巴德诊治过很多外来的黑人病人。他们都是海员，来布里斯托尔只是为了把所攒的工钱花掉，然后再出海远行。有些黑人感到自己病了前来就医时，巴德发现他们开始时的症状和体征都像是一般的痨病，但很快就加重了，最后变成突发性的，结果两三个星期里就死了。巴德曾对这些不幸的人做过几例尸体解剖，证明是广泛受到肺结核传染。

巴德还被一个可怕的真实事件所震惊：

布里斯托尔海洋贸易公司（Bristol Oceanic Trading Company）的一艘"法老"号（Farah）纵帆船停泊在太平洋可能是吉尔

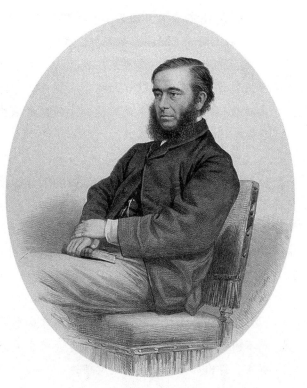

威廉·巴德经由自己的观察，相信肺结核是会传染的

伯特群岛中的一个岛屿的港口时，一名船员因肺结核突然大出血。出现这种病变的病人，在孤零零的公海之上，将会发生什么严重后果，任何人都可以想象得出来。病人乞求老板把他留在最近的一个部族养病。老板倒是个仁慈的人，不仅同意这个患病的船员待在这个岛上，还允许一位志愿者留下来照看他。

六个月后，可能是碰巧，也可能导航者的直感，"法老"号又来到这个地方。可是他们看到了什么呢？那个原来患病的海员康复了，照看他的这位朋友也很好，但是以前曾经那么热情地欢迎他们的部族人员，差不多全死了，少数几个侥幸者也都远远地逃离到另一个岛上去了。十多年后，威廉·巴德在 1867 年 12 月初出版的一期《柳叶刀》（Lancet）上发表的《关于痨病的性质和传播方式的备忘录》（Memorandum on the Nature and Mode of Propagation of Phthisis）中这样写道：

当我1856年8月的第二个星期在克里夫顿的天文台上（Observatory Hill at Clifton）散步时，我心中不由自主地产生这样一个想法，这使我要说，我原来在我的病人中看到的和从可靠的传闻中听到的，都可以用这样的想法来解释，即痨病是一种经由患有此病的人那里释放出来的结核物中的特种微生物散布到社会上之后自行传播的发酵性疾病。

种种情况表明，不能再无视维尔曼的工作和他的结论了。医学科学院任命了一个委员会去研究他的实验。委员会研究后写的报告除了在几处较为次要的地方提出疑问外，对维尔曼的实验表示了赞赏。《柳叶刀》（Lancet）1867年12月21日一期的一篇社论，在提到正统观念很难接受维尔曼的观点之后肯定：

> 在承认动物接种结核物产生的现象的特异性时，……来自观点不同而且全然独立的两位观察者（维尔曼先生和巴德医师）的事实，得出的是结核病的发酵理论……

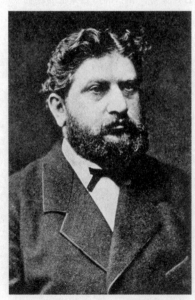

尤里乌斯·科恩海因深信结核病能传染

在是否支持维尔曼的问题上，舆论渐渐有些摇摆，有些是带着极大的犹豫倾向于他，最后，更为勇敢的支持者出现了。

1868年，法国里昂的让－巴蒂斯塔·奥古斯特·肖沃（Jean-Baptiste Auguste Chauveau）向科学院报告，说他曾给三头强健的小母牛喂食结核性物质，使它们患上了结核病。1872年，卢奇·阿曼尼（Luigi Armanni）将针在刚死于结核病的病人的结核损伤部位甘酪样的悬浮液中浸过之后，用它来给几只豚鼠接种，数周后，发现它们也都患上了结核病。与此同时，英国的细菌学家

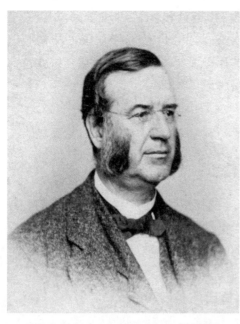

《医学的原理和实践》作者之一弗林特

威廉·沃森·切恩（William Watson Cheyne）和道森·威廉姆斯（Dawson Williams）也证明，维尔曼的实验，不论就他的发现来说，还是就他的结论来说，都是正确的。但是这两人的成果被忽视了，直至1877年，德国的医学教授尤里乌斯·弗里德里希·科恩海因（Julius Friedrich Cohnheim）和病理学家萨洛蒙森（Salomonsen）在家兔的眼前腔做了类似的实验，研究结核的组织发生情况，还有慕尼黑的讲师 H. 塔珀尼尔（H. Tappeiner）同年用结核病人的痰稀释液喷射狗窝，也使狗传染上结核病。这类例子还有许多。

积累了如此丰富的证据，对结核病的传染性问题，总该不会有异议了吧？

但是，要让一种反传统的正确观念确立起来是多么的不容易啊！甚至到了这样的时候，还仍然有含糊的立场，特别是具有崇高地位的人物在著作中所表现出来的这种含糊立场。

1881年，一部权威的著作再版了，那是一部题为《医学的原理和实践》（*The Principle and Practice of Medicine*）的教科书，作者是即将任美国医学协会会长的19世纪最杰出的内科医师之一奥

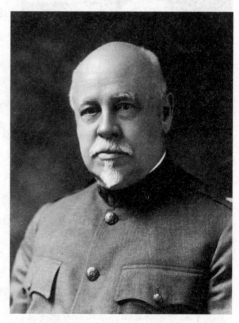

《医学的原理和实践》作者之一韦尔奇

斯汀·弗林特（Austin Flint，1812—1886）和著名病理学家威廉·亨利·韦尔奇（William Henry Welch，1850—1934）。此书从1866年初版以来，就一直被公认是一部医学经典著作，现在是第十一次再版。就在这部书中，作者有关结核病写了这么一句话：

　　此病的传染原理……虽有它的拥护者，但一般都相信它是无传染性的。

　　就只有这么一句话，却由于作者的权威性，而产生很大的影响。看来，对有些人说来，非得让他目睹传染结核病的细菌，否则是绝不会信服的。这项繁重的任务要等三年之后德国的细菌学家罗伯特·科赫来完成。

科赫的显微所见

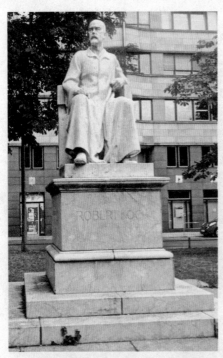

科赫的崇高地位，才让人为他建立这样的塑像

　　罗伯特·科赫（Robert Koch，1843—1910）生于德国最北部哈茨山脉间的克劳斯塔尔（Clausthal），是一个采矿工程师十三个孩子中的第三个。1866年，他以优异的成绩从当时第一流的医科学校格丁根大学毕业，获博士学位。随后去柏林，在病理学权威、细胞病理学的创始人鲁道夫·菲尔肖（Rudolf Ludwig Carl Virchow，1821—1902）手下进修了四个星期。1867年，在一家精神病院任住院医师时，他遇见了总学监的小女儿艾弥·弗拉茨（Emmy Fraatz），并爱上了她，7月16日，两人结婚，第二年生了一个女儿。这样，科赫就在普鲁士一个叫沃尔施太因（Wollstein）的小镇子里待了

下来，终日骑着马，四处去为农民、农妇治疗，不时还要为他们的狗和猫进行巡回医疗，除了每星期读一本 *Deutsche medizinische Wochenschrift*（德国医学周刊），基本上与医学或科学界隔绝。

艾弥是理解她丈夫的，并深切关怀他的爱好。她知道，在格丁根大学时，科赫对老师、病理学家和解剖学家雅各布·亨勒（Jacob Henle，1809—1885）有极好的印象，深受他的影响。亨勒曾经在 1840 年发表过一篇重要论文：《论瘴气和传染及有关瘴气传染的疾病》。这篇论文在复述了德国生理学家西奥多尔·施万（Theodor Schwann，1810—1882）和意大利细菌学家阿戈斯蒂诺·巴西（Agostino Bassi，1773—1856）的工作后，提出自己的理论。施万观察了酵母孢子的形成后，认为糖和淀粉的发酵都是生命的过程；巴西则对意大利和法国的蚕白僵病进行了研究，证实这种蚕病是由微小的寄生真菌引起，通过接触和污染食物在蚕中间传播的。亨勒在他们工作的基础上，联系到天花、狂犬病、梅毒、肺结核和发疹等病情，得出结论说："传染物质不仅是一种有机物，而且是有生命的物质，它本身确实具有生命，机体的患病与这物质有关，是它的寄生体。"

考虑到科赫一直对亨勒的传染论有浓厚兴趣，艾弥为他在家中的一个小房间里建起一个小小的实验室，让他专心研究他所关注的微生物，甚至不让女儿进去干扰他。她还在丈夫二十八岁生日那天送给他一架时髦的显微镜，这架显微镜即使在今天来看，也相当不错。

科赫最初的微生物研究是炭疽。这主要是草食动物的病，当人触摸到患病动物的尸体，甚至毛、皮或骨时，也会受到感染。

数年前，法国的路易·巴斯德（Louis Pasteur，1822—1895）从患炭疽病动物发黑的血液中发现有透明的杆菌时，相信这杆菌便是炭疽病的病原菌，但巴斯德未能充分证明这一点，而且当时不少研究人员都相信这种形体奇异的透明物其实只是一种结晶体，或者是炭疽病造成的分解物。于是，科赫觉得，他可以对这个问题多做些研究。

科赫从许多死于炭疽病的奶牛体内取来暗黑色的血液，装进一只只瓶子里，然后放到显微镜底下，结果，他看到这些血中毫无例外地都充满了杆菌；而对比屠宰场上健康动物的血液，却根本见不到这样的杆菌。不过科赫认为，仅是这些观察，还不足以说明问题：这些杆状物也许真的是病畜动物血液中的分解物；如果确是病菌，而不是血液的分解物，那么它们应该能够生存。这就得进行验证。

于是，科赫给用来进行实验的白鼠的尾部做了一个切口，然后注入几滴患炭疽病动物的血液。第二天，这些小白鼠都死了，解剖发现它们每一只都肝脏肿大、血液乌黑，像患炭疽病的奶牛一样，而且显微镜下还看到出现杆状菌。科赫再将这些死白鼠的血液注射给别的健康的白鼠，也出现同样的情况。而当他在显微镜下看到这类细菌死掉之后，再把这些死细菌注入实验白鼠的体内，就不再能使实验白鼠死去了。由此，科赫认为自己可以得出这样的结论：

> 每一种寄生物都会引起疾病。……并可让它脱离寄生体来进行纯培养，使实验动物被染上类似疾病。

科赫的实验，首次确切地证明某种微生物与相应疾病的因果关系，产生了很大的影响。随后的几年，他又发明了细菌保存和细菌摄影的技术，特别是用固体培养基培养纯菌种的新方法，使他的名声更大了。

1880 年 4 月，科赫得到帝国卫生局长的赏识，并经他的保荐，在 6 月 28 日收到威廉一世皇帝的御旨，受封为帝国政府的顾问，于 7 月 10 日作为帝国卫生局的成员赴柏林就职。这是科赫科学生涯的新起点。

近些年来，随着城市人口的不断增长，包括肺结核在内的多种疾病蔓延得十分迅速，是影响城市卫生的一个大问题。可是疾病的蔓延是因为遗传的原因，还是因为传染的缘故，却一直争论得十分激烈。科赫本人是相信传染理论的，但既然有不同认识，而且争论得如此厉害，双方又都有自己的各种理由，因此，到底哪一种理论正确，就有弄清的必要；何况预防疾病原是卫生局的本职工作，科赫觉得自己责无旁贷，应对它做些深入的研究。

机会随处都有。有一个作坊工人曾来找过他：这位工人名海因里希·贡特尔（Heinrich Gunther），年仅三十二岁，身体一向健康而强壮。他三个星期前开始咳嗽，感到胸部有放射性的疼痛，痛得厉害时仿佛整个身子都在溶化似的。可是住进医院，还来不及治疗，四天后就死了。对贡特尔所做的尸体解剖发现，他全身几乎每一个器官、每一处组织都发现有显示结核病特征的结节。于是，科赫就决定用他的结节物做他的研究材料。

科赫想到，自己认识的德国犹太病理学家尤里乌斯·弗里德里希·科恩海因（Julius Friedrich Cohnheim，1839—1884）1877 年曾在家兔的眼前腔注入死于肺结核的病人的结节物，诱发家兔患上结核病，并深记他说的一句话："只要将结核菌传给合适的实验动物，都会引起结核病，万无一失。"科赫一次次重复了科恩海因说的实验，并且得出了应有的结果。但科赫觉得，还不能仅仅满足于通过动物实验来证明结核病的病原体，他相信，既然是细菌，那么这种细菌在显微镜底下肉眼应该可以看见。

荷兰的安托尼·范·列文虎克最早在显微镜下见到细菌和原生动物，但据他 1683 年在英国皇家学会《哲学学报》上的描述和遗赠给学会的一批透镜，放大倍数都在五十倍以上，最大的也只有三百倍。而且列文虎克当时看到的"微动物"，经科学史家考证，可能相当于今天所确定的细菌的极大型种类。在巴黎工作的德国著名光学家爱德蒙·哈特纳克制造的显微镜也仍旧很有限度。这些，科赫觉得对他的研究，实际上起不了作用。后来他又想到，不久前，也就是 1870 年，德国物理学家恩斯特·阿贝（Ernst Abbe，1840—1905）采用聚光器来提供强而均匀的光，使显微镜的设计获得重大的改进。于是，科赫便前去向阿贝求援，使他的显微镜获得了照明装置。

科赫在实验室里建起一个暗室，利用法国物理学家达盖尔（Louis-Jacques Daguerre）在 19 世纪 30 年代发明的达盖尔式照相法，冲洗胶卷，观看细菌的照片。这样一来，科赫终于得以在显微镜底下看到一些较小的细菌。可是遗憾的是这些照片的清晰度很不够，仍然看不见结核病人结核物中的杆菌。后来科赫又改变方式，采用科恩海因的助手卡尔·福格特和保罗·艾尔利希以苯胺染料给细胞组织染色的方法，也仍旧找不到细菌。最后，他在含有酒精的浓次甲兰溶液内加上蒸馏水和百分之十的苛性钾溶液，把需要检测的样品在里面浸泡一整天，然后再注入褐色溶液，改进了染色法，这样，才在数百号的样品中找到了他要找的细细的、纺锤形的、弯弯曲曲的细菌。

这是结核杆菌吗？尽管他的同事和学生们都这样认为，科赫觉得还需要进一步验证。科赫有一个被称为"科赫法则"（Koch's Postulates）的著名论断，来验证细菌和病害之间的关系：

1. 在每一病例中都出现同样的微生物，而健康人的体内却不存在；

2. 从宿主体内分离出这种微生物，并在培养基中得到纯培养；

3. 将这种微生物的纯培养接种在健康而敏感的宿主体内后，发生同样的疾病；

4. 从试验发病的宿主中能再度分离培养出这种微生物。

如果进行了上述这四个步骤，并得到确实的证明，就可确认该生物即为该病害的病原体。

科赫按照自己的这一"法则"，做了很多次的实验后，认定结核病可以被看作是寄生病，它的病原是结核杆菌。

1882年3月24日下午7时，科赫和他的亲密同事在柏林生理学院的阅览大厅（Reading Room of the Physiological Institute）向柏林生理学会（Berlin Physiological Society）报告他的发现。

这是一个寒冷、阴暗的夜晚。著名的德国生理学家、现代生理学奠基者、教授会主席爱弥尔·杜布瓦-雷蒙（Emil Heinrich Du Bois-Reymond, 1818—1896）教授主持大会，但听众却不多，只有三十六人，包括提出能量守恒定律的伟大生理学家和科学家赫尔曼·封·亥姆霍兹（Hermann von Helmholtz）。

科赫是在他的助手进行同期实验证明下来做他的报告的。在回顾了结核病研究的先驱工作之后，科赫首先说明，预防结核病是卫生局的职责所在，而要研究这个问题，则先要从此病的病原学入手。接着他指出，到目前为止，对结核病的判断尚缺乏明确的标准，有些人把扁桃体病、家畜的结核病等都列入结核病的范围，另一些人则表示反对。但是通过显微镜的检验，他说："我在无数次观察的基础上认为，在人和动物的所有结核病中，始终出现的是一种其特征不同于别的微生物的细菌，即结核菌。"这样就可以"证明，结核病既不是有其特殊组织，也不是由不定型的细菌甚至巨型细胞所致，而是由结核菌引起的。据此也就不难确认什么是结核病了……"

科赫的报告，如当时亲自在场的保罗·埃尔利希（Paul Ehrlich）后来回忆说的：“使每个参加这个报告会的人都很感动。我不得不说，那天晚上是永远留在我记忆中的一次最大的科学经历。”

消息传播得很快。不到半个月，科赫的论文便发表在 4 月 14 日的《柏林临床周刊》（*Berliner Klinische Wochenschrift*）上了。同一天，论文的副本摆到了伦敦约翰·廷德尔（John Tyndall，1820—1893）的书桌上。廷德尔是英国的著名物

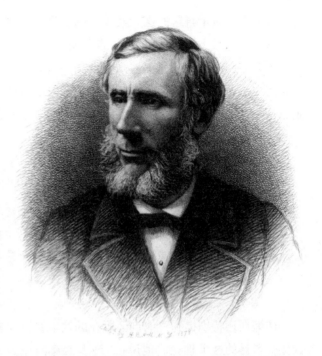

英国大科学家廷德尔认识到科赫发现的重大意义，向报界做了推荐

理学家，在天体物理学、热学、气象学等方面都多有建树，另外，他还证明在无菌的空气中食物不会腐败，给流行一时的“自然发生”（spontaneous generation）学说以致命的打击。廷德尔认识到科赫发现的重大意义，便给《泰晤士报》（*The Times*）写了一封信，信中摘要写了科赫的主要发现，这封信随后就刊登在 4 月 22 日的该报上。第二天，23 日星期天，《纽约世界报》（*New York World*）发了一则简短的急电，宣布科赫的这一发现。不久后，《纽约时报》（*New York Times*）在 5 月 31 日星期三这天全文刊登了廷德尔的信，声称“科赫的发现是当代伟大的科学发现之一”；同日的《纽约论坛报》（*New York Tribune*）也刊登了廷德尔信的全文。

但是，由于普法战争失败后法国民众的反德情绪，在巴黎，直到《回声》（*L'écho*）在半年之后才发表报道，无论是医学界还是业外人士，对科赫的这项重大发现一直都毫无所知。或许是出于惊讶，或许有别的原因，连巴斯德与他的同事和得力助手爱弥尔·鲁（Emile Roux）都对这项重大的发现曾一度表示过怀疑。

事实上，对于科赫的这一发现，确实还有许多人，主要是一些临床医生，感到难以接受。在伦敦著名的布朗普顿医院（Brompton Hospital）从医四十多年的内科医师西奥多尔·威廉斯（Dr. C. Theodore Williams）1882年8月在伍斯特（Worcester）举行的英国医学协会（British Medical Association）年会上的发言，曾这样说仍然存在于多数人心中的这个问题：

> 主要的困难是在于痨病有许多最易被人轻信的原因，如地面上的湿气、通风不畅、营养缺乏等情况，都会使体质成倍地下降；另一方面，大量遗传造成的结核病也与杆菌的理论无法一致起来……我们如何看待父母死于结核病、孩子也在他们患病的同样年龄患上这病的病例？而且我还了解，世界各地的孩子们都在差不多同样的年龄段受染和死于这种凶猛的疾病。

威廉斯还特别提到，他自己所在的这家医院里的许多医师，可能就很难接受科赫的这个理论。他说："许多治疗消耗病的大机构，对任何把消耗病看成为有如发酵似的热病的想法，就直接有抵触。我的意见也怀疑通过呼吸传染的事，我主要是归因于通风不畅，而不是密切接触。"

他讲话的全文随后发表在《英国医学杂志》（*British Medical Journal*）第一期上。其他不少人也继续坚持他们自己原来所热衷的想法。

今天的人可能会感到奇怪，在1882年3月24日晚的那个年会上，曾以解剖过一万个尸体而著名的病理学权威鲁道夫·菲尔肖怎么会没有出席？原因显然是他对科赫的理论不屑一顾，因为他的"细胞病理学"理论认定，"每一个细胞均来自一个细胞"（Omnis cellula e cellula），强调的是任何疾病首先都是发生在细胞内，而不是发生在整个器官或组织内，因而他一直是细菌传染理论的最积极、最强硬的反对者。有趣的是，1938年纳粹德国拍摄的一部著名电影在复述这一历史性事件时，竟然安排在爱弥尔·詹宁斯（Emil Jannings）扮演的科赫结束他无可辩驳的结核菌实验之后，维纳·克劳斯（Werner Krauss）扮演的菲尔肖从座位上站了起来，戴上他的大礼帽，一声不响地步出大厅，没有表示什么看法。事实上，这位帝国议会议员在多年之后，多次在各种不同场合谈到结核杆菌及其发现时，都要以轻蔑的口吻称"所谓的杆菌"，产生相当大的影响。

的确，此后有不少人都宣称，他们虽曾多次重复科赫的实验，但所检测到的"所谓的杆菌"，都可以清楚地认出实际上全是"赝品"。在美国，伯特伦·史密斯医生（Dr. Bertram Smith）否定结核菌的存在，说那是一些"脂肪球在热水中的溶解物"；罗林·格里格医生（Dr. Rollin Grigg）算是较为温和的，也拒绝承认结核菌，说它们不过是"显然毫无病理学意义的纤维蛋白丝"。在维也纳，弗兰茨·施考迪兹教授（Pro. Franz Schunditz）在1883年第38号的《维也纳医学周刊》（*Wiener medizinische Wochenschrift*）上发表论文，甚至声称他亲眼看到"许多正常的关节都有与科赫教授先生的所谓杆菌无法区分"的物体。更严重的是，伦敦国王学院医院（King's College Hospital）的沃森·切恩（Watson Cheyne）甚至出来声明，说他几乎每年都要定期重复科赫的实验，但总是徒劳无效，得不到科赫所说的结果。拉丁国家对传染的观念说得更干脆，如意大利都灵的维托利奥（Vittorio of Turin）申言，他的同胞不需要一个德国教授教他们如何对付痨病。美国费拉德尔菲亚的病理学家亨利·F. 福马德（Henry F. Formad）算是最好的了，他不同意结核病是遗传的，但也不轻信传染的理论。几年前，他独立建构过一个精巧的假设，认为结核病是个人身上有某种容易患病的先天组织变化的结果。等科赫发现杆菌一年之后，他虽然准备承认在痰液中找到杆菌有诊断价值，但又仍然继续坚持他自己的信念。

值得注意的是，在反对者中间，有些还打出人道、仁慈的理由，这就使人们对科赫的传染理论更加不敢接受了。如著名的亨利·贝内特（Dr. Henry Bennet）医生，一贯坚信结核病的产生是干燥的地域和气候方面的原因造成的，并认为他自己的病因理论是唯一正确的。他鼓吹说，如果接受科赫的思想，"痨病病人会遭到像中世纪的麻风病人一样的对待，与他们的亲人分离、隔绝，被禁闭，医院也拒绝接受……就会给病人和他们的家人增加成百倍的苦难和痛苦"。这种预言是很容易得到证明的，因为防止传染确实得让病人与他的家人适当隔离，所以也最容易产生鼓动力量。

不过实在说，这些传染理论的怀疑者和反对者，都只是在大部分已经丧失的阵地上争斗。不断传来有利于科赫的证据，使他们无言以对，其中有的人还能可贵地表现出对真理的真诚态度。

1883年，罗马尼亚布加勒斯特的巴贝西乌（Babesiu）和德国慕尼黑的罗森斯坦因（Rosenstein）两人在互不相知的情况下，各自独立从患泌尿生殖系统结核的病人的尿液中找到科赫所说的杆菌，他们都认定他们的这一发现对结核病具有诊断价值。同年，英国黑斯廷斯（Hastings）的霍德利·加布（Hoadley Garb）从已经康复的患者的颈淋巴结上所取得甘酪样的物质中，仍然培养出细菌。有趣的是，不少原来绝对不信科赫理论的学者，在事实面前都纷纷开始改变认识。

人们不会忘记，纽约的奥斯汀·弗林特曾在他与威廉·韦尔奇合著的《医学的原理和实践》中声称，对于结核病，"一般都相信它是无传染性的"。现在，在得知科赫的发现之后，这位已经被选为美国医学协会会长的权威立即就在他自己所在的贝尔维尤医院（Bellevue Hospital），定期检查病人的痰液并进行认真研究，最后于第五版重版此书时，在"附录"中做了一个颇有意义的补充，说对那些从症状和体征来看是否属于结核病尚难肯定的病人，可以通过研究他的痰液来做出确定性的诊断。另外，曾经声称多年重复科赫的实验总是徒劳无效的沃森·切恩，后来访问了科赫的实验室，目睹了科赫的实验，并带回一些染色剂，也完全相信科赫的发现。最有趣的是法国的病理学家昂利·维内（Henri Vignal），他原来也是强烈怀疑科赫的理论的。1885年，他做了一个实验：从被行人踩在脚底的肺结核病患者的痰液中，分离出杆菌，让它干燥，然后又被踩在脚底，重又让它干燥，如此往复达八次之多，但将它接种于一只豚鼠后，仍能使这只豚鼠受染而死，证明结核杆菌具有强大的生存能力和传染作用。

此后，相信结核

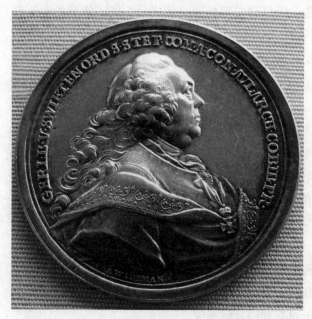

奥地利特蕾西亚女王的御医格哈德·范·斯维登浮雕像

杆菌传染的人越来越多。一位叫帕纳洛里（Panarolli）的威尼斯医生报道说，他见过一个人，在脚踩了结核病人的痰之后就死了；他的另一个病人甚至只是闻了结核病人咳出的痰在火上烤时发出的气息，便被传染上了结核病。还有奥地利女王玛里亚·特蕾西亚的御医格哈德·范·斯维登（Gerhard van Swieten，1700—1772）曾描述，说一个患肺痨病将死去的妻子的温柔可爱的吻，也会使她的丈夫染上此病……

这样，到了 1886 年，法国就立法，禁止在全国任何城市、乡村的公共场所随地吐痰。1887 年 3 月 5 日，原来很多人都不愿接受科赫理论的布朗普顿医院，在经过慎重仔细的考虑之后，也做出规定，医院里每个病房内的痰盂，至少必须每星期倾倒和消毒一次。这是科赫的胜利，表明已经有相当多的人开始相信他所说的结核菌的传染性，结核病人特别易于通过吐痰、打喷嚏、咳嗽甚至近距离谈话，将结核菌传染给对方。

科赫通过显微镜看到了导致结核病的结核杆菌，还有他 1884 年发现逗点状的霍乱致病菌，以及其他学者发现的白喉、鼠疫、痢疾、淋病、破伤风等疾病的致病菌，都证明了这些疾病是可以由它们的致病菌传染，从此引发出一场公共卫生运动。

第八章 疗　养

从德国到瑞士

罗伯特·科赫于 1882 年发现了结核杆菌，证明它是结核病的病原菌；八年后，即 1890 年，他又从杆菌中分离出一种蛋白质，他称它为"结核菌素"（Tuberculin），并验证只要用微量的这种蛋白质，对人进行"结核菌素试验"，便能有效地确诊此人是否患有结核病。科赫主要就因这些工作，获得了 1905 年的诺贝尔生理学或医学奖。

科赫的成就表明了人类在与疾病的较量上对结核病的认识达到了质的飞跃，可这也只是认识，而在治疗结核病方面，人类始终还是进展得非常缓慢：不妨设想一下，要再过五六十年之后，也就是要到 20 世纪的四五十年代，发明了雷米封、利福平、链霉素等几种抗生素之后，才使情况发生革命性的变化。在此之前，对付结核病，一直都可以说习惯于最原始的办法，也就是离开人口繁杂的城市，去温暖的地带，仰仗大自然清新的空气、充沛的阳光，再加上安静的休息和丰富的营养，来增强人体本身对疾病的抵抗能力。从这一理念出发，疗养院一步步建立、发展和繁荣。

阿波罗（Apollo）是古希腊宗教中一位具有多种职能，包括医治疾病的神，因此他的神庙，也是各类病人经常前去礼拜的场所。通常，如德尔斐（Delphi）的阿波罗神庙，病人只是在那里睡一两夜，得一个象征性的梦，或者由祭司为他们祈祷。一方面是由于"自我暗示"的作用，同时，那些神庙都毫无例外地建造在阳光充足、风景优美、气候宜人的山坡之上，自然在一定程度上有利于疾病的康复。因此，对结核病做过深入研究的古希腊名医卡帕多西亚的阿雷提乌斯（Aretaeus of Cappadocia）劝说，"肺衰弱的人"应尽量在意大利阿奎诺（Aquinum）的柏树丛下的阿波罗神庙多逗留一些时候，在那里，

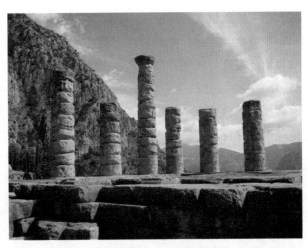

古希腊一阿波罗神庙的遗址

太阳神会抚慰他们的心灵，治愈他们患病的器官。以后，不但位于小亚细亚安纳托利亚（Anatolia）的阿波罗神庙，另外如帕尔纳索斯山（Parnassus Mount）上的德尔斐神庙，伊庇鲁斯（Epirus）的多多纳（Dodona）神庙，都有病人前去入住养身。这种聚居养病的方式可以被看成是后来的疗养院的雏形。但是随着科学的发展，医生开始重视药物的治疗作用，不再指望医神、太阳神的抚慰，直到19世纪，又恢复把希望寄于空气、阳光和休息，产生了现代疗养院。

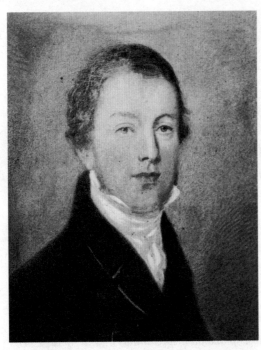

英国医生乔治·博丁顿提出对付肺痨病最有效的药剂就是走出房门

乔治·博丁顿（Dr. George Bodington，1811—1882）是英国沃里克郡萨顿科尔德菲尔德（Sutton Coldfield，Warwickshire）的一位乡村医生，在牛津、伦

敦和德国埃朗根（Erlangen）的大学受的教育，并在埃朗根获得博士学位。早在职业生涯之初，他便写过一篇辛辣的文章，抨击当时以放血和大剂量水银治疗霍乱的风气；1840 年，他又出版了《论肺痨病的治疗》（*Essay on the Treatment and Cure of Pulmonary Consumption*）一书，谴责流行用洋地黄等药物医治肺痨病，证明"今日医疗体系医治痨病手段的贫乏和无能"。他提出，对付肺痨病最有效的药剂就是走出房门，接受新鲜的空气。他具体指点说：

> 最好是在清晨之时……出去散散步，如果不十分疲乏，就逐渐增长步行的时间，直到经常能散步好几个小时……在我们气候温和的地区，天气对于痨病病人来说，从来不是一个太严峻的问题：比较清凉的空气通过肺部，反而会更有益于健康……冬天寒冷的日子只会使身体得到很好的休息，且又不会出汗，是最有效的镇静剂，可以适应和促使肺空洞和肺溃疡的康复，比现今使用的任何其他方法都好。

虽然因为这些主张，博丁顿被视为倡导疗养院的先驱，但最早实际建立现代疗养院的却是博丁顿的一个病人赫尔曼·布雷曼（Hermann Brehman）。

布雷曼于 1826 年 8 月 14 日，生于德国西里西亚一个叫库尔彻（Kurtsch，Silesia）的小村子，正好是听诊器的发明者勒内·拉埃内克死后的第二天。长大后，任小学老师的父亲要他去布雷斯劳（Breslau）和柏林学习自然史和数学，希冀他以后也像自己一样成为一名教师。但布雷曼被伟大的自然哲学家、在医学和生理学方面都取得巨大成就的约翰内斯·弥勒（Johannes Muller）的工作所吸引，放弃了数学，把自己的研究方向转向了医学。大学毕业后，他就带着一张执照，去巴伐利亚阿尔卑斯山脉一个当时人口不到九百人的小村子戈尔贝斯多夫（Gorbersdoff）开业行医。

在 1853 年的博士论文《有关肺结核初始和发进的规律》（*De Legibus ad initium atque progessum tuberculosis pulmonum spectanibus*）中，布雷曼曾明确断言："结核病在初始之时总是可以治愈的。"现在，他决心要以自己毕生的努力来捍卫自己的这一观点。

以前在从事病理学研究期间，布雷曼曾做过许多例尸体解剖。他发现，痨病病人在垂死之时，肺和心脏的大小，比例明显很不匀称：心脏显得比较的小，肌壁松弛且稀薄，而肺却似乎比较的大。他认为这是由于血液循环减弱，致使肺部血液供应不足、全身营养缺乏的缘故。他相信，如果让病人住到海拔比较高的地区去，就可以得到补救，因为那里的大气压力高，会加速心脏的活动和机体的代谢。基于这样的考虑，布雷曼心中就形成一个想法：在山地上建造供肺结核病人疗养的处所。

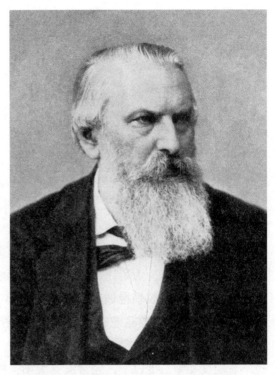

赫尔曼·布雷曼是一位倡导疗养院的先驱

这可不是一件小事，靠布雷曼一个人的力量是万万办不到的。据信是布雷曼那著名的民主思想，引起普鲁士政府的反感，因此对他的计划没有表现出合作的意向。好在有几位重要人物是他的好友，如亚历山大·封·洪堡（Alexander von Humboldt）是自然地理学和生物地理学经典时期赫赫有名的人物，他的老师约翰·卢卡斯·舍恩莱因（Johann Lucas Schonlein）是柏林大学的内科学教授，有赖于他们的干预，使他得以于1854年在戈尔贝斯多夫建起了第一所为肺结核病人治疗的疗养院。

虽然布雷曼花了好几年时间建起的这所疗养院不过是几间木结构的牧人小屋，他苦心孤诣考虑出的"摄生法"也无非是由他亲自、后来则由他的一位助手主持，让病人在林间散散步，将休息和简单的富有营养的饮食和当地新鲜的泉水结合起来。但这是一个历史性事件，不但是真正建造起了第一家肺结核病人疗养院，这种通过住疗养院来治疗肺结核的新方法还被认为是一个典范，致使在欧洲、美国，最后甚至世界每一个文明国家产生许多追随者。

彼得·德特魏勒（Peter Dettweiler）原是布雷曼的病人，后来成为他的助手。受布雷曼的影响，他于1876年在莱茵河畔莱茵兰地区的法尔肯斯坦（Falkenstein in the Rheinland）建起他的疗养院。

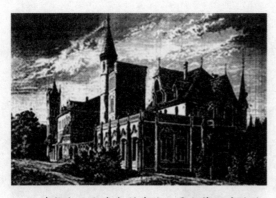

在戈尔贝斯多夫创建的世界上第一座肺结核疗养院

德特魏勒对布雷曼关于海拔高度的治疗作用，印象不特别深刻，他更看重的是新鲜空气和充分休息在治疗中的优势。为了让病人能最大限度地呼吸到新鲜的空气和最大限度地休息好，德特魏勒特地在疗养院内建起一座座所谓的 Liegehallen（新鲜空气卧疗室）：室内除铺有卧床，还摆放着 chaises longues（帆布躺椅），使病人可以躺卧下来长久享受新鲜的空气，甚至"不管雨、雾、风、雪，也不管温度在十二度以下，经常没有太阳，病人也能每天都得到七至十小时，有时甚至十二小时的治疗"。在法尔肯斯坦，病人的饮食安排上，显然是刻意计划过的：每天六餐都是饱含脂肪和碳水化合物的丰富食物，药物则极少使用，因为持启蒙主义观点的德特魏勒认为，一切药物都无特效，且对病人无益，只有在为缓解症状有必要时，他才愿意用药；他相信，只有法国科涅克（cognac）葡萄酒等少数的酒类，才是真正有用的药物。

德特魏勒在几家颇有声誉的医学刊物上报道了他的情况，而且还在一些医学会议上发表讲话，谈他的工作成效，受到普遍的欢迎。他在著名的《柳叶刀》（Lancet）杂志1886年第二期上著文宣称，十年多的时间里，在他的疗养院接待过一个月以上再出院的一千零二十二位"确诊为痨病"的病人中，有二百三十二人是"全然治愈"的，另外三百一十人也属"治愈"。只是德特魏勒没有详细说到八十九名出院之后仍旧"复发"的病人的情形如何，也没有计算有多少人死亡。

在早期的诸多疗养院中，要算奥托·瓦尔特医生（Dr. Otto Walther, 1885—1919）建造在黑林山诺尔达赫（Nordrach in the Black Forest）的那家，留给人的印象最深。

这是一座"斯巴达式的住所"，地处海拔一千五百英尺高度，四面迎风，广揽新鲜的空气。瓦尔特认为，病人发烧期间，必须一直卧床，直到体力得到恢复，体重有了增加。院内的"新鲜空气卧疗室"不论昼夜，无分夏冬，二十四小时开放，以"驱散病人呼出的混浊气体，并吸入大自然新鲜的空气"。待病情真正有了起色之后，才可以开始做一些如散散步等的适当活动；并每天必须喝足好几品脱的牛奶，再加甘酪、肉、马铃薯、黄油、糖类、水果。"一个人被迫之下竟能吃这么多，真是太令人惊奇了。"瓦尔特的一名英国信徒兴奋地说。这在今天的医生看来，肯定认为会引发冠状动脉和脑动脉硬化。但是瓦尔特坚信，对这些病人来说，饮食是第一重要的，只有充分甚至过量的进食才能增强他们身体的抵抗力，所以每天在一个小时的强制休息之后，非得在限定时间内吃下三大块肉不可。药物是禁用的，被认为会致使肠胃不适。除非对重症病人，有时不得不应用吗啡。精神上的紧张被认为与肉体上的劳顿一样的有害。牛津大学的学院学监杰里迈亚·普雷斯科特（Jeremiah Prescott）有一次要求捐给他一部柏拉图的《对话录》，由于"可能会在一定程度上使人想起浪漫故事"，又被送回去，否则就会被没收。

疗养院有不少严格的规矩，一位病员后来回忆说："一天四次重要的事便是病人要按时给自己测肛门体温。这可是一项有技巧和实践要求的工作，不慎损伤肛肌，会引起水银中毒。测好后要把结果记录到精心设计的表格上。"瓦尔特亲自仔细研究这表格，以利病员的康复。另外，每天晚上九时熄灯，之后，各个房间都有护士巡视，严格要求病人安静入睡。

瓦尔特是一个音乐爱好者，如他对浪漫主义时期的德国伟大作曲家约翰内斯·勃拉姆斯，无论是他的为人，或是他的曲子，都无比地倾慕。他认为音乐的抚慰作用对病人的治疗和摄生都是很有益处的。他有时要邀请艺术家来院演奏一个或半个小时，如俄国钢琴家谢尔盖·拉赫玛尼诺夫就来过两次。但禁止举行室内音乐会和钢琴演奏会。

诺尔达赫疗养院的影响，吸引了不少名人前去参观。最著名的也许是这一次：

那是 1889 年，维多利亚女王的二表兄、有英国军队总指挥身份的坎布里奇伯爵（the Duke of Cambridge）出游时，在德国宫廷看望了他一大群德

205

国表兄妹之后，和他的旅伴和私人医生阿尔奇·芒罗（Dr. Archie Munro）一起，决定对黑林山的那个英国新创的殖民地，为户外治疗肺结核的矿泉疗养地做一次计划外的访问。他们于 6 月 9 日抵达诺尔达赫，受到院长瓦尔特医生的热烈欢迎。"那是初夏的一个美好的时日，清澈透明的天际下，散发着松林的香气，远方在青山的拥抱中，漫掩着一片烟霾。"芒罗爵士在他于当年出版的《一位医生的回忆》（*Memoirs of a Doctor*）中这样记述那一天的开头。院长招待他们吃了"丰盛而又容易消化的早餐"之后，就让他们观光一座座的疗养房。"那里，病人们在开敞的游廊上静静地休憩，在舒适的 Liegestuhle（躺椅）上晒太阳，有的打盹，有的读书，有的在欣赏无边的美景。"

　　瓦尔特医生一一介绍了他们的名字，与那些没有打盹的病员交谈了几句，仔细查对他们的治疗表格，并拿给我们看，是一份简要的病史。我们随后在一条曲折的小径转了一圈……见到更多的病人，他们这向、那向悠闲地漫步，或者坐在人行道空处的木凳上。弥漫在房舍中的是一片宁静，这并不是因为倦怠和虚弱，而是充溢着活力和乐观……"一个绝好的场所！"公爵怀着惊喜地大声说过后，我们就马上跟热情的瓦尔特医生告别，我只好同意它是绝好的……虽然我在英国，甚至在德国见到的任何一个为痨病病人服务的住所都要比它好得多。"我们在英格兰，"公爵说，"甚至在爱尔兰都要有这样的疗养院！"

诺尔达赫疗养院的影响不但在英国，还很快就遍及了整个欧洲。在法国，1900 年，乔治·居斯（Georges Kuss）在森林茂密、空气清新的阿让库尔（Agincourt），F. 多玛尔（F. Dumarest）在诺特维尔（Hauteville）都创建了疗养院。他们作为先驱者，还带动了后来疗养院的建立，人们又看到丹麦在日德兰半岛东部的瓦埃勒峡湾（Vejlefjord）和挪威在梅斯纳利恩（Mesnalien）都在同一年里建起了疗养院……

　　但是疗养院的德国模式很快也受到一个名叫达沃斯（Davos）的乡村疗养院的挑战。

　　达沃斯地处瑞士最大、位于最东部的格里松州（Grisons），是中阿尔卑斯山脉的一个山区。它最初叫塔温斯（Tavauns），后来叫达伐斯（Dafaas），在1160年被写入库尔（Chur）教区主教档案室里的一份文件上，成为一个历史性的地名。1213年的一份文件曾提到，说居住在

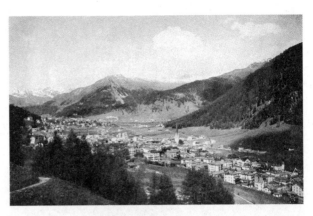

达沃斯一瞥，1915年

这里的居民都是讲罗曼什语的；七八十年之后，即1289年，有大批讲德语的家庭从瑞士南部的瓦莱（Valais）迁来安家，使这里的人口扩大了不少。此地当时是属奥地利统治的，直到1649年才获得独立。

达沃斯海拔一千五百六十公尺，中间有一系列大片平坦的谷地。最初的时候，达沃斯是达沃斯－普拉兹（Davos-Platz）和达沃斯－多尔夫（Davos-Dorf）两个独立的实体，大约过了二十五年之后，他们合并成为一个达沃斯，面积自然增大了不少，但还只是一个类似原始状态的地区。由于高耸的阿尔卑斯山挡住北方吹来的风，使这里阳光充足，是一个有助于病人健康的天然好环境。不过使达沃斯能获得发展，则首先要归功于施本格勒。

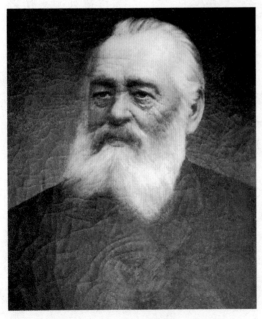

施本格勒最先发现达沃斯是适合结核病人疗养的好地方

亚历山大·施本格勒（Alexander Spengler，1827—1901）是德国的医生，一位医学博士。他于1849年欧洲革命时期从德国西南莱茵河东岸

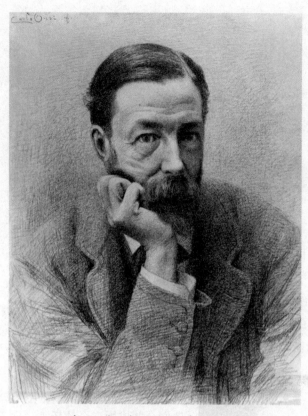
诗人西蒙兹在达沃斯疗养过八个月

的巴登州（Baden）来到独立国瑞士研究医学，四年以后，也就是1853年，开始在达沃斯定居下来开业行医。待了一段时间之后，施本格勒发现，这里的高地所特有的气候对病人十分有利，尤其对肺结核病人，具有天然的疗效，相信如果能让这些病人来这里进行疗养，是一个很好的想法。在他的推荐下，第一个专为接待外国来访者的客房"斯特雷拉"（Strela）于1860年建造起来了，施本格勒的文件记载，当年就迎来第一批来客；1865冬季最先来的贵宾是德国的弗里德里希·昂格尔医生（Dr. Friedrich Unger）和赫乔·基歇尔先生（Hucho Kichter）；两年后来的著名人士是荷兰人威廉·扬·霍尔斯波尔（Willem Jan Holsboer）。随后，其他德国人、荷兰人、俄国人、美国人都蜂拥而至，觉得达沃斯确实比德国其他各个疗养院都更适合肺结核病人和一般有闲阶层的人来休养。以七卷巨著《意大利文艺复兴》而闻名的英国诗人和学者约翰·西蒙兹（John Addington Symonds，1840—1893）曾在这里疗养过八个月，有过亲身的体验。他曾先后在《铁圈球运动杂志》（Pall-Mall Gazette）和《英国医学杂志》（British Medical Journal）上发表文章，还出版了专著，详细描述了那里的生活。

西蒙兹说："好久以来都认为夏日阿尔卑斯山高地的空气对患肺结核病的人有益，但只有近几年来在一个相当海拔高度的地方住过一个冬天之后，才有这样的体会。"他介绍达沃斯的治疗方法说：

> 治疗的方法非常简单。在一分钟的常规检查之后，医生就告诉你：放弃服药，穿上暖和的衣服，尽可能长时间地坐在那里晒太阳；尽可能多吃，喝适量（意大利）瓦尔泰利纳（产的）酒（Valtelline wine），不做任何运动。起初医生每天都来看你，不久就对你的体质和活动能量形成一个比较明确的看法。接下来，他一点点地允许你说话；随后让你先是在平地上，然后是上山，直到每天散步四至五小时。最重要的是依靠空气，最大限量地吸入山中纯净的空气、最大限量地吸收山中强烈的阳光是 sina qua non（绝对必要的）。别的事，喝牛奶啦，洗澡啦，擦热皮肤啦，应用对抗刺激剂啦，则是辅助的。药物很少应用，并不是医生迂腐保守而不喜欢药剂，只是因为他们在长期的实践中发现，不服药反而更好。因此，他们不用，除非对有些病例，观察表明有此必要。而结果也证明他们是正确的。肺结核病最坏的症状——发热、成夜不眠、咳嗽、咳痰、吐血，就在如此的生活中慢慢平息下来。食欲增加了，活动能力也就神奇地提高了。

其他人也有这样的印象。于是，1877 年，第一个天然溜冰场造起来了。

大量富人和外国人的到来，刺激了达沃斯建筑业、旅馆业的繁荣，公寓、酒店、商场纷纷开启。统计材料说明，达沃斯原来大约只有一百名居民，到 1887 年，一下子就膨胀到三千人，而且许多接待游客的小住所也都装起了双层玻璃窗和中央空调，不过只有少数的配有常驻的医生或严格的医务管理人员。这不重要，因为现在的达沃斯，主要的实际上已经不是结核病人疗养院，而是作为休养胜地对外开放了。1890 年甚至建筑出了一条铁路，1899 年还开出山中铁道。1905 年的《达沃斯年鉴》（*Davos Year Book*）介绍说，这里"无与伦比的松树脂散发出有益健康的香气，充足而卫生的食物，还有两杯掺鞣酸的酒"，都有助于人的身体健康。材料记载，安格利台尔、贝尔维德尔、维多利亚和波尔"四家（de grand canfort）新开的起居设备齐全的疗养院"至少都是把英国人作为主顾的；也许除了它们的名字之外，其他的，如大群的侍女、杂勤工、信差、服务生，等等，宾主比例高达一比十五，各个方面都表明是豪华大旅馆。甚至像艾米莉·安德森夫人（Lady Emily Anderson）这样的有钱人，喜欢筹措爱德华时代的大型乡间早餐，都曾在这里举办过五次"质量和丰富性上都十分高档的"盛宴。还有许多瑞士人原本是来做旅馆老板、厨师、侍者和店务管理的，后来也常常作为旅客来入住，享受疗养的愉快。

很快，达沃斯就引起邻近一些村子的疗养院的仿效。圣莫里兹（St Moritz）以前是专对老年消化不良的瑞士人供应伙食的，如今也效法达沃斯进行改革。另一个叫阿莫萨（Amosa）的山间小村，原来居民也不超过一百人，现在开始建起室外学校，雇用英国教员，吸引了很多富有家长的孩子……20世纪以后，达沃斯更名副其实地成为国际性上流社会和有钱人的娱乐和休养胜地，建起了滑雪场、溜冰场，交通也大大发展，甚至一些国际性的会议都来这里召开。

20世纪20年代，特别是第一次世界大战期间和战争前夕，是达沃斯的极盛时期，不仅稀稀落落地吸引过各国的一些皇族人员，许多文化精英都曾来这里，待过或长或短的时间，大大扩大了达沃斯的名声。

英国和美国

坎布里奇伯爵（the Duke of Cambridge）称赞诺尔达赫这样的疗养院对肺结核病人是一个"绝好的场所"，声称在英国也应该有这样的疗养院；芒罗医生则认为实际上并不怎么样。今天已经说不准到底是不是坎布里奇伯爵起了作用，反正诺尔达赫疗养院的确在英国产生了很大的影响。五年后，一家户外治疗肺结核病人的皇家维多利亚医院（Royal Victoria Hospital）于1894年在苏格兰的爱丁堡开设；过了两年，也就是1896年，在爱尔兰，全国结核病医院（National Hospital for Consumption）在威克洛郡的纽卡斯尔（Newcastle, County Wicklow）相继开启；还有，有赖于格拉斯哥慈善家威廉·夸里尔（William Quarrier）的幕后活动，苏格兰结核病疗养院（Consumption Sanatorium of Scotland）得以于1897年在西南部沿海的伦弗鲁郡的韦尔桥（Bridge of Weir, Renfrewshire）开张。接着，又有一家叫诺尔达赫-迪疗养院（Nordrach-on-Dee sanatorium）的和一家叫芒德斯利疗养院（Mundesley sanatorium）的，先后在金卡丁郡的班乔利（Banchory，Kincardineshire）和诺福克（Norfolk）开张。还有爱德华七世疗养院（King Edward Ⅶ sanatorium）也差不多同时在萨塞克斯的米德赫斯特（Midhurst，Sussex）开出。到1912至1913年，英国共建有五十二所疗养院和供肺结核病人户外治疗的同类机构。其中最引人瞩目的大概要算苏格兰南部萨里郡弗里莫利（Frimley，Surry）布朗普顿医院（Brompton Hospital）添造的户外院部，在第一任主管马库斯·佩特森医生（Dr. Marcus Paterson）的领导下，它在英国疗养院活动中具有典型的英国情调。

从在1903年或1905年受命担任弗里莫利疗养院的主管之后，佩特森就立刻对一些病人，特别是受雇干繁重体力活的病人进行细致、密切的观察，最后得出结论，觉得这些干重体力活的病人，大部分在入院前不久，身体的总体情况都还相当良好。据此，他认为，既然他们在没有医生指导的不良环境中，身体也未曾有明显的损害，那么"在理想的情况下，分等级谨慎地让他们做一些与体力状况相适应的工作，是能够承担有益的劳动的"。因此，他的计划不是像瓦尔特那样，终日让病人悠闲地散步和休息，而是尽力紧张地"做一些与体力状况相适应的工作"。

佩特森要求病人"绝对遵从医生规定完成的工作量"。这工作量是分等级的。先是步行，在疗养院内每天步行一码至十英里不等，并要在衣袋里装一些小石块，以帮助他们计数步行几个圈子。此后是带一把小锤子，用锤子来把石子敲碎；然后则要带一把轻巧的锄头来锄地；接下去更要用铲子来掘土；再下去就是从背柴火到背原木的重活了，直到体力上达到能够谋生的最后阶段。

佩特森1908年在《柳叶刀》（*Lancet*）上发表论文《肺结核病人的分级劳动》（*Graduated labour in pulmonary tuberculosis*）声称，他相信：

> 体力劳动对在疗养院里进行的治疗极为有利，因为：第一，它可以回击那种认为在疗养院里治疗会使工人阶级成员容易体力衰退并养成懒散习性的反对意见；第二，它可以通过改善病人的体力状况，更好地抵御肺结核病；第三，能通过劳动对肌肉的作用，使他们离院之后立即回到他们的工作中去。

抗拒是不鼓励的。"冥顽不化的人被送到主管人的办公室去"，佩特森在他写的《结核病的考验》（*The Shibboleths of Tuberculosis*）一书中介绍说，"在那里，他们担心受怕地等着被立即遭送回去。"佩特森谈到，抗拒和被遗送的人中，女的要比男的多，部分原因是男人作为一家之主，需要养家糊口，更需要把自己的病治好。

像其他为下层阶级的人开放的疗养院一样，酒精是被禁止的；也像其他疗养院一样，弗里莫利也不准病员外出到难以防卫的场所去。这倒并不是担心外出可能不利于他们的治疗，而是害怕会增加当地人的敌意，因为疗养院附近的多数居民都很讨厌这些肺结核患者，特别讨厌他们要进小酒店或者旅馆，在杯子上留下他们的唇印，会将疾病传给自己。居民的这种情绪，使后来的许多疗养院都尽可能地建得与公共场所离得远远的。为此，弗里莫利的病人需持一张本人签字具结的通行证方可离院，这张通行证上是这样写的：

> 我要求允许我从×点到×点去疗养院以外的场所散步。如同意，我保证遵守院方所有的规章制度。我还保证不进入酒店客栈。我懂得，如果我破坏规定，我会立即被开除出疗养院。

疗养院的日常生活有条不紊。每个病人都有自己的饮食用具，并被告知只可用自己的，每餐饭后，自己洗涤。这或许并不困难，因为食物比较简朴。手帕虽然不是由院方分发，但都编了号；服装也不提供或强行统一。《结核病休养所》（F. B. Smith：*The Retreat of Tuberculosis，1850—1950*）一书指出：

> 实际上就意味着较穷的病人——大多数——得继续穿他们自己哔叽的或毛绒的好衣服，或妇女的一套睡衣睡裤……因为在户外生活是强迫性的，他们的衣服总是潮湿泥泞，女人的头发因风吹雨打而散乱不整……他们的呼吸有臭气，躯体因夜间出汗而腻滑。他们大多数因觉得自己患肺结核而自暴自弃，心灰意懒，牢骚满腹。

因为弗里莫利资金相对比较充足，能够对发烧的或有困难的病人，或者咳嗽得出血以致完全不能动弹的病人提供充分的护理。这样做的目的是要"减弱肺的活动"：病人得躺在那里，不准动弹、不准阅读、不准盥洗、不准行走、不准上厕所、不准接受"会引发争论、哭泣或大笑的"来访者，甚至不准纵容自己"无必要的咳嗽"。他们的食物都切得很碎，由别人帮着喂，或者经由麦秆来吮吸。这个阶段可能得持续一周，往往会更长一些。

佩特森声称，直至1908年，进弗里莫利的二百九十七名病人，其中一百九十七人是已"具有工作能力"再出院的；四十三人病情"有了改善或没有坏下去"；两人死亡；另有五十五人常因不肯顺从而"早就已经离开"。三年后的另一个统计说，在所有的二百九十七位病人中，"病情良好且能工作"的有二百四十六人，十九人"留院"，有三十一人死亡……

从佩特森所提供的这组数字看，弗里莫利的成绩给人留下很深的印象。但史家指出，佩特森从来没有承认过，他的统计是在病人入院前后经过严格的检查之后做出的。这虽然令人怀疑，但是今天也已经无法查证了。

对于美国来说，在特鲁多之前，实际上没有建立过疗养院。

爱德华·利文斯顿·特鲁多 (Edward Livingston Trudeau, 1848—1915) 是18世纪末法属加拿大移民的后裔，他的祖辈从18世纪末来到美国的路易斯安那州后，事业昌盛，一个个不是成了官员和议员，就是成为医生和艺术家。他父亲既是医生，又是艺术家和语言学家，甚至被称为"全州最有教养、最有才艺的人"。爱德华是在纽约城出生的，但在三岁那年，由于父母离异，只好去法国与母亲一起度过他大部分不安宁的童年，直到十七岁那年才

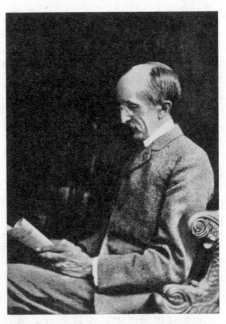

美国疗养院运动的创始人特鲁多

回到美国。可正当他要跨进美国海军学院（United States Naval Academy）的时候，他亲爱的哥哥弗朗西斯生病了，患的是急性、进行性肺结核病。哥哥这病促成了特鲁多一生传奇性的转折点。

从弗朗西斯1865年9月患病，到同年12月23日去世，特鲁多在他出版于1912年的《自传》（*Autobiography*）中说，这段时间里"我都全身心地照看他，同住一个房间，而且经常是同一张床。我为他洗澡，给他送饭，等他感到能下楼之后，我还背着他下去……"特鲁多把这称为是他"了解肺结核病的序曲"。

特鲁多原来喜欢的是划船、航海、射击和探测荒野之地。哥哥的病和死，以及进纽约哥伦比亚大学的内外科学院（College of Physicians and Surgeons of Columbia University），加上1871年毕业后又与一位医生的女儿洛特·比尔（Lotte Beare）结婚，使他的兴趣转向了医学。

作为一位医科大学生，特鲁多不算优秀，但作为一个有风度又有背景的年轻知识分子，他在纽约的上流社会开业行医，毫不困难地得到一个年轻的合伙人。他的婚姻也是美满的，1872年有了一个女儿夏洛蒂，生活对他似乎充满了欢乐和期待。麻烦的是，原来在利物浦度蜜月时，他就曾发现自己颈上有一个令人扫兴的脓肿，当时他并没有在意，现在，一天晚上，当他从中央公园散步到贝特里之后，觉得另有一种什么病出现了，而且几天里，颈上又好像是生了脓肿。在那个年代，脓肿和结核的关系是不为人知的。当时，像特鲁多这样的医科大学生，都认为结核病虽然是一种没有传染性的疾病——是由于患者身体素质的特殊性，此病与人体中的"体液"（humours）相悖，它不同于其他类型的炎症，如瘰疬，也就是颈淋巴结核，是可以通过君王的"触摸治疗"来治愈的——但与瘰疬毫无关联，所以在特效药链霉素发明之前，一般说来都是治不好的。

在初期的体征出现两年之后，特鲁多又一次次发热，使他形体消瘦，服过治热病的特效药奎宁后也不起作用。朋友们坚持建议他要好好去检查一下。1873年2月，他终于同意找他的同事、以物理诊断技巧高明而著称的萨姆·詹韦医生（Dr. Sam Janeway）会诊，最后确诊他患的是左肺活动性结核。

在这种情况下，特鲁多去了南方气候比较温和的一些地方，通过骑马来锻炼身体，希望病情会有改善。可是不管用，不但得不到改善，回到纽约之后，总体情况反而恶化了。他想，看来，自己的生命就快结束了，于是停止行医，来到阿迪朗达克山区（Adirondack Mountains）隐居休养。

阿迪朗达克山脉位于纽约州的东北部，由一百个左右不连接的山峰组成，海拔从三百七十米至一千五百米不等；漫山的云杉、铁杉和松树林，中间间杂着二百多个湖泊，还有沼泽、峡谷、瀑布，景色壮观而秀丽。

特鲁多最初选择来此处倒不是看中这里的景色或气候，而是出于原有的探险爱好。特鲁多在青年时代曾在这个近乎原始状态的森林湖泊之间度过一段最快乐的日子，至今仍记忆犹新。他觉得，这里虽是一片荒野，山坡艰难险峻，但对猎人和渔夫来说，却像是人间天堂。这个蛮荒之地正是他向往的。

经过火车、轮船、轻便马车六天艰苦旅程的奔波，特鲁多于这年6月的一个阳光明媚的时日到达山中濒临小弗劳尔湖的萨拉纳克湖（Saranac Lake）湖畔的保罗·史密斯旅店（Paul Smith Inn）。住下来后，他除了静心休养，还去湖上漂浮、钓鱼，甚至坐船狩猎，度过一个夏天。可就是这么几个月，他的体重就增加了十五磅，竟恢复到原有的体力状态，甚至可以回纽约了。谁知回去之后没有几个星期，热度又上升了。到了第二年，1874年的春初，他又感到疲惫不堪，身体又消瘦下去了。于是，他又于5

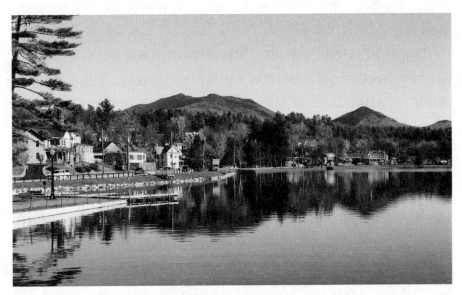

特鲁多来到萨拉纳克湖畔的小村子

月重返阿迪朗达克，过了一段时间。两年后，1876 年 11 月，他还带了妻子、女儿和正处婴孩期的儿子内德，全家住到了那里。奇迹又出现了："我宁静地躺在绿茵丛中，面对窗外的山山水水，我的热度一点点降了下来，我所赖以生存的健康也开始恢复。"——他在《自传》中这样说。

1882 年对特鲁多和他的事业都是关键的一年。他在萨拉纳克湖畔租来一幢小房子，准备永久定居下来。住下后，他虽然常要出去旅行，有时骑马，有时乘轻便马车，有时坐雪橇，或者坐船，但作为这一地区的唯一的医生，他得为这里的渔民、导游还有设陷阱捕捉猎物的人治病。这就使他不能放弃医学，不过也只是以不正规的方式与医学文献保持联系。但就在这种联系中，有一次，他从一期旧的《英国开业医生》(English Practitioner)杂志上，偶尔读到一篇描述德国布雷曼－德特魏勒疗养医治肺结核病的文章。据文章中介绍，这两位德国人强调纯净的空气、适当的休息、有限度的锻炼和丰富的营养对肺结核病病人极为重要。读过文章之后，特鲁多觉得，无论是布雷曼，或是德特魏勒，他们建造疗养院的阿尔卑斯山脉戈尔贝斯多夫和莱茵河畔的法尔肯斯坦，那些地方的大气状态，与他现在所处的阿迪朗达克山中的萨拉纳克湖畔都非常相近；而且文章中所谈的经验，好像说的就是他在这里所体验到的真切感受。何不在这里也建造一处像法尔肯斯坦那样的疗养院呢？这样的想法在特鲁多的心中升起。

不论是自己仍疾病缠身，或是对做这样一件大事尚缺乏应有的知识准备，特鲁多还是决心要让肺结核病人因他的努力而获益。于是，他找朋友和任何一个有这意愿的人来资助。终于在 1884—1885 年冬建成了第一幢住所，并在 1885 年的 2 月接收了第一批的两位病人。在以后的入住者中，包括英国著名作家罗伯特·路易斯·斯蒂文森 (Robert Louis Stevenson, 1850—1894)。1887 年 10 月，斯蒂文森与妻子芳妮来到这里，住了一个冬天，还在这里创作了他的小说《巴伦特雷少爷》，一部以描写两个朋友之间殊死斗争的故事，影射他原来的好友和合作者——作家威廉·厄内斯特·亨利 (William Ernest Henley, 1849—1903) 与他之间吵架的事。

随后，特鲁多又多出了一个想法。像奥托·瓦尔特的诺尔达赫疗养院，最多曾收住过五十名病人，十分有名，可是病人在入住之前先得支付一百天异常昂贵的费用，这对一般的患者来说，如何承受得起。他的理想

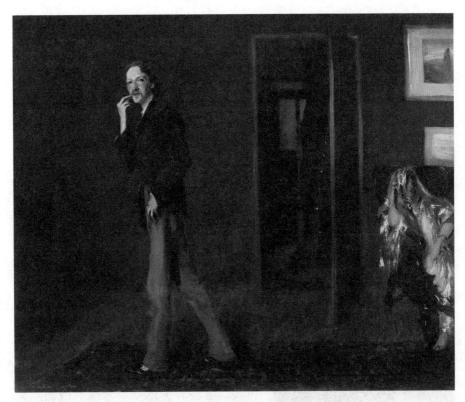

萨金特作品：斯蒂文森右下角是他的穿印第安服装的妻子芳妮

是希望建成一个免费向穷困病人开放的疗养院。这样的设想固然美好，可需要一大笔巨款。

特鲁多最先想到的是像他一样有过患肺结核病体验又是十分富有的人。于是当他见到曾来萨拉纳克湖寻求健康的大银行家安森·菲尔普斯·斯托克斯（Anson Phelps Stoks, 1838—1913）时，就向他提起，说计划要"让一些穷苦的病人有机会在斯托克斯夫人和我创造的如此美好的环境中恢复健康"。斯托克斯立即表示愿意解囊支付五百美元。几个星期后，斯托克斯夫人公开发起的资金筹集会竟成了当年影响广泛的一件大事。特鲁多也获得了纽约慈善富人沙龙的入场券，甚至成为各博爱茶会和音乐社交晚会的一颗引人注目的明星。

自然，工作不可能总是那么顺利，他也遇到了一些挫折。他在《自传》中回忆说：

许多人辩解说，谁都知道，结核病是治不好的……众多垂死的病人聚合在一起会产生压抑感，使他们没有一个愿意留下……那个地段又那么的难以到达，离当时最近的铁路也有四十二英里……气候也恶劣……总之，这计划完全是实现不了的空想。

但是他们无法否认，特鲁多原来体质是如此的虚弱，连他自己也认为可能活不了几个月了，可是在阿迪朗达克待了几年之后，如今体内竟如此充溢着活力、爆发出能量。这就不能不值得他们好好思量。

而特鲁多，也像所有成功的资金筹集者一样，他觉得自己在这方面具有潜在的天赋，而且实际上也的确干得相当出色。他根据不同的对象向可能的捐献者发出呼吁：对有些人，他强调要对布雷曼和德特魏勒的方法进行验证，对另一些人，他就直接要求他们对穷苦的病人赋予人道主义的援助，还有一些人，他干脆以诱惑的口吻，说要以捐献者的名字命名出资盖的住所，等等。于是，特鲁多达到了理想的成功：到 1900 年，"阿迪朗达

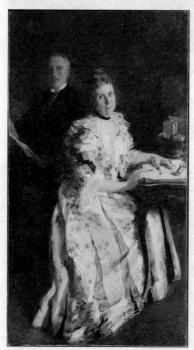

乐于赞助健康事业的斯托克斯和他夫人

克别墅式疗养院"（Adirondacks Cottage Sanatorium）的规模已经达到十二座建筑，包括一座行政大楼、一座图书馆和一座实验室，处处都设备充实、完善。十年后，楼房增加了十倍。对于接待的病人，特鲁多抱的宗旨是：穷人不能因为他们贫穷而被剥夺利益，富人也不能因为他们富裕而遭到排斥。自然，这两类人住的地方是分开的，互相之间也不来往。到最后，许多富裕的病人，连超级富有的病人都来他的疗养院了。在特鲁多的管理和领导下，他的疗养院作为一个范例，甚至获得了广泛的国际声誉，成了媒体报道的焦点，将通过疗养院的疗养来治疗肺结核的知识，传播到了世界各地。这种抗肺结核方式的影响，一位叫D. R. 莱曼（D. R. Lyman）的作者在 1925

年的一期《户外生活杂志》(*J. Outdoor Life*) 上的《特鲁多在疗养院运动中的作用》(*The influence of Trudeau on the sanatorium movement*) 一文中有一个数据，说以美国为例，1925 年，计有二百六十一位内科医生来他这里治疗或学习，不久又来这里工作。这些人后来分散到美国各个州，还分散到加拿大的每一个省，只有六个除外。在 20 世纪 20 年代，疗养院运动竟变成一种世界性的流行风尚。

文化精英在达沃斯

英国的随笔作者、诗人、小说家和游记作家罗伯特·路易斯·斯蒂文森曾经长期被误认为只不过是一个模仿他人的散文作家和儿童读物作家，到了 20 世纪 50 年代，才为有识者推崇为具有独创性的天才作家，如今已经得到了公认。

斯蒂文森作品种类繁多，像《金银岛》(*Treasure Island*)，已经成为儿童文学的经典，其他许多作品也都富有独创精神。但与他健全的精神相悖的是他的身体状况很差。受患肺结核的母亲的传染，他从小体内就埋下了肺结核的因子。大约二十五岁那年，他明显出现肺结核症状，经常发作。他的父母送他去地中海岸边阳光灿烂的里维埃拉 (Riviera) 休养地，开始他漫长的治病旅程。他怀着沮丧的情绪写了一首诗："啪一声鞭，我们离去 / 树木、房屋越来越小 / 最后，我们转过头来 / 对一切都道声再见！"此诗后来写进他 1885 年的《儿童诗园》(*The Child's Garden of Verses*) 中。有专家认为，这几行诗隐含了他对自己这病的预后，可能是无意识的，也可能是一种预言。此后，他又为疗养多次去了法国，法国几乎成了他的第二故乡，并写出《岛上之旅》(*An Inland Voyage*)、《骑驴游塞文山》(*Travels with a Donkey in the Cévennes*) 等几本十分讨人喜欢的旅游书。

虽然因为此病，斯蒂文森形体消瘦，但是"漂亮的美国女郎"，原名芳妮·范德格里夫特 (Fanny Vandegrift, 1840—1914) 的芳妮·奥斯本 (Fanny Osbourne) 见到他后，两人立即相爱，并于 1880 年 5 月 19 日举行婚礼。

芳妮对丈夫的病十分焦急，为寻觅能控制他病情的合适的气候和地区，她不顾自己身体有病，到处奔波。后来当人们跟她说了达沃斯之后，她坚信达沃斯的空气"对他会有好处"，于是，他们在 1880 年 10 月去往

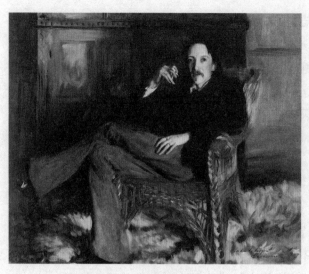

罗伯特·路易斯·斯蒂文森

瑞士，来到达沃斯。

芳妮是一心为了丈夫才待下去的，她自己对这里，老实说，并不那么喜爱。他们借住的所在，四周是终年不化的白雪，总是那么几条散步的小径，和那条笔直的小河，没有颜色，没有声音；村子里所有的居民，都是肺结核病人，山腰上是逐渐增加的坟墓。还有，《斯蒂文森夫人传》说："旅馆里的患者们，来自四面八方，来自各个不同的民族，他们围绕着这对毫不匹配的夫妻，摇唇鼓舌，大肆渲染。"（蒋子华等译）另外，山势高增加了她的心脏负担，使她心悸、头晕。但她坚持着，他们待到了1882年。这两年里，旅馆的租金、医疗费用还有芳妮的儿子劳埃德·奥斯本（Lloyd Osbourne）求学的费用，都靠着斯蒂文森的父亲接济。但是作家到底在病榻上写完了他为劳埃德消遣而创作的《金银岛》（*Treasure Island*）的最后几章和其他一些作品，成书后来成为名著，为他带来丰厚的收入。

在医生同意让他离开疗养院后，斯蒂文森前往意大利南方阳光充沛、气候温暖的尼斯（Nice）继续养病。

七年后，另一位英国著名人士也来了，他是以七卷本的巨著《意大利文艺复兴》而闻名的英国随笔作家、诗人和传记作家约翰·西蒙兹（John Addington Symonds，1840—1893）。西蒙兹从1877年8月起，直到1878年4月，共在达沃斯住了八个月。出去后，他根据自己的亲身经历，写出了一本书《我们在瑞士高地的生活》（*Our Life in the Swiss Highlands*）于1892年出版。

西蒙兹毫不隐瞒地承认，在达沃斯，"第一个也是最重要的严峻事实"就是，这个"被隔离的阿尔卑斯山谷地的冬天是单调的"：在这里，一年里常常有七个月都大量降雪，温度计常常降至摄氏零下 10 度至零下 15 度；满眼望去，四面是一片漫天的白色世界，而在房子里，透过窗玻璃，见到的则是头顶一排排又长又尖的冰柱。农民们众口一词地告诉他，极少有连续四个星期晴朗的日子。这不能不使病人们怀念起蔚蓝的地中海和它近旁阳光灿烂的里维埃拉（Riviera）休养地。但是西蒙兹怀着赞赏的心情指出，在这白色世界中，阿尔卑斯山呈现出的新奇而壮丽的景观是任何想象都无法超越的，这也同样是隐瞒不了的事实；另外，他说，信件、书本、邮包每天都能按时到达，瑞士邮局能满意地做到，在四十八小时之内送上你所需要的几乎全部东西，也同样是事实；而且，实际上，他特别强调，这种气候正有利于体弱者和病人享受适度的娱乐。因此，西蒙兹说，虽然我们都习惯于认为温暖对于治疗肺结核病是不可缺少的，不需要他们勇敢地面对阿尔卑斯山谷地冬日的严寒，"可怎么也难以想象的事实是"，在达沃斯，"尽管酷寒，大多数的病人都会驾一辆敞篷雪橇，全身暴露，冒雪运动好几个小时；或者坐在卧室的阳台上，……晒太阳取暖"。据他说，在他在达沃斯度过的几个月里，像这样锻炼的事"十分常见"。

西蒙兹在书中不但介绍了达沃斯的治疗方式，还根据自己在意大利西北滨海游览区圣雷莫（San Remo）、意大利西海岸的冬季游览胜地博尔迪盖雷（Bordighera）、法国东南部滨海的芒通（Montone）、法国著名风景区戛纳（Cannes）、尼斯（Nice）和里维埃拉等各疗养地的经历，与达沃斯进行比较，得出总体的结论，觉得达沃斯的冬日并不如有些人说的那么糟，相反地，"达沃斯冬季的生活状况是令人满意的，它对病人的好处，英国公众应该是清楚的"。

不错，西蒙兹也提到，被隔离在这里的病人常常得在冰封的室内机械地来去踱步，会"使人感到十分厌烦"。但他说，这也是治疗的方式之一，而这种踱步，他相信，确实有助于他们疾病的康复。他以自己在达沃斯的实际疗效为例，说他 1877 年 8 月刚进达沃斯的时候，尽最大的努力仍然上不了两层楼，可是到了 9 月底，他就能爬上一千英尺的高山，特别是"当我第二年 4 月离开达沃斯时，体格检查证实我自己的感觉，原来已经严重受损的肺部，重又比较健全了，而且它的伤口也已经得到康复"。

当然，他解释说，他并不是说一切不可能的事都已经成为可能，或者说他整个肌体都已经完全恢复正常，"而是说我的病已经通过自然收缩过

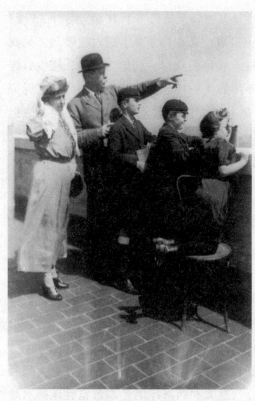

柯南·道尔一家

程获得了控制"。因此，西蒙兹兴奋地声称，他的肺结核使他在这里"经历了一个印第安人的夏季"。

又过了五年，也就是1893年，另一位英国著名人士，以塑造无人不知的大侦探夏洛克·福尔摩斯这一英国文学中最生动的人物形象之一而闻名的作家柯南·道尔（Conan Doyle，1859—1930），也带着他的妻子路易斯来到达沃斯。

路易斯·霍金斯（Louis Hawkins）是柯南·道尔尚未成为名作家、还在做医生的时候一位病人的妹妹，现年二十七岁。道尔做医生的邻居朋友介绍她哥哥请他诊治，旅馆又不肯收留这个病人，于是，道尔便让病人住在家里，从而在这年的3月认识了路易斯，四个多月后，即8月6日，他们结婚。

温柔娇弱的路易斯在为道尔生了两个孩子之后几年，1893年起感到肋部作痛，还有咳嗽。开始时他们不重视，以为没有什么了不起的，只请住在附近的一位医生看了看。可是等医生检查过后，说患的是肺结核，病灶基部周围有纤维性增生迹象，另一侧肺叶增大；而且根据她的身体素质和她一向的健康状况，认为她这病不可能彻底痊愈，甚至预言说只能再活几个月了。商议考虑过几个地方，最后做出了决定，于是，11月，道尔就带她去达沃斯，用她的小名"图伊"（Touie）登记住进一家旅馆，同去的还有两个孩子和他的妹妹。

阿尔卑斯山的清新空气使路易斯的病体有了起色，到1894年4月，更是大有改善了，专家甚至同意满足她回一趟英国的愿望，只是不得在那里多待很长时间就得回来。

看到妻子心情欢畅，柯南·道尔情绪也好了，甚至为自己以前那样为她担心、情绪消沉而感到羞愧。不再有牵挂了，他可以一心一意地写一篇表现一位年轻医生的思想、感情和希望的小说《斯塔克·门罗的书信》，并以妻子为原型塑造了小说里主要人物温妮·拉·福斯。

达沃斯的生活使道尔很投入，除了不停地写作，他还兴致勃勃地向旅馆里的住户夸耀这里的景致："你们还不喜欢它，但总有一天，会有数以百计的英国人

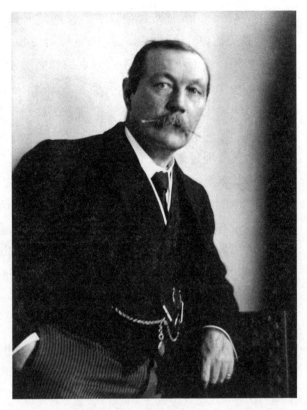

著名作家柯南·道尔带妻子来达沃斯

到瑞士来欢度滑雪季节。"（季昂译）并在《海滨杂志》上发表这样的意见。他的这个意见起了很大的作用，以至于他的传记作者约翰·迪克森·卡尔称颂说："事实上，把滑雪运动引进瑞士的就是柯南·道尔。"

抱着"练练滑雪可以产生精神上的疗效"的想法，道尔还兴致盎然地与两位友人一起，在九千英尺高度的山坡上、粉末状的积雪中，沿着"S"形路线，从达沃斯向十二英里以外的阿罗萨滑去，只感到"真是和飞一样"，耳朵里嗡嗡作响，看到下面的旅馆像玩具一样，很是好玩。

到 1895 年春，柯南·道尔又写出了七个故事。两年后，柯南·道尔与妻子回到了英国，巧遇出身高贵、貌美又富有音乐才赋的琼·莱基（Jean Leckie），经历了十三年的精神之爱，直到路易斯病逝，两人才结婚。

进入 20 世纪，达沃斯作为疗养地的称誉有增无减。1912 年，未来的诺贝尔文学奖获得者德国名作家托马斯·曼（Thomas Mann，1875—

1955），因妻子、慕尼黑大学数学教授阿尔弗雷德·普林斯海姆的女儿，异常聪明美丽的卡特琳娜·普林斯海姆（Katharina Hedwig Pringsheim, 1883—1980）得了一场"并不十分重的肺病"，被迫"在瑞士高山疗养地达沃斯的一个疗养院里疗养了半年"，5月15日，他去看望她。原来他是准备待几天就走的，想不到在那里染上了"讨厌的上呼吸道黏膜炎"。疗养院的主任医师给他做了检查后，认为他肺部有斑点，建议他在这里多住几个月。曼立即写信跟慕尼黑自己的私人医师联系，医生回答说，他很了解曼的身体状况，没有什么的，达沃斯总是要说人家肺部有斑点，"回慕尼黑吧！"叫曼不必在意。曼听从了私人医师的话，但内心里却受着另一种诱惑：没有肺结核这种绝症，待在这里自由体验一下疗养院的生活，可是非常有趣的啊。于是，他在这里待到6月12日离开。

三个多星期的生活深深触动了作家的心灵，触发出他的灵感，他决定写一部与刚完成不久的《死于威尼斯》风格完全不同的作品，即是他后来的《魔山》（Der Zauberberg）。

在1953年发表在《大西洋月刊》（The Atlantic Monthly）上谈《魔山》这部小说创作的一篇文章中，曼谈到自己当时在山上的感受时说，三个月已经足够使他相信：

> 如此的环境对青年人是危险的，肺结核是青年人的疾病。你读过这书就会想到，这种被孤立的长期患病的圈子是多么的狭隘。它是一种取代性的存在，在比较短的时期内，就能够使一个青年人与积极的现实生活相隔离。在那里，任何事，包括时间的观念，都会按照奢侈、纵欲的标准来思考。

> 治疗总是好几个月的事，经常是好几年。可是在第一个六个月之后，青年人除了调情和舌头下面的体温计之外，就想不到别的什么了。许多人在第二个六个月甚至已经失去了任何其他思想的能力。他会变得完全没有生活能力。

住入达沃斯的大部分人都是有闲阶级，他们无须为生计担忧，但是疾病和死亡的必然归宿，使这些被孤立在病人圈子里的人忘记了时间，忘记了过去和将来，而沉溺于声色，活着仅仅就是为了淫乐。这使曼十分

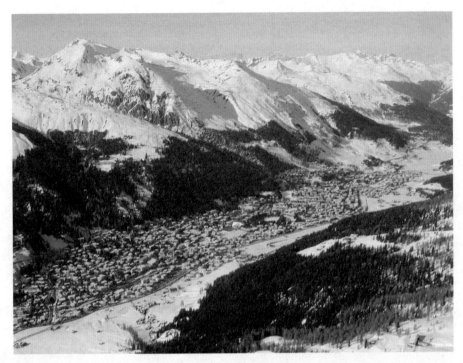
远眺达沃斯景色

震惊。

托马斯·曼在以往的创作中，就一直在关注和表达"疾病—健康""精神—自然""道德—生活"这样几组对立的概念，现在，在达沃斯的体验充实了它们的内涵，激发了他的欲望。于是他从1913年起开始创作。

本来，曼只计划写个中篇，可是越写越长，由于第一次世界大战的关系，曾一度中断，直到1923年才得以完成，成为一部近达千页的巨著。《魔山》于第二年，即1924年出版。除了曼自己1912年的体验和1921年特地再去过一次达沃斯，"搜集积累"了那些"对这里的环境条件的奇特的印象"，书中的"许多细节都源于妻子提供的素材"。曼的女儿艾丽卡·曼（Erika Mann）回忆说："母亲在给父亲的信中详尽地描述了那里的生活，《魔山》中有许多这方面的素材源于此。"

> ……他们沿着山谷的走向，在一条建筑得不怎么规则而与铁轨平行的公路上行驶了一段，然后向左穿过铁道，跨越一条小

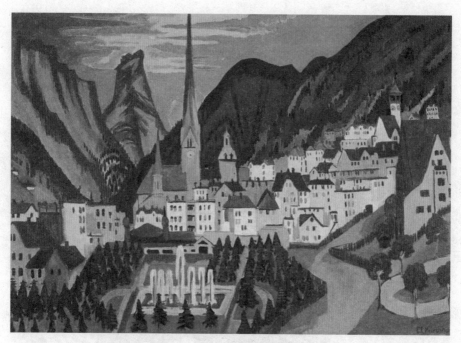
基尔希纳 1925 年的油画《达沃斯之夏》

溪，到了缓缓上升的山路上，向着树林覆盖的山腰爬去；在那儿
一片微微突出的草坪上，朝着东南方，坐落着一幢长条形的建筑
以及附带的半圆顶的钟楼；建筑的正面全是些阳台，远远看上去
就像一块海绵似的有许多空空洞洞，这会儿刚开始上灯。……房
舍层层叠叠，更是显得明亮。左面延伸着一条条通往山腰草坪的
小路，最后全部隐没在了黑魆魆的针叶林中。在山谷出口背后的
一带远山，呈现出冷幽幽的青灰色……这时吹起阵阵夜风，使人
感觉到了山中的寒意。(杨武能等译文)

《魔山》中的这一段，写的就是达沃斯疗养院的外景。小说主人公汉
斯·卡斯托普去达沃斯疗养院看望患肺结核病的表兄阿希姆·齐姆逊，原
来计划过几天即回，不想待了下来，很像作家自己的经历。卡斯托普刚上
山时热衷于研究生命的起源和生命到底是怎么回事，也像托马斯·曼"同
情死亡""文学即死神"的思想。小说具有相当明显的自传性质，但大师
让它成为一部具有深刻而丰富的社会内容的巨著。小说问世后，即刻引起

226

普遍的反响，欧洲几乎所有的语种都有它的译本相继出版。

除了斯蒂文森、西蒙兹、道尔和托马斯·曼几位作家，来过达沃斯的还有很多很多的著名文化大家，仅以英国为例，就有翻译家和文学批评家埃德蒙·戈斯（Sir Edmund Gosse）、小说家乔治·梅瑞狄斯（George Meredith）、文学史家乔治·圣茨伯里（George Saintsbury），等等。此外还值得一提的是著名的德国表现主义画家恩斯特·路德维希·基尔希纳（Ernst Ludwig Kirchner，1880—1938）。

基尔希纳是著名艺术团体"桥社"的组织者和领导者之一，伊万·奇弗斯（Ian Chilvers）在《牛津艺术百年辞典》（*The Oxford Dictionary Century Art*）中赞美说他的许多木刻"是20世纪最伟大的木刻作品之一"。

基尔希纳出身于一个富有文化教养的中产阶级家庭，父亲是造纸化学工业的权威。他进大学时原来是学的建筑，但很快就转而投身于艺术，1905年与友人一起组织桥社（Die Brucke）。第一次世界大战时，基尔希纳应征加入炮兵，有一种恐惧感使他身心受损，这种精神创伤，使他后来一生都没有振作过来。随后，军医诊断他又患了肺结核病，并累及肾和膀胱。他先是在一个康复中心度过几个月，随后又在东普鲁士的一家被征用的平民医院住了一年。病情似乎都有改善，但是一次体格检查证明他情况仍然不好。于是这个交战国德国的公民来到了中立国瑞士的达沃斯。

尽管身体状况仍然令人同情，艺术家的心还是激励着他创作出一些出色的木刻和油画。而长期的抑郁症则使他在到达瑞士后开始应用吗啡，结果上了瘾，这吗啡瘾他一生始终都没有戒绝，最后甚至常常

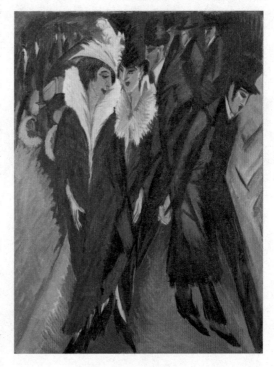

基尔希纳的作品

几天、几星期身心麻痹。后来，由于达沃斯已经成为一处高档的旅游胜地，来的旅客多，基尔希纳感到过于喧闹，而且价格也太昂贵，于是，他与他的女伴爱娜·谢林（Arna Schilling）一起离开了达沃斯，住到附近的一个叫弗劳恩基茨（Frauenkirch）的小村子，并在那里度过他的余生。

多种疾病煎熬中的生命是脆弱的。当 1938 年纳粹当局宣布他的作品为"颓废"时，基尔希纳禁受不住了，于 6 月 15 日自杀。

此外，还有"相对论"的创立者、伟大的阿尔伯特·爱因斯坦也曾来过达沃斯，并曾在这里开过一次音乐会；第一次和第二次世界大战期间，一位犹太人大学生曾在达沃斯枪杀过一个瑞士纳粹党的头子；而托马斯·曼的从事戏剧工作的儿子和女儿则被禁止在达沃斯演出反法西斯的戏剧……文化精英们在达沃斯的生活和活动，使达沃斯的名字不仅进入了世界文学之林，还被写进了 20 世纪的世界史，有人甚至形容，说有一段时间，达沃斯简直成了当代世界史的一个缩影。

第九章 防 治

新 阶 段

人类与疾病的关系，可以说是从疾病发生之日起，人类就开始考虑如何击退它。最初，包括结核病在内的任何疾病的出现，都被认为是神魔对自己的惩罚，于是就企求通过祭祀或者驱魔，去取悦于它或者驱赶它。后来又把希望寄托于帝王的身上，相信借助这圣者之手的"触摸治疗"，可以治愈淋巴结核。这些虽然因为"自我暗示"的作用，有可能在一定程度上缓解病情，但从根本上说，是于事无补的。"空气疗法""营养疗法"和"山地疗养"至多也只能延缓病情的发展，而不能根治疾病。所以

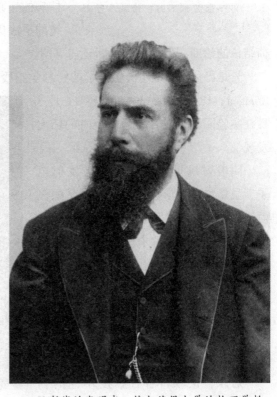

X 射线的发明者、维尔茨堡大学的物理学教授威廉·伦琴

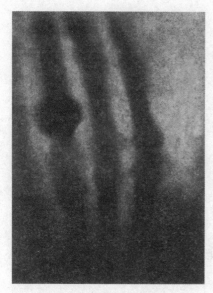
第一张 X 线照片，伦琴妻子戴着结婚戒指的左手

不难理解，像达沃斯这样一个空气新鲜、风景秀丽的国际性肺结核疗养地，最后也会失去它本来的养病性质，如托马斯·曼在《魔山》中说的："像'山庄'（Berghof）这类国际疗养院都是（第二次）世界大战前的典型现象。……结核病的治疗今日已经进入一个不同的阶段。瑞士大多数的疗养院也都已改为娱乐性的旅馆了。"

使治疗结核病得以进入新阶段的是科学的进展。

在罗伯特·科赫发现结核杆菌是结核病的病原菌之后，叩诊和触诊作为传统的手法仍被普遍应用，也的确有助于肺结核的诊断。但精确的诊断还需等待。

先是巴伐利亚维尔茨堡大学的物理学教授威廉·伦琴（Wilhelm Conrad Rontgen，1845—1923）1895 年 11 月 8 日在实验阴极射线管中的电流时的伟大发现。

阴极射线是放电管的负极发射电子。虽然许多科学家已经研究清楚阴极射线的一些性质，但伦琴发现在暗室里附近的放电管外面涂有氰亚铂酸钡的表面会发出荧光，而且当时就已经把气体放电中的可见光都屏蔽掉，这是早先这些研究人员所未曾注意到的。他把这种新奇的射线命名为 X 射线，表示这是一种未知其性质的射线。

后来，伦琴将各种密度不同的物质，又将书本、木片、眼镜，甚至铝等几种金属置于放电管与这种水晶般清澈

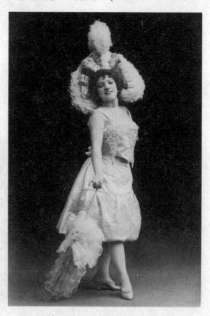
女杂耍艺人劳埃德小姐从 X 射线的发现中捕捉到了灵感

透明的荧光之间，都发现这种新形式的光线辐射具有穿透力，使它们透明，还影响到照片底片，却并不显示反射、折射这类光的特性。最后，伦琴将自己的手放上去，这就使他成为能看到活人骨骼轮廓的第一人。

一个半月后，12 月 28 日，伦琴在维尔茨堡医学协会（Wurzburg Medical Society）上宣布了他的这一新发现。第二天，《法兰克福公共报》（*Frankfurter allgemeine Zeitung*）头版整版报道了这次会议，当天晚上，大学生们还特地组织了一次火炬游行，庆贺他的这一发现。

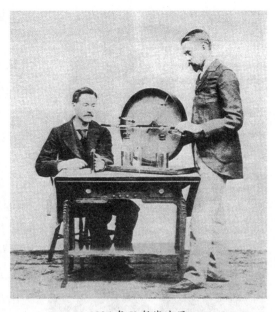

1896 年 X 射线应用

发现 X 射线的意义是显而易见的。几个月里，伦琴的论文就被翻译成很多种文字，有趣的是，它在业外人士中引起的轰动甚至像在医学界所产生的影响一样的大。伦敦有一家公司竟然用了这样的广告语："X 射线为女士们衬衣衬裤试样。"原名马蒂尔达·伍德的玛丽·劳埃德小姐（Matilda Alice Victoria Wood，Marie Lloyd，1870—1922）是 19 世纪末英国第一流的女杂耍艺人，大诗人 T. S. 艾略特（T. S. Eliot，1888—1965）称赞她具有抓住并且表达出英国老百姓精神的能力，因而对大众有着深刻的感染力。只是她所唱的歌曲和所演出的滑稽短剧，她的伦敦腔的幽默，常常近乎猥亵。在 X 射线出现和被用作广告后，劳埃德小姐也敏感地捕捉到了灵感。她这样唱道："我震惊之至 / 简直感到茫然 / 因为今天 / 我听说他们可以 / 透过外衣甚至胸衣 / 把目光紧盯住这下流的、下流的 X 射线。"

不过 X 射线被医生们用于医学临床，还是六年之后的事；十年后又有两位医学家发表了肺结核 X 射线所见与解剖学所见的比较研究报告。这就明显地提高了 X 射线作为检查肺结核工具的作用，因其检查效果的明晰性，使临床检查跨入一个新阶段。

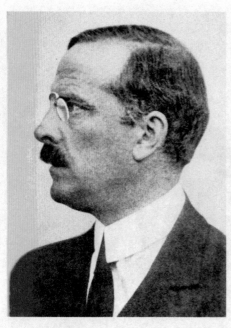
奥地利医学家皮尔凯，他改良了结核菌素试验

罗伯特·科赫在发现结核菌之后，1890 年又在结核菌培养液中制出结核菌素，并在这年 11 月的《德国医学新闻周刊》（*Deutsche Mediziniche Wochenschrift*）上发表文章，说他所制出的这种液体，经实验对预防和治疗豚鼠的结核病有效，相信对预防和治疗人类的结核病也同样会有疗效。因此，他提出可以用结核菌素来治疗人的结核病。但是实践之后证明，注射这种名为"结核菌素"的滤液之后，病人出现发热、恶心等全身反应，不仅没有收到预期的效果，反而被认为是有害的。因此，结核菌素作为治疗手段以失败而告终。主要是皮尔凯将这一被认为无效的东西，改革成为一项切实有用的诊断方法。

克莱门斯·封·皮尔凯（Clemens Freiherr von Pirquet，1874—1929）是奥地利医学家，他曾于维也纳、柯尼斯堡和格拉茨等大学学习，1900 年毕业于格拉茨大学。

早在 1903 年，皮尔凯就设想，结核菌素对结核病人所产生的发热、恶心反应，是一种敏感现象，他用一个术语"allergy"（变态反应）来表述这种现象，即个体对某些抗原的刺激产生的过敏反应。随后，他做了一系列的实验：将结核菌素接种于皮肤，二十四小时后局部皮肤变红，并对这一结果进行详细研究，发现有结核病变的儿童才会出现这一反应，没有结核病变的儿童则呈阴性反应。皮尔凯在 1907 年的《维也纳临床新闻周刊》（*Wien. klin. Wschr*）上发表论文《一百例结核病变儿童结核菌素皮肤划破试验的诊断价值》（*Der diagnostisch Wert der Kutanen Tuberkulin-reaktion bei der Tuberculose des Kindesalters auf Grund von 100 Sektionen*），详尽地论述结核菌素对诊断结核病的作用价值。两年后，又进一步深入对维也纳居民进行试验，证实他的结果。

最初，这样一个简单的诊断结核病的方法，没有得到应有的认识和重视，直到 1919 年，著名的美国医生艾伦·K. 克劳斯（Allen K. Krause）在《美国结核病评论》（*Am. Rev. Tuber*）上发表《几种抗结核病措施》（*Anti-tuberculosis measures*），高度评价皮尔凯的试验——后来就以他的名字命名的结核病试验的重大意义，是结核病史上的一个里程碑：

> ……我们或许要把皮尔凯试验定为新时代黎明的日子。这样简单的操作方法，能帮助我们做出诊断，甚至没有觉察到犯病之前就诊断出痨病，却并无副作用。它未能达到它原来的目标，没有指出谁的结核病能够治疗、谁的不能治疗，从这方面来说，它是失败的。……但是从来未曾有过一种失败引发出这么有意义的结果！在很多机会都已失去的几年之后，才发现，正是皮尔凯试验和它所蕴含的一切，使我们学到许多十年前我们大多数人都不相信的东西。的确，它的内涵是那么的深远广泛，在我看来，与拉埃内克的认识结核病、维尔曼发现结核的传染性和科赫的展示结核杆菌一样，它与结核病史上一系列真正伟大的事件一起，奏出了一个四部曲……

直至 1930 年，结核病的治疗一般都以新鲜空气、阳光、休息和富有营养的食物为主要的治疗手段。应用"皮尔凯试验"后，使诊断肺结核获得了显著的效果，明确了试验反应对结核杆菌感染的诊断价值；X 射线的检查还使诊断肺结核开始向病理学方面发展。这两种诊断方法不仅使诊断医学发生了重大的革命，还为各种治疗肺结核的效果提供了很好的衡量标准，使肺结核的治疗向更彻底的方向发展。"萎陷疗法"（Collapse Therapy）和外科手术的应用即是治疗上的一项重大的进展。

"萎陷疗法"的主要原理是设法松弛和压缩发生病变的肺组织，导致局部呼吸运动幅度降低，有病的肺组织得以静息，促使病灶的修复。

1820 年，苏格兰医生詹姆斯·卡森（James Cason，1772—1843）将一根中空针插入兔子等实验动物的胸腔，这时，虽有外界的空气侵入兔子的体内，致使动物肺部萎陷，但动物并未因此而出现生命异常。于是，卡森便将这一方法用于治疗肺结核。经过其他医学家的改进之后，最后，意大利米兰的医生卡罗·福拉尼尼（Carlo Forlanini，1847—1920）于1882年报道这种人工气胸的方法对于治疗肺结核的可能性。

早在1885年，就有人曾应用过这种"萎陷疗法"。当时，胸膜外胸廓成形术是最流行的手术之一，但是疗效不佳，而且并发症发生率也极高。如手术时肋骨切除得过长或根数过多，使胸壁软化的面积过广，则会导致呼吸反常，最终呼吸衰竭，手术死亡率很高；而切除的肋骨根数过少或切除的根数过多但很短，则肺的压缩不多，手术效果也不好。是亚历山大的总结性的工作，使这一方法更趋于完善。

美国人约翰·亚历山大（John Alexander）于第一次世界大战期间的1916年从费拉德尔菲亚大学的医学专业毕业，第二年与军队的一个医疗小组去法国里昂，在著名的莱昂·贝拉尔（Léon Bérard）的诊所工作了一段时间。贝拉尔用手术治疗肺结核的经验，使他的诊所被认为是当时法国最先进的肺外科中心。似乎是这段时间的工作决定了亚历山大以后的方向。回国后，他去母校担任了一年的临床外科学助理教授，1920年转至密歇根大学任外科学讲师。但不久他就病了，患的是脊椎结核。这使他不得不上了石膏，并去爱德华·特鲁多创建的萨拉纳克湖畔的疗养地待了两年。在这段被迫空闲的时间里，亚历山大不但帮助被隔离在一个角落的病人阅读、书写和绘画，还设计和制作出一种特殊的支架，供他们躺着或斜靠着阅读。在此期间，亚历山大自己也根据以往这个新领域中的研究成果，写成了第一本教科书《肺结核外科》（*The Surgery of Pulmonary Tuberculosis*），此书后来获费拉德尔菲亚外科研究院以美国著名外科学教授塞缪尔·戴维·格罗斯名字命名的五年一度的格罗斯奖。1926年，亚历山大回到密歇根大学，从1928年起，把几乎全部的心力都投入到胸腔外科的这项新事业上，最后在1937年出版了他经典的教科书《肺结核的萎陷疗法》（*The Collapse Therapy Pulmonary Tuberculosis*）。

亚历山大不但是技艺高超的外科医师，还是一位诲人不倦的教育家，他在自己的专业方面的成就，使他直到1954年去世，始终都受到同行的极大尊敬。

亚历山大在他的《肺结核的萎陷疗法》中叙述了九种手术方法，基本上概括了一个多世纪以来众多外科医生创造发明的各种萎陷疗法。直到近年，其他萎陷疗法因其缺点过多，均已很少被采用，唯有亚历山大推行的方法，还被认为是肺结核外科治疗中最有效、最安全的外科萎陷疗法之一。但是随着链霉素等抗结核药物的相继问世，使结核病的治疗发生划时代的变化，进入"化学疗法"时期。化学疗法使结核病初治时的治愈率达到90%以上，甚至达100%，复发率也降低到3%以下，而长期卧床休息和外科手术等辅助性的措施都失去了重要意义。

链霉素是瓦克斯曼的研究组发现的。

雅可布·瓦克斯曼和弗拉吉娅·伦敦的儿子塞尔曼·亚伯拉罕·瓦克斯曼（Selman Abraham Waksman，1888—1973），一个身材小小的矮胖子，留一抹短短的胡须，戴一副水晶眼镜。他于1888年生于乌克兰基辅附近的一个叫新普里卢卡（Новая Прилука，Киев）的小村子。最早是在私人教师那里受的教育，后在首府敖得萨（Одесса）的一所夜校完成学校教育，并于1910年获得敖得萨第五预科学校的文凭后，随全家移居美国新泽西州，因为他的叔叔在那里办有一家公司。此后，他一生的大部分时间就都在新泽西州新不伦瑞克的拉特格斯大学度过。

瓦克斯曼先是于1911年进拉特格斯大学研究生物学，第二年春得国家奖学金；1915年获农业理学学士学位。随后他进新泽西州农业实验站（New Jersey Agricultural Experiment Station），在李普曼博士（Dr. J. G. Lipman）手下做研究助理；同时获许攻读拉特格斯大学的研究生，于1916年获理科硕士学位。就在这年，他加入了美国籍，成为伯克利加利福尼亚大学的一位研究人员，并在两年后获生物化学专业的哲学博士学位。

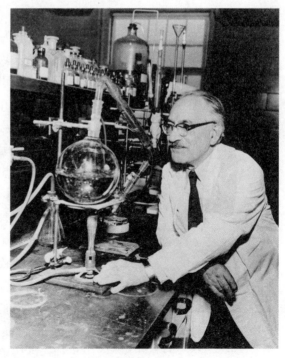

塞尔曼·瓦克斯曼是发明链霉素的重要人物

也就是在 1916 年，瓦克斯曼受李普曼博士之邀，去拉特格斯大学任土壤微生物学讲师，并从事农业实验站的研究工作。到了 1925 年，他成为助理教授，五年后升为了教授。当 1940 年大学组建微生物学系时，他便成为微生物学教授，1949 年任系主任和微生物研究院主任，至 1958 年退休。但是退休后，瓦克斯曼仍有他的实验室和办公室，让他可以从事有限的研究和相当的写作。

瓦克斯曼一生的主要兴趣，甚至可以说唯一的兴趣，就是土壤中的微生物。最初，他只是对多种多样的这些微小生物的生活情形感到有趣，认为上千种数以百万计的微生物，在土壤中，在堆肥里，在大海中，仿佛都是生活在一个"民族大熔炉"里似的，彼此似乎都和谐相处，互不相扰。但是后来，在长期的观察中，他好像有新的察觉。他在日记中写道：

> 我常想到一个问题，无疑一定也有许多人会有这样的困惑……那么多种类不同的微生物是如何生活在一起的呢？它们之间是不是也会发生第一次世界大战或第二次世界大战那样的情形呢？

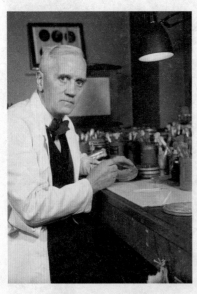

青霉素的发明者亚历山大·弗莱明，他这发明给瓦克斯曼以很大的启发

这是因为在显微镜下观察微生物时，瓦克斯曼发现有些微生物会死去，这使他设想，微生物之间一定也会有互相"袭击"、互相致死的情况，并设想有些微生物可能会产生一种化学物质，溶化也就是杀死另一种微生物。但即使是有关这方面的想法，瓦克斯曼也只是局限在微生物王国本身之内，而没有能够扩大和联系开来，想到那些能杀死另一种微生物的微生物，也可能杀死某些使人类发病的"致病菌"。直到他在纽约召开的第三届国际微生物学会上了解到，英国细菌学家亚历山大·弗莱明（Sir Alexander Fleming, 1881—1955）1928 年偶然发现污染培养基的一种后来分离出称为"青霉素"的特异霉菌，能杀死许多常见

的致病菌，从而在第二次世界大战中救活了成千上万的伤病员之后，他才开始想到在研究土壤微生物时，在土壤中或许也能找到一种具有抑制病菌能力的微生物。后来在他的领导下，果然与几位学生和同事一起，实现了这一设想。

但当瓦克斯曼因"对土壤微生物系统的、独创的、成功的研究而发现了第一种抗拮结核病的抗生素药物"而于1952年获诺贝尔生理学或医学奖，并独自一人先后从医药公司获取了巨额的发明酬报成为富翁之后，尊敬的老师和喜爱的学生之间关系恶化了，随之出现为争获利润的法律诉讼，给链霉素这一医学史上的伟大发现蒙上一层阴影，成为科学史上的一桩著名丑闻。

链霉素的发现

塞尔曼·亚伯拉罕·瓦克斯曼借以荣获诺贝尔生理学或医学奖的链霉素的发现，其实并不是靠瓦克斯曼一个人，而是他们这个工作集体的功绩，有很多人在多年里为此付出了艰苦辛勤的劳动，其中起重要甚至关键作用的也不少于四人。

博伊德·伍德拉夫（Boyd Woodruff, 1917—2017）是1939年毕业于拉特格斯大学的瓦克斯曼的学生，对瓦克斯曼讲授的土壤微生物学极感兴趣，留下深刻的印象，并希望自己也以微生物学研究为终身事业。瓦克斯曼就给了他每年九百元的研究生奖学金，留他做研究工作。

瓦克斯曼和伍德拉夫等人差不多在第一次实验时，就发现有两种微生物是他们为实现自己的目标可能所需要的，后来，他们又对近五百种放线菌做了实验，于1940年发现一种放线菌素，经过高倍稀释后，仍能杀死几种有害细菌，值得进一步进行实验。只是药物的毒性太强，一直未能在人身上做实验。瓦克斯曼和伍德拉夫又分离到一株能产生链丝菌素的放线菌株。

1943年，第二次世界大战在继续，年轻力壮的伍德拉夫要去服兵役，显然暂时不可能回来继续做他的研究工作了。幸亏正好在这个时候，6月里的一天，另有一个毕业生艾伯特·沙茨（Albert Israel Schatz, 1920—2005）来看瓦克斯曼老师。

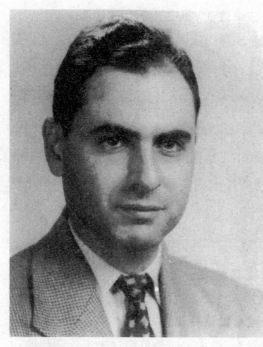
在链霉素的发明上起重要作用的艾伯特·沙茨

沙茨是犹太人的后裔，他的祖父从沙皇俄国来到美国时，他的农民父亲才九岁。他于 1920 年生于离纽约不远的康涅狄格州，进拉特格斯大学后，他勤奋学习，刚于 1942 年 5 月以第一名成绩毕业，现在他希望来攻读博士学位，为他的家族争光，同时也可以帮助他父亲管理好自己的农田。瓦克斯曼认为沙茨是他"最好的学生"，也是他所教过的学生中最聪明的一个，便以每月数十元的研究津贴让他来接替伍德拉夫的工作。

在瓦克斯曼的指导下，沙茨重点研究具有广泛效力的抗生素，特别是研究抗生素治疗肺结核的可行性。

瓦克斯曼的办公室在三楼，土壤微生物系在楼下，沙茨的工作地点则是在地下室的一个只有十八平方米的实验室。瓦克斯曼规定沙茨永远不得去大楼的其他地方，也不准把任何东西带出地下室，其他任何人也都无权进入地下室。从小过惯了艰苦生活的沙茨，不在乎这样的工作环境，凭着自己的理想，他声称："我相信我一定会发现什么。对于实验的结果，我总是相信直觉。"沙茨就在这样一个地下室里进行数百上千次实验。沙茨曾经这样叙述他的工作：

> 我通常都是清晨五六点钟进实验室，直到深夜，有时更晚才回家……我这样急迫地工作是有原因的。第一，我喜欢我所做的事，它使我着迷，并一步步地吸引着我；第二，我充分了解发现有效抗生素的重要性，每天都有成千上万的人死于革兰氏阴性菌的疾病，尤其是肺结核病人，更是在绝望中期待着。事实上，每

月收入仅四十元，我不能买车，也担负不起社交活动的费用，因此，多数女孩对我这样的人是不会有兴趣的。

一点也不夸张，我不分白天黑夜地在实验室工作，有时就睡在实验室里。我在城里分租了一间房子，但有时是因为过于劳累而走不动，有时则因为太晚，回去也睡不了一两个小时，就干脆不回家了……

所以，沙茨晚间的娱乐就只剩下在校园里散散步了。有一天清晨，学校警卫发现他晕倒在雪地上，送医院急救，查明是肺炎发烧。可是，两个星期出院之后，他又继续他的研究工作了。

1943 年秋的一天，土壤生物学系所属农场的一位工人特地来到系里，诉说发现有一只鸡呼吸困难，相信是它在地里觅食时受到什么细菌的感染，很担心它会传染给别的牲畜。将鸡的喉管切开仔细检查后，证明它确实被染有病，但与此同时，他们意外地在它的食囊里发现另有一种细菌，经鉴定，是土壤中的一种微生物，属放线菌目链霉菌科丝状菌属。更使他们兴奋的是，这种微生物的抗菌性能异常优异，特别是对培育的结核杆菌的繁殖，尤其有强大的抑制作用，而对宿主却没有明显的伤害，在此之前，还未见过有如此强大而有选择性效力的药物。在经过一段时期的研究之后，沙茨于 1943 年 11 月 16 日以这种微生物合成一种抗生素，取名为链霉素。这项研究成果，以《链霉素：一种展示抗拮革兰氏阳性和革兰氏阴性细菌效能的物质》（*Streptomycin：A Substance Exhibiting Antibiotic Activity against Gram-Positive and Gram-Negative Bacteria*）为题发表在 1944 年的《实验医学和生物医学协会会刊》（*Proceeding of the Society for Experiment and Biological Medicine*）上。论文作者的署名是沙茨、瓦克斯曼等三人。之后，他们还联名就这一个问题连续发表过几篇论文，第一作者也是沙茨。应该说，这也是理所当然的，因为这方面的实际工作，绝大部分都是沙茨做的。

这样过了几个星期，威廉·休·费尔德曼博士来瓦克斯曼的实验室做客，瓦克斯曼跟他说起他们的发现和工作，使费尔德曼深受感动。

威廉·休·费尔德曼（William Hugh Feldman）1892 年生于苏格兰的

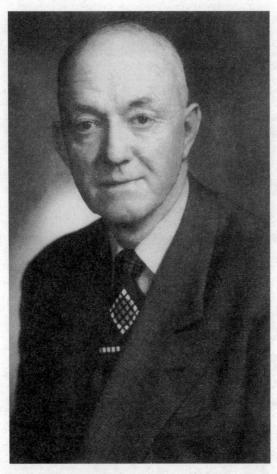

首先做链霉素动物实验的威廉·费尔德曼

格拉斯哥，1894 年随全家移居美国。他原来姓冈恩（Gunn），父亲去世后母亲再婚，才从继父改作现在的这个姓。

费尔德曼小时生活的科罗拉多州的一个小镇，空气干燥，是疗养肺结核病的好地方。他母亲对病人的体贴照顾给他留下很深的印象：她会给病人在她家廊檐下空气流通的地方摆一张床，虽然无力帮助他们，但也要设法让他们死得舒坦一些。一次，费尔德曼看到一位肺结核病人躺在那里，那么无望而又不甘地死了。他当时就只有默默地祈祷，并立誓以后定要为治疗肺结核病而做点什么。

费尔德曼进的大学是科罗拉多州的农学院，于 1917 年获兽医学博士，这期间，他研究的重点是消除乳牛的结核病，以免它会通过牛乳将疾病传给饮用牛乳的儿童。后来，在获理科硕士后的第二年，即 1927 年，他就被明尼苏达州罗彻斯特美国最著名的医学世家梅奥家族所创办的梅奥基金会（Mayo Foundation）任命为比较病理学教授；1947 年起，升任为基金会属下实验病理学部主任。

费尔德曼的同事和好友，加利福尼亚大学哲学博士和宾夕法尼亚大学医学博士霍顿·科温·欣肖（Horton Corwin Hinshaw），原是一位细菌学家，后来把注意力集中于临床医学，是梅奥基金会的一名会诊医生和医学助理教授。对于肺结核的危害，欣肖有深切的感触，他曾说：

肺结核被公认是 20 世纪的"白色瘟疫"。不可否认，无论从哪一方面来说，它都是人类最可怕的敌人；不管用什么标准来衡量，就其传播的普遍性、人类付出的代价、它对社会的影响，或者纯粹以慈善的观点或任何其他想法而言，了解历史的人都无不认为结核杆菌是人类的头号敌人。而且我们没有人相信 20 世纪中能找到控制此病的方法。

这使欣肖有兴趣去尝试"控制此病的方法"。于是，目标的一致使费尔德曼和欣肖乐意加盟为链霉素这一新化学物出点力：瓦克斯曼、沙茨一直都只是在实验室的试管里进行，既未能在实验动物身上试验，与临床的应用是离得更远了。现在，费尔德曼和欣肖就形成一个权威性的强有力的组合，要为链霉素的最后应用于肺结核病人一步步地做实际试验。

先是沙茨于 1944 年 4 月初，将他在实验室里制造出的无比珍贵的链霉素十克送到梅奥基金会的诊所。于是，费尔德曼和欣肖从 4 月 27 日起，开始将它用于受染肺结核病的豚鼠做实验治疗。他们估计，十克的量大概只够四只豚鼠的治疗量，于是将十克分作四份应用；对另外八只受染肺结核病的豚鼠则不予治疗，以做对照。

五十五天后，即 6 月 20 日，药用完了，实验结果证明链霉素对治疗实验动物效果十分理想。但是，仅仅这么四只豚鼠的实验，是完全没有说服力的，而要继续做动物实验，或者进一步的临床试验，所需的量，若仅凭沙茨在实验室里

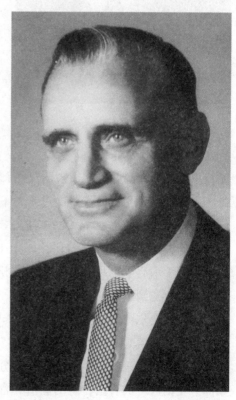

霍顿·欣肖与费尔德曼一起做了大量的动物实验

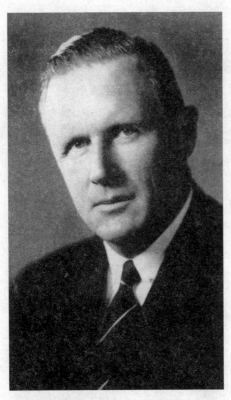

支持链霉素实验的默克公司领导人
乔治·默克

制造，是远远无法满足的。幸亏瓦克斯曼与同在新泽西州的默克公司（Merk Company）建立了悠久深厚的友情，在一次商谈中被婉拒后，瓦克斯曼以第一次世界大战死于肺结核传染的人超过战场上的牺牲者，感动了公司的最高当局乔治·默克（George Merk），使他被说服冒投资失败的风险，接受链霉素的生产。

这样，费尔德曼和欣肖就有条件对大批被染肺结核菌的实验动物进一步试验链霉素的治疗性能了。1945年1月19日，四十九天的实验结果再一次证明了链霉素对肺结核的有效作用，而且副作用也极少，有的甚至根本没有副作用。

第一个临床试用链霉素的病人是帕特里西娅.S（Patricia.S）。

1943年7月，二十一岁的少女帕特里西娅因右肺叶上端出现明显的肺结核症状而住进一家疗养院。被迫卧床一年后，起初病情有些微进步，不久又开始恶化，经常高热，夜间盗汗，咳嗽不止。到了1944年10月，X射线显示病症严重。于是，经多位医生会诊，决定转来梅奥诊所，并于11月1日做了一次"萎陷疗法"外科手术。手术后半个月再次做X射线检查时，发现病情仍旧没有进展，而且连左肺也受到感染。

欣肖、费尔德曼在主治医生的陪同下穿着隔离服装、戴着口罩进病房时，见到的病人是一位十分清秀的黑发女孩，正因发烧而出了一身大汗，形体消瘦，简直只有一副骨头，且十分衰弱憔悴，还正在不停地咳嗽。大家同意主治医生的看法，她的病情异常危急，肯定活不了多久了，唯有注射即将由默克公司生产的链霉素一试。

这位链霉素的第一个临床受试者从1944年11月20日起，直到1945

年 4 月 7 日，四个半月里共接受了数个疗程，每个疗程十至十八天不等。最初，可能是药物供应不及时，也可能是沙茨早先提炼的产品质量不够纯净，使病人一度出现头痛、脸颊泛红、皮肤瘙痒和关节疼痛等副作用。后来疗效有了明显的提高，体温下降，左肺的感染也消失了。最后，帕特里西娅．S 竟然康复，不但结了婚，还生了三个健康的孩子。发生在帕特里西娅．S 身上的奇迹，被一部医学史称为"一个美妙的童话故事"。后来至1945 年 9 月费尔德曼和欣肖发表第一个报道，首批在三十四名病人身上所进行的临床试验，都获得良好的疗效，证明链霉素对治疗肺结核病的神效。

遗憾的是，由于链霉素的发现不但给人带来荣誉，随之而来的还有丰厚的物质报酬；而在金钱面前，友谊的纽带有时候竟会显得那么的脆弱。这在历史上并不是第一次，也不是最后一次。

起初，瓦克斯曼很容易就说服了沙茨：既然一直以来肺结核是那么的猖狂，而链霉素在全世界对治疗此病能起到非常重要的作用，它的发现者理应无偿地把它奉献给人类，所以无论是他瓦克斯曼自己，或是他沙茨，都不该为发明专利许可证而考虑任何报酬。出于对导师一贯的尊敬，沙茨在一个文件上签了字，文件表明，沙茨和瓦克斯曼都放弃获得发明专利许可证的报酬要求，并相信瓦克斯曼也会诺守信誉的。

但出沙茨意外的是，1949 年 1 月，他获悉瓦克斯曼从默克公司得到了一笔数目巨大的钱款，很快就成为一个富翁。他感到自己受了瓦克斯曼的欺骗。于是，他给瓦克斯曼写了一封信，声言他是链霉素的共同发现者，瓦克斯曼应该将所得专利的一半分给他。

接到沙茨的信后，瓦克斯曼为他提出这样的要求感到非常生气，因为在瓦克斯曼看来，沙茨作为一个学生，如一个雇员，不过是在按照自己的指示办事，既然在工作时已经向他支付过酬金，以后的事就与他无关了，因此，他认为沙茨再也没有理由另提这样的要求了。这给了沙茨一个沉重的打击，原来最好的学生和可敬的导师之间关系骤然恶化了。沙茨一气之下，向法院提起诉讼，控告瓦克斯曼胡乱地处理，要求承认自己是链霉素的共同发现者的作用，并给予一部分报酬。

在法院决定宣判的前一天，瓦克斯曼的律师去找了沙茨，建议是否可以通过协商来解决他和瓦克斯曼之间的纠纷，但被盛怒下的沙茨所拒绝。

只是不论是沙茨或是瓦克斯曼，他们都没有想到，法院的判决竟是链霉素的发明专利许可证失效：颇受医生和病人青睐的链霉素今后不再只是默克公司生产的专利，其他公司也都可以生产这种治疗肺结核病的特效药了。

为平息事端，瓦克斯曼的律师又找到沙茨，转告说，瓦克斯曼愿意付给他一万两千五百美元的赔偿金，来了结他们之间的纠纷。此时沙茨正负了很大一笔债务，便答应了，不过实际上他只得到大约不到四千美元。为安抚为实验多少出过力的其他一些学生，律师也出面给他们稍稍分一点钱，其中甚至连替实验室扫地的女工都没有例外。就这样，发生在拉特格斯大学土壤微生物学实验室里的这桩丑闻便不声不响地被遮盖了起来，而没有及时为外人所知晓。

但另一件事又给沙茨的情绪带来一次打击，而且是更大的打击。

瓦克斯曼获 1952 年诺贝尔生理学或医学奖勾起了沙茨沉在心底里的回忆：链霉素不是他参与共同发现的吗？授予这项最高荣誉时怎么根本一字不提他的功绩呢？

沙茨给瑞典的诺贝尔奖金委员会写了信，对获奖的人选提出异议，要求承认他在链霉素发现中所起的作用，从而改变决定，将他也列入获奖者的名单中。诺贝尔奖金委员会给他回了信，声称他们从来没有听说过他，而且他们的决定也是永远不可能改变的。

这次的打击对沙茨以后的生活产生了极大的影响：很多人相信，是瓦克斯曼教授使沙茨从一个穷孩子成长为一位科学家，但是他却不懂得回报教授对他的栽培，反而要把自己的恩人送上法庭，对这样的一个人，除了蔑视，就没有什么可说的了。从此，美国都没有人愿意雇用他了。绝望中，沙茨不得不离开他的第二故乡美国，来到南美洲，最后在智利的圣地亚哥大学担任教职多年。

在链霉素的发现上，人们记得的只有塞尔曼·亚伯拉罕·瓦克斯曼的功绩。数不尽的桂冠都往瓦克斯曼的头上戴：他共发表了五百多篇论文，出版了二十八本书；他的《微生物学原理》（*Foundation for Microbiology*）被认为是一部经典性的著作；1952 年他还被选为"当今世界百位最杰出的人物"。世界各个大学——比利时的列日大学、希腊的雅典大学、意大利的帕维亚大学、西班牙的马德里大学、德国的斯特拉斯堡大学、以色列的耶路撒冷大学、德国的哥廷根大学、意大利的佩鲁贾大学、日本的庆应大学以及美国的多所大学或研究院都授予他荣誉博士学位；他还是美国、法国、瑞典、墨西哥、印度、德国、比利时、西班牙、以色列等国许多科学协会的荣誉会员和会员，并且曾任美国微生物协会会长。而沙茨，包括他以前所写的那些重要论文，都一直被人所遗忘。

半个世纪后，沙茨的名字终于又被人记起来了。他应邀携他夫人来他原来工作过的拉特格斯大学做客，受到现任系主任、教授们和所有年轻人的异常热情的欢迎，并在大家陪同下重游他做过千万次实验的那个地下实验室。他的感慨是可想而知的。而更使他激动的是1994年拉特格斯大学在纪念链霉素发现五十周年的时候，当时拉特格斯大学校长在大会上授予他一项该校的最高奖"拉特格斯奖"。这表明了人们对他功绩的承认，虽然已经迟了许多年，但总算显示了历史的公正。

第十章 遗 补

要 事

以下所列的事件，有些因属于结核病史中的重要事件，有必要简略重提；有些则是因为未曾写进以上各章节而可作为全书的补充：

·公元前 3400 年

考古学家多次发现属公元前 1500 年前的埃及木乃伊，经形态学研究和DNA 分析，确定死者胸腔骨骼有结核病变和结核的残余痕迹。

·青铜器时代

1977 年，在约旦一地的地下墓室里，考古学家发现九十二具属于青铜器时代的人类尸体，都有骨髓炎等病理损伤，其中两人据信是结核病引起的损伤。

·公元前 460—前 370 年

希腊雅典最高统帅伯里克利时代，对结核病已有较为完整的记载。"医学之父"希波克拉底详细描述了自己平日行医中所见的肺结核病症。

·公元前 130 年

罗马医师塞利乌斯·奥雷利安努斯（Caelius Aurelianus）对肺结核病的症状曾做过这样详尽的描述：

> 有潜热，通常起自傍晚，至第二天明退去。伴有早晚不停的咳嗽，有浓痰咳出……
>
> 声音高而嘶哑，呼吸困难，脸颊潮红，全身其他部位则呈灰

色。两眼神色焦虑，病人衰弱消瘦，更明显的是表现于他躯体的外表，而不是他的神态……食欲丧失……许多人都以浓痰做诊断试验。他们将痰置于炭火之上，注意燃烧后发出的气味，因为它有肉体腐烂产生恶臭的特点。

医学史家评述，说这些描述类似于 20 世纪 30 年代的医生的描述，而且在 20 世纪 30 年代也是以验痰为主要诊断标准的。

·131—200 年

盖伦（Galen）认为结核病是治不好的，主张人们要尽量避免聚集在一起。当时在罗马帝国，这类结核病非常普遍，在盖伦和另一位伟大的罗马医学家塞尔苏斯的教科书中都说得相当充分。提到的摄生法主要是休息、新鲜空气和富有营养的食物。

·4 世纪

公元前 14—前 13 世纪希伯来人的领袖摩西（Moses）的立法（Mosaic Law）中，就禁止食用染有痨病的动物的肉。《圣经·旧约·利未记》说："瞎眼的、折伤的、残废的、有瘤的、长癣的、长疥的（牛羊），都不可献给耶和华，也不可在坛上作为火祭献给耶和华。"后来的犹太教立法著作《塔木德》（Talmud），尤其是公元 2 世纪编纂的犹太教经籍《密西拿》（Mishnah）和公元 5 世纪考证和评注《密西拿》的《革马拉》（Gemarra），都有许多不准食用此类动物的规定，表明那时的人已初步认识到痨病的传染性。

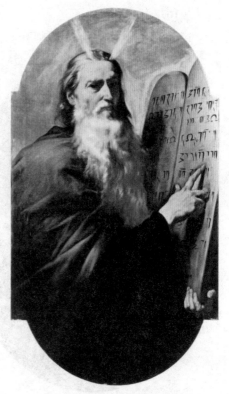

名画：摩西展示他刻有律法的法版

·500—1700 年

国王"触摸治疗"在欧洲英、法等国家盛行。

247

·1546 年

意大利的吉罗拉莫·弗拉卡斯托罗（Girolamo Fracastoro，1478—1553）的《论传染和传染病》（*De contagione et contagiosis morbis*）是解释肺结核会传染的第一部著作。

·1572—1595 年

荷兰莱顿大学医学教授彼得·范·福雷斯特（Pieter van Foreest，1521—1597）指示他的肺结核病人饮用年轻女人的奶或者牛、驴、山羊的热奶，认为这有利于疾病的康复。这段时间里，另有一些医生则坚信"海洋的空气"有好处，还有一些又认为太阳的射线有作用。总之，各种各样的想法都有。

·1614—1672 年

荷兰的医师和生理学家西尔维乌斯·德·拉·布瓦（Sylvius，Franciscus de la Boe，1614—1672）对结核、肺空洞和淋巴结节等做了清楚的描述。

·1672 年

17 世纪英国第一流的医师托马斯·威利斯（Thomas Willis，1621—

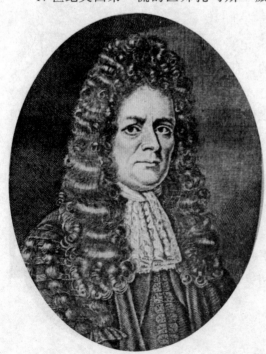

伦敦的理查德·莫顿医生写了一本《痨病学》

1675）说肺结核是很难治愈的一种疾病，并相信其他胸腔方面的疾患，都会导致这种痨病的发生。

·1624—1689 年

公认是"英国的希波克拉底"的托马斯·西德纳姆（Thomas Sydenham，1624—1689）在他的论文《论痨病》（*De Phthysi*）中宣称，痨病的发生是因为伦敦烟熏和污染的缘故。

·1689 年

伦敦的理查德·莫顿医生（Richard Morton，1637—1698）写了一本论痨病的

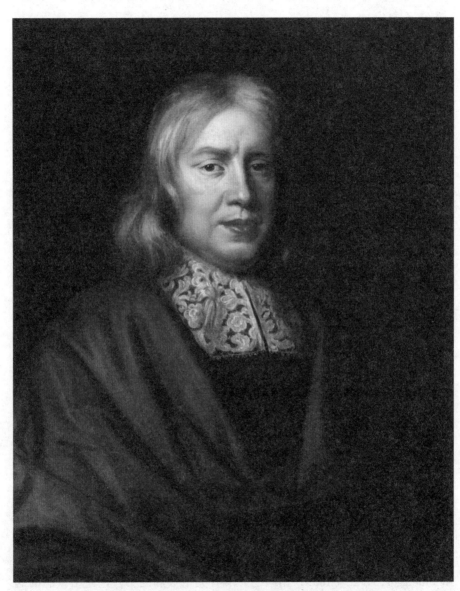

英国名医西德纳姆认为痨病的发生是伦敦烟熏和污染的缘故

书，题为《痨病学》（*Phthisiogia*）。他说，肺结核就是以前所说的痨病，其症状包括肺部有炎症、发热、咳嗽、呼吸困难。他还说到，许多人的肺结核都会复发。

·17 世纪后半叶

猜测和认定动物的结核病与人类的性病有某种关系。人们以极大的恐惧要求官方颁布禁令不准销售患结核病的牛的肉。见到牛的肺部或膈膜上有几个结节，就足以禁止卖这头牛了。人们甚至害怕碰一碰牛的血和内脏，死牛连同屠夫的刀和击倒牛宰杀的斧，都一并被扔掉。

·1716 年

有一名法国屠夫，因为贩卖有病的牛的肉，被罚款折合五百英镑，并判处流放九年、终生不准从事屠夫职业。

·1720 年

本杰明·马顿（Benjamin Marten，约 1690—1752）出版《有关消耗性疾病特别是肺痨病的新理论》（*A New Theory of Consumption more especially of a Phthisi or Consumption of the Lungs*）。书中追述了以往希波克拉底和其他著名医生如何坚信某些"说话尖声、脖子细长、肩胛骨高耸"的人容易传染痨病。马顿对这些看法表示怀疑，他写道："这肯定不是普遍规律，因为我们经常发现身体强壮的人患这一疾病，而许多像上述这样虚弱的人却一次次躲过此病。"马顿还相信"细小而充满生气的人"会引发结核病。马顿似乎是一个早期就认识到结核病不仅仅袭击某一些人的医生，他理解结核病是一个广泛得多的问题。

·1732 年

德国出台一项法律，对任何销售患有结核病的动物的肉或逃避检查的人处以体罚。

·1761 年

"叩诊之父"、奥地利医生莱奥波德·冯·奥恩布鲁格（Leopold von Auenbrugger，1722—1809）出版了一本有关结核病的书，论述结核病的病理改变和临床症状。

·1782 年

一位叫格劳曼（Graumann）的德国物理学家发表一篇论文，证明不像许多人所相信的，结核病和梅毒不是一回事。接着，1785 年 8 月和 1788

年7月，普鲁士和奥地利先后废除了不准食用生有结核结节的动物的肉的禁令。到了18世纪末，食用这种动物的肉就不再受限制了。

·1782年

很明显，当时意大利已经认识到适当管理结核病人和严格清洁用具是头等重要的事。那不勒斯的公共卫生部（Department of Public Health）在1782年通过一项法令，它包括以下几方面：

1. 医生对有关肺结核病人要及时报告，等到肺部溃烂，初犯处以三百金币的罚金，重犯则处以十年流放；

2. 结核病人死后，家长要将他房内的服装列出清单，违者，下层阶级的人处三年禁闭，贵族则监禁城堡三年加罚三百金币；

3. 立即烧毁结核病人家庭中易传染疾病的衣服被褥，对不易传染的用具，也得迅速清洗；

4. 家长本人要尽快离开，将房子从顶楼到地窖重新粉刷一番，回来后将木质房门和窗户烧掉，再安上新的；

5. 要在房子新装之后一年、粉刷之后六个月才可入住；

6. 医院负责医治的人必须穿工作服与结核病人保持隔离……

·1788年

有报道说，在德国的莱比锡，二十名大学生因吃了患结核病的动物的肉而死。

18世纪里，意大利要求医生们对所有痨病病例和此病的死者做出报告，要对死者进行尸体解剖。医生要在通风良好的地方给病人看病，病人的痰要吐到坛子里去。医生用过的所有用具器皿都要置于碱液中煮沸过。

·1800年

19世纪以来，多年还盛行放血治疗各种疾病，包括治疗结核病。

·1810年

英国伦敦一位姓卡迈克尔（Carmichael）的医生发表一篇论文，坚持认为人若食用患结核病的乳牛的肉和奶，定会被传染上结核病。

·1815年

英国医师托马斯·杨（Thomas Young，1773—1829）出版一本书：《论消耗病的实际和历史》（*A Practical and Historical Treatise on Consumptive Disease*）。在书中，他声称，一千个消耗病人中，只有一个会获得康复；最好的医疗救助，也只能挽救百分之一的受染病人的生命。支持杨这项统计的实际数据如何并不重要，重要的是他的申言反映了医生们面对消耗病——肺结核病的绝望心理。

·1821 年

出现一种称为"楠塔基特会诊"（Nantucket Inquirer）的奇特的治肺结核方法。

楠塔基特是大西洋中的一个岛屿。接受那里的治疗主要是喝一种奇特的调剂品，吸松脂烧出的烟，闻焦油烧沸发出的蒸汽，相信这有助于增强病人肺部的功能。

·1859—1900 年

这一时期，兴起一股进疗养院治疗肺结核的风，一直持续到第二次世界大战。

疗养院治疗是有一定效果的：1900 年至 1904 年间，疗养院中的肺结核病人，死亡率是每年万分之一百八十四点八，到 1944 年，就降低到了万分之四十三点四了。但病人并不都喜欢这种治疗。一位在太平洋松树岛（Ile des Pins）疗养院待过的病人贝蒂·麦克唐纳，在她 1948 年出版的自传体小说《瘟病与我》（Betty MacDonald：*The Plague and I*）中写道："据说问题是在于（病人）都在享乐中慢慢走向死亡。"因此当抗生素问世之后，很多病人宁肯服用一两年抗生素，也不愿长期待疗养院了。于是，大批的疗养院，有的改为旅馆，有的恢复为住家，有的因背了个"闹鬼医院"的名称而长期被废弃。

·1865 年

法国军医让·安托万·维尔曼（Jean Antoine Villemin，1827—1892）通过对动物接种结核病组织的一系列实验，证明结核病是具有传染性的。在此以前，只有少数医生认为结核病是传染的，大多数都相信结核病是一种遗传性的疾病。

·1875 年

德国兽医联合会（German Veterinary Council）声称他们有世界上曾经有过的最严厉的肉类检查制度。

同年，法国废除了私人屠宰场。

·1880 年

美国有大批的肺结核病人拥往亚利桑那州，他们相信那里的干旱和半干旱的亚热带气候会有利于治疗此病。

·1882 年

德国微生物学家罗伯特·科赫（Robert Koch, 1843—1910）发现结核病的致病菌结核杆菌。但这一发现在初期的医学团体中，引起激烈的争论，不过对科赫的想法和技术应用，则普遍表示肯定。在 1908 年科赫访问美国时，那些原来持怀疑态度的医学团体也已经改变了看法，同年科赫访问日本时，也受到热烈的欢迎。

·1893 年

美国出台《不受欢迎人法》（*Undesirable Persons Act*），把结核病人与罪犯、精神病人、白痴、呆小病患者、癫痫、乞丐、多配偶者、妓女等同等看待，不准进入国门。

·1895 至今

德国物理学家威廉·伦琴发现 X 射线后，至今一直被用于诊断肺结核病的病情。

·1900 年

20 世纪开始，相信新鲜的空气、良好的休息和富有营养又调剂恰当的食物，极有利于肺结核病的康复。

·1840—1910 年

这七十年间，在英国的殖民地新西兰，共有九百一十名医生死亡，最重要的原因被认为是遭受结核病的传染，其他原因有暴力、偶发事件、酒精中毒等。

·1816—1912 年

在遗传还是传染的争论中，结核杆菌引发结核病的理论最终被临床医生们所接受，但在病理学的教科书中却未能受到注意，更没有受到重视或强调。

·1908—1921 年

法国细菌学家阿尔贝特·卡尔梅特（Albert Calmette, 1863—1933）和卡米尔·介兰（Camille Guérin, 1872—1961）用一种特殊的培养基培养一株牛型结核杆菌，使之毒性逐渐减低，制成卡介苗（BCG vaccine），它对人无毒，但仍能保持免疫原性。

1922 年，巴黎慈善医院首次为新生儿接种卡介苗；随后，法国普遍推广卡介苗；1950 年，先是在美国，然后在欧洲大陆生产、分发和销售卡介苗，以保护护士、医生和生活在结核病高发病率国家的人们免受感染。

·1932 年

英国医生斯坦利·格里菲斯（Stanley Griffith）报道了 1040 例肺结核病人，其中 2.3‰的病人是经由牛的结核病传染过来的。他强调，像这类病例，仅在大不列颠就达 163 例。

·1937 年

德国科学家默勒（Mohler）发现，结核杆菌在黄油中冷藏六个月，仍能存活并具有相当强的传染性。

·1942 年

第二次世界大战期间，所有大城市中，结核病发病率大为增加，尤其在那些被侵略、被占领的国家。波兰的首都华沙和中部机场、铁路运输中心罗兹（Lodz），结核病发病率提高了两倍；华沙 1944 年的结核病死亡率是 0.5‰。除波兰外，奥地利、德国、意大利、法国、荷兰、比利时等一些其他欧洲国家，共有 500 万至 1000 万人受染结核病，并有数万人因此而死亡。

·1964 年

在塞尔曼·瓦克斯曼等人发明链霉素之后，肺结核迈入了化学治疗的新阶段至今。

·最新简况

全世界约有 20 亿人染有潜在的结核病，仅美国就有 1.5 亿。

如今，全世界有 8.4 亿的结核病人是活动性和有传染性的，这个数字每年都在增长。每年死于结核病的人数在 2 亿以上。

世界卫生组织把结核病正式称为"带翅的埃博拉"（Ebola with wings），并声称，此病在 128 个国家传播，但只有 23‰的患者能及时得到治疗。

逸　事

·病逝引发的宫廷斗争

英国的亨利八世国王多年来为没有一个儿子而发愁。总算到 1537 年，

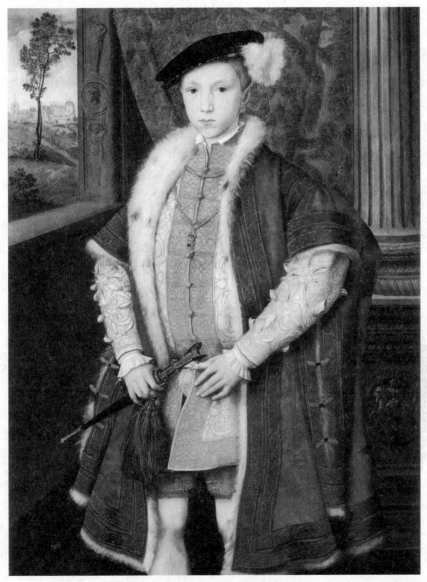

英国国王爱德华六世患了肺结核

他的第三任妻子简·西摩剖腹给他生下一个儿子。拉铁摩尔主教欣喜地说："我们长时期渴望有一位王子，正如'施洗者约翰'降生，我们不胜欣慰之至。"这孩子的确也天性聪明，幼年就熟谙希腊文、拉丁文、法文和神学。1547年十岁那年，父亲去世，他就接替为国王，号称爱德华六世（Edward Ⅵ，1537—1553）。

谁知不到六年，1553年1月，爱德华六世就表现出肺结核的初期症状。病情发展得很快，到5月就明显看出患的是不治之症。国王和诺森伯兰公爵共同策划，决定废除他的两个同父异母姐妹——以"血腥的玛丽"（Bloody Mary）而闻名的玛丽和伊丽莎白的继承权，而让诺森伯兰的儿媳妇简·格雷郡主和她的子嗣继承王位。但结果，在爱德华六世在1553年7月6日病逝之后，爆发了一场斗争。格雷仅在位七天，就被玛丽一世推翻了。

·骑马治肺病

英国的托马斯·西德纳姆（Thomas Sydenham，1624—1689）有"英国的希波克拉底"和"临床医生之王"之称。在他的病人中，有许多著名人物，其中包括大哲学家约翰·洛克（John Locke，1632—1704）。他们的密切关系，使洛克成为西德纳姆的一个朋友和仰慕者。

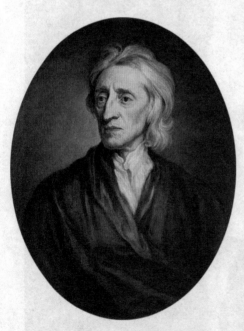

约翰·洛克回忆西德纳姆认为骑马可以治疗肺结核

洛克的父亲和兄弟都死于肺结核，他本人也终生患有肺结核。患此病的还有他的侄子。洛克曾写有《西德纳姆逸事》（*Anecdota Sydenhamiana*）一文，描述这位相信骑马可以治疗肺结核病的大医生如何教他侄子通过此法来治肺结核病的：

这位医生让他骑马去郡里（因为他虚弱得难以步行），并要他每天骑六七英里（他做到了），并每天尽可能增加旅程，直至骑到一百五十英里。当他骑到一半路程时，他便不再腹泻了，最后到了终点，他的感觉良好（至少是比较好），他的食欲也很好了；但等他在他姐妹家待了四五天后，他的腹泻又复发了。这位医生告诫他最多不能待两天，如果待两天以上，一切又会重新糟下去的。因此，他不得不又要骑马；在他骑了四天到达伦敦后，病就医好了。

· 莫里哀之死

以莫里哀而为人所知的让-巴蒂斯特·波克兰（Molière, Jean-Baptiste Poquelin, 1622—1673）年轻时便爱上了戏剧。辛勤的工作和生活、因剧团亏损而两次入狱，损害了他的身体，他患上了肺结核病。但这位热爱戏剧的艺术家，至死都不肯下舞台。

1673 年 2 月 17 日是去宫廷演出《没病找病》（*Le malade imaginaire*）的日子，莫里哀感到从未有过这样的虚弱，仍旧不顾妻子和他人的劝阻上台。他在台上一直控制住自己的情绪，却克制不住咳嗽。路易十四国王要他回去，他坚持要演到结束。幕间休息之后，重新演到大约十点钟的最后一场，在念到"Juro"（我发誓）这个词时，他咳嗽后感到一阵痉挛，以致据说甚至咳断了一根血管。等人们将他抬到家里后，不多时就死了。

· 腓特烈大帝姐姐的病

普鲁士第三代国王腓特烈二世（Frederick Ⅱ, 1740—

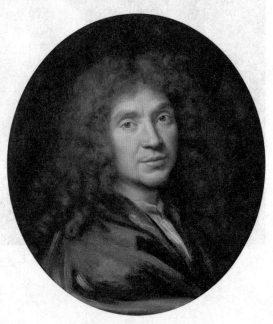

法国剧作家莫里哀死于肺结核

257

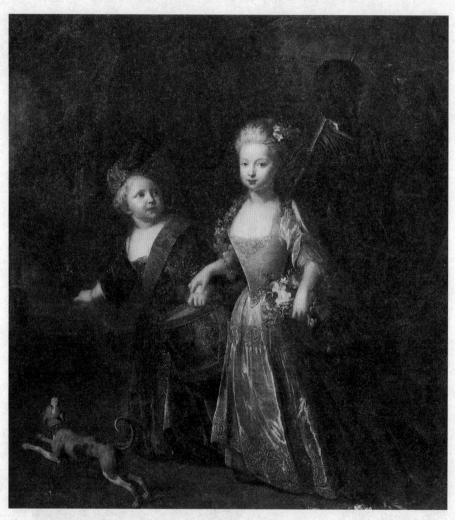

小时的腓特烈大帝和威廉明娜

1786 年在位）是德国近代史上一位威名显赫的人物，在他的领导下，普鲁士成为欧洲大国。

他的姐姐威廉明娜，1731 年与四年后袭位为侯爵的拜罗伊特储君腓特烈结婚，号侯爵夫人或拜罗伊特的马格莱芬（Wilhelmine, Markgrafin of Bayreuth, 1709—1758）。由于她，使拜罗伊特成为德意志的文化中心之一。可是她体质羸弱，患有肺结核。生于 1712 年的腓特烈大帝从小与她一起生活，感情深厚，但对她的病，除了关心问安，也没有什么办法。1757 年，威廉明娜给弟弟写了一封信，诉说：

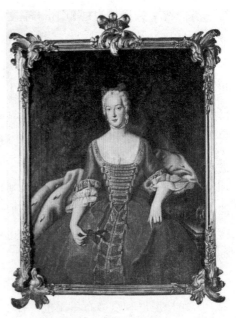

拜罗伊特的马格莱芬

> 亲爱的兄弟，你要我告诉你我的病况。我就像拉撒路（《圣经》中的乞丐）一样地躺在床上：已经是第六个月了。最近的八天里，我自己动也不能动，每天一或两次，我都是坐在轮椅或担架上被推着、抬着走的。疼痛、干咳似乎从来没有停止过：夜里，在药物过量陷入昏睡之后又使我醒了过来。我的手、脚和脸全都肿起来了。我已经把自己托付给命运了：只要你快乐，我也就会死得快乐和平和。

腓特烈大帝接到她的信时，正好是他在七年战争中这年 12 月开始的著名的洛伊滕战役（Battle of Leuthen）中大败奥地利军队、取得重大胜利的时刻。但面对姐姐哀婉的诉说，他完全无能为力。两个星期后，威廉明娜死了。

· 劳伦斯被赶出旅馆

在穿过意大利北部和瑞士的一段疲惫不堪的旅行之后，英国小说家戴维·赫伯特·劳伦斯（David Herbert Lawrence, 1885—1930）和他的妻子弗丽达·封·里奇特霍芬，还有他最忠诚的美国朋友布鲁斯特一家来到法国东南部罗讷-阿尔卑斯区萨瓦省（Savoie）风景秀丽的景点帕里塞的圣尼齐尔（Saint-Nizier de Pariset），住进了"观光大旅馆"（Hotel des Touristes）。这里海拔三千五百英尺，空气清新而纯净，呼吸起来都令人觉得有滋补强身的效果，劳伦斯相信"正好有益于我的支气管"；眼前欧洲最高峰勃朗峰（Mint Blanc）的壮丽就不用说了，而且人民又纯朴而友好，他们都感到好像找到了天堂。劳伦斯给家人、朋友和合作伙伴写了十多封信，告诉他们"现在和以后"在那里可以找到他。谁知第二天一早，他们就被告知得立即离开，因为业主从几个小时的咳嗽上听出是怎么回事，声称接受患痨病的旅客"与旅馆的方针不合"。

· 帕格尼尼和夏多布里昂也一样

1818 年，被称为"小提琴之王"的意大利小提琴家尼科洛·帕格尼尼（Niccolò Paganini，1782—1840）在佛罗伦萨旅行演出期间肺结核病复发。所住的旅馆老板知道后，万分害怕，将他赶出了房门，甚至把他随身所带的衣物和用具都扔到街上。幸亏有一位他的仰慕者，见到此状后，安排他住进城外的一个小客栈，帕格尼尼受到殷勤的接待，"不像第一次那个惊恐的店主那样用手杖来打他"。数年后，法国作家勒内·德·夏多布里昂（René de Chateaubriand，1768—1848）要在城里为他的女友博蒙特夫人（Madame de Beaumont）找一个住处，同样遇到极大的困难，原因是这位夫人患有肺痨病已经为人所知。于是，夏多布里昂不得不变卖他的成套用具，凑足款项设法自己来购置一幢与人隔离的别墅。但还是没有人愿意出售给他，使他感情受到很大的伤害，因为这位患病的太太骑马时被人看到过两三次。而且尽管有法国大使和一位半心半意的枢密主教从中调停，夏多布里昂仍被迫烧掉了他的马车，夏多布里昂非常生气，情绪激动之下，在给友人的一封信中甚至指责说："这种法律可以追溯到哥特人（Goth），是极其愚蠢的。"

· 斯堪的纳维亚的"病孩"

斯堪的纳维亚地处北欧的大半岛，交通不发达，与外面交往也少，人民生活穷困，特别是挪威，作为丹麦的殖民地，更是贫弱不堪。因此，卫生条件恶劣，被认为是滋生传染病的温床，麻风病、结核病的发病率都非常高。

爱德华·蒙克（Edvard Munch，1863—1944）生于挪威的克里斯蒂安尼亚，即今日的首都奥斯陆。他全家的状况都是悲剧性的：他的母亲在他五岁时

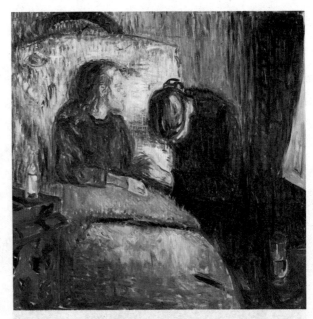

蒙克创作的《病孩》

就死于肺结核，他的姐姐索菲（Sophie）也因肺结核在十五岁那年病逝，他的妹妹死得也很早，他的兄弟安德烈亚斯是唯一活到结婚年龄的，但同样婚后不久就死了。这些都使蒙克感到深深的悲戚，并使他于1886年"以第一印象"创作出他的著名作品《病孩》（The Sick Child），画中女孩的原型就是他的姐姐索菲。

生于离锡尔克堡不远的格尔恩（Gjern，Silkeborg）的丹麦画家埃杰纳·尼尔森（Ejnar Nielsen，1872—1956）也出于类似的感受，即在他二十四岁那年目睹一个患肺结核病即将死去的女孩，而创作出了一幅《病孩》（Sick Girl）。

另外，蒙克的老师克里斯蒂安·克罗（Christian Krogh），以及挪威的汉斯·海德达尔（Hans Heyderdahl）、瑞典的厄内斯特·约瑟夫逊（Ernst Josephson）、丹麦的迈克尔·阿切尔（Michael Archer）也都创作过肺结核病人的题材。

· 对肺结核病因的猜测

早在1859年，英国作家乔治·梅瑞狄斯（George Meredith，1828—1909）在他的第一部也是最著名的小说《理查德·弗维莱尔的苦难》

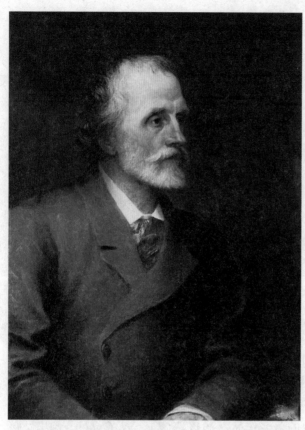

（*The Ordeal of Richard Feverel*）中，就曾猜测或说预言不规律的性生活与肺结核的关系；接着，诺丁汉的亨利·格林医生（Dr. Henry Green）提出了"梅毒型结核病"这么个独特的名称。酒精瘾也被列入这一项名单。

·温德斯的《为时已晚》

生于利物浦的威廉·林赛·温德斯（William Lindsay Windus，1822—1907）是属于拉斐尔前派的英国画家，作品曾于

英国作家梅瑞狄斯预言不规律的性生活与肺结核的关系

1856 年在皇家艺术院（Royal Academy）展出，获得大批评家约翰·罗斯金（John Ruskin）等人的好评。

温德斯的作品有《伯德·海伦》（*Burd Helen*）、《迷途的羔羊》（*The Straw Lamb*）、《逃犯》（*The Outlaw*）等。其中最著名的是 1859 的《为时已晚》（*Too Late*）。这是一幅表现肺结核病人的油画。画面上，从远方归来的恋人，见到他梦中的女子脸颊瘦削、面孔苍白，正处在垂死的边缘，必须靠一根手杖支撑她病弱的身躯。面对必将发生的悲剧，他用手遮住自己的表情，而孩子怀疑的目光和另一个女人与病人的耳语，给观众留下一个颇具猜测的悬念。不知是否是他妻子最后于 1862 年去世的病赋予他创作的灵感。

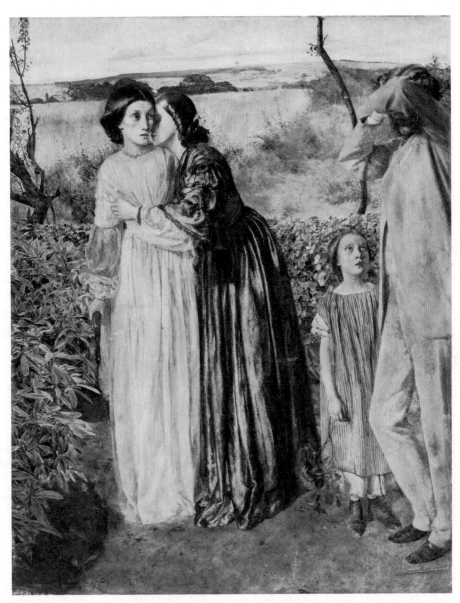

温德斯的画作《为时已晚》

· 另一位患肺结核病的才女

肺结核似乎常要与美和才赋相结合，这在玛丽·巴什基尔采夫的身上得到又一次的体现。

玛丽·巴什基尔采夫（Maria Konstantinovna Bashkirtseva，1858—1884）

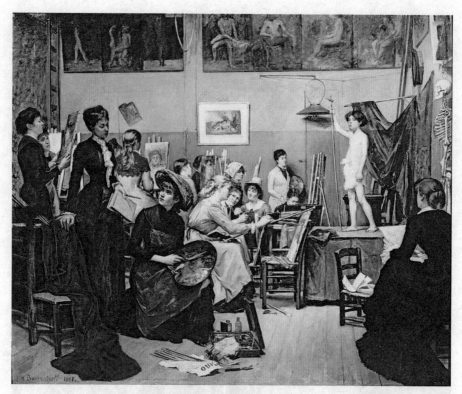

玛丽·巴什基尔采夫在她的工作室

生于俄国的一个贵族家庭，小时随父母亲去西方，漫游德国和地中海沿岸，后又来到法国的尼斯，最后定居巴黎。

巴什基尔采夫的家系有很多肺结核病人：她的父亲脸色苍白，体质赢弱，她母亲年轻时便病逝；她告诉为她看病的医生说，她的一位外祖父及其两个姐妹、一位祖父、两位堂亲都死于肺结核病；甚至她的家庭女教师也是肺结核病人。

这是一个容貌漂亮的少女，特别是蕴藏在她目光中的那种奇异的魅力，使见到她的人没有不被打动而爱上她的。她又异常聪慧，除了本国的语言和法语外，还懂希腊文、拉丁文。最初她学习音乐，希望做一名歌唱家，后因结核性喉炎而改学绘画。

巴什基尔采夫极具艺术天赋，对美有天生的鉴赏力。医生让她卧床静养，但她坚持作画，常去塞纳河畔写生。她的努力果然取得了成绩，她于1883年开过一次画展，引起媒体的注意，认为她的作品表现了巴黎街头的诗意，手法与生于巴黎的大画家爱德华·马奈颇有些相似，出版家和收藏家都收购了她的一些画。

巴什基尔采夫从十二岁就开始写日记，其中表现出的才情受到很高的评价：英国的维多利亚女王称她的日记是"感人的童话"；大女儿死于肺结核病的格莱斯顿首相（William Ewart Gladstone）赞美说这是"一部无与伦比的书"。但这位天才少女二十多岁便死于肺结核。

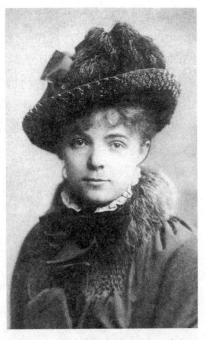

死于肺结核的玛丽·巴什基尔采夫

· 喝人血治肺病

古人把血看得非常神圣。古代的阿兹特克人有实行"人祭"（human sacrifice）的传统。后来发展到用人血来治病，如古罗马时代风行打发癫痫病人去决斗场，吞吃刚被杀死的决斗士的鲜血，来作为治疗的方法。到了近现代，喝人血治病之风还相当流行。被鲁迅写进小说《药》里的情节，是有事实基础的。夏瑜的原型——革命家秋瑾被杀时，就曾有人要喝她的血。这种愚昧的想法甚至到了20世纪40年代还发生过。

在1939年出版《医学新闻》（Presse Médicale）上，一位叫 J. 贝尔歇（J. Bercher）的记者报道说，一名罪犯在西班牙的安达卢西亚（Andalusia）省绑架了一个八岁的男孩，将他带到一位患肺结核病、正濒临死亡的贵族的房间里。一切都准备好之后，"那个庸医就不顾小孩的啼哭和祈祷哀求，用一把刀插入孩子的左腋下，在小孩陷入死亡之时，病人就喝下了他的血"。

· 女王农场里的牛奶

1847年，英国的医学专业刊物《柳叶刀》（Lancet）提出，根据他们的调查，在伦敦，很难找到有在显微镜下甚至简单检查一下而看不到血和脓的牛奶。五十年后情况似乎仍没有多大的改变，即使是女王农场里的牛奶。

1890年，维多利亚女王（Queen Victoria, 1837—1901）希望为臣民做一个榜样，下谕要对她温莎自用农场（Home Farm at Windsor）中的乳牛做结核菌素试验。自然，对这一试验的过程，她未必理解，但她亲自定期要去那里，了解牛奶的产量和洁净情况。结果是肯定使她大为惊愕，因为查明四十头奶牛中，竟有三十头结核菌素试验阳性，另五头属于阴性的也有可疑的结核病病变。这就为《柳叶刀》的论断提供了证据：想想看，甚至连女王宠养的牲畜都是那么普遍地患有结核病，全国还有哪一头乳牛得以幸免？这就促进了公共卫生当局不得不重视如何使奶牛消除病害，不至于将结核病通过牛奶传给饮用者。

·毛姆的幽默

威廉·萨默塞特·毛姆（William Somerset Maugham，1871—1965）是著有《人间的枷锁》《月亮与六便士》等小说而闻名的英国作家。1917年，当他怀着特殊的任务去革命前的俄国时，待了两个半月就病了：咳嗽、发烧。给他看病的肺科专家说他患的是肺病，希望他能进疗养院。毛姆患这病是很容易理解的，因为他的母亲也患有此病，于1884年病逝。

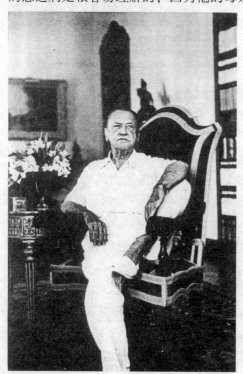

英国著名小说家毛姆

因为世界大战的关系，毛姆无法去瑞士疗养，只好于11月进了苏格兰北部的一所疗养院住了下来。虽然一个半月都得卧床休息，除了大夫、护士和给他送饭的女仆，见不到一个人，他还是很乐观的。他在给一位朋友写信说，他正在扮演"茶花女"的角色，"这里的结核病患者彼此爱上了"，并声言"你要是在此地是会喜欢这地方的"。他甚至幽默地说，他来这里是来"娱乐"的，他是"观众娱乐的对象，而不是来改善健康的"。由于他的乐观，他的病迅速得到好转，又能开始写作了。

后　记

　　《飘零的秋叶——肺结核文化史》在 2004 年 8 月由山东画报出版社出版后，反响出乎我的意料，仅就我很有限的接触范围，就看到发表的评论有十多篇。《中华读书报》在 9 月 6 日"国际文化"版上发表过一篇短评之后，又在 10 月 13 日的"科技视野·阅读前线"版发表"编辑荐书"：

　　　　这是作者余凤高又一本谈论医学文化的著作，近年来我们相继拜读过他的《呻吟声中的思索——人类疾病的背景文化》《解剖刀下的风景——人体探索的背景文化》等多本类似作品。在这些著作中，余凤高着力发掘疾病史和医学史背后的文化因素，写得妙处横生，取得了极大的成功。

　　　　《飘零的秋叶——肺结核文化史》延续作者一贯的风格，不但介绍了肺结核病的研究、治疗的历史，更通过历史上的王公贵族、文人学者乃至文学作品中的虚构人物依次登场，揭示了这种疾病丰富的文化背景。"肺结核既是艺术家的疾病，又是艺术家的偏爱"，在作者的笔下，肺结核的历史简直可以说是一部独特视觉的文学艺术史。勃朗特姐妹、济慈、莫里哀、劳伦斯、梭罗、郁达夫等都曾饱受肺结核病的折磨，疾病深刻地影响了他们的创作。《茶花女》《红楼梦》《魔山》等一大批优秀的作品以肺结核病人为主人公。在一些作家笔下，这种疾病是对造成贫困社会制度的控诉，另一些作家却认为，这种疾病是对生命之凄美的颂歌……

另外，如《中国图书商报》（2004 年 9 月 17 日）、《文汇读书周报》（2004 年 11 月 19 日）、《科学时报》（2004 年 11 月 18 日）、《东方早报》（2004 年 9 月 14 日）等也都发表书评，颇有溢美之词。

但此书写出毕竟已经过了十多年，有心想修订一次。感谢中国文史出版社马合省先生的美意，乐意修订出版，和同类的另外一册《智慧的痛苦——精神病的历史》一起重新出版，使我万分感激。马合省先生几年前帮助我出版了一册十分漂亮的《世界经典歌剧33》，又出版了同样漂亮的《插图的历史》。他的情谊令我难忘。

这次出版中，我补充了一些新近了解到的信息，同时对字句也设法做些简化，因为多年前，就有朋友指出我的文字过于欧化，读起来很不爽。只是积习难改，老毛病怕也仍旧存在。这次最大的变化是插图应该是漂亮多了。那时搜集到的图片，都是从书本中复印下来的，我将这些复印件让出版社第二次复印，效果可想而知。现在从互联网上下载，清晰度就好多了。

我虽然早已退休，我的单位仍一直支持我，是我要十分感谢的。

余凤高　于杭州红枫苑

图书在版编目（CIP）数据

飘零的秋叶：肺结核的历史／余凤高著. -- 北京：中国文史出版社，2023.1

ISBN 978-7-5205-2489-6

Ⅰ. ①飘… Ⅱ. ①余… Ⅲ. ①肺结核-医学史-世界 Ⅳ. ①R521-091

中国版本图书馆 CIP 数据核字（2020）第 212896 号

责任编辑：薛未未

出版发行：中国文史出版社

社　　址：北京市海淀区西八里庄路 69 号院　邮编：100142

电　　话：010-81136606　81136602　81136603（发行部）

传　　真：010-81136655

印　　装：北京新华印刷有限公司

经　　销：全国新华书店

开　　本：720×1020　1/16

印　　张：17.25　　字数：166 千字

版　　次：2023 年 1 月第 1 版

印　　次：2023 年 1 月第 1 次印刷

定　　价：79.80 元